Frank Elstner und Thorsten Kienast
Mehr Power für den Kopf

Frank Elstner, Jahrgang 1942, ist ein deutscher Journalist, Fernsehshowmaster und Entertainer. Die von ihm erfundene Fernsehshow »Wetten, dass..?« machte ihn einem Millionenpublikum bekannt. Frank Elstner erhielt zahlreiche Preise und Ehrungen. Er lebt in Baden-Baden.

Prof. Dr. Thorsten Kienast, MBA, Jahrgang 1968, ist Neurowissenschaftler, Psychotherapeut und Mediziner. Er arbeitet mit zahlreichen Coaching-Methoden, kombiniert mit universitärem Wissen aus den Verhaltens-wissenschaften, der Persönlichkeits- und Motivations-forschung und verwandten Disziplinen. www.thorsten-kienast.de

Frank Elstner
Thorsten Kienast

Mehr Power für den Kopf

Wie man innere Ruhe findet,
Probleme löst und sich weniger
Sorgen macht

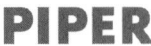

Mehr über unsere Autoren und Bücher:
www.piper.de

Von Frank Elstner liegen im Piper Verlag vor:
Bonusjahre
Leben geht durch den Magen

ISBN 978-3-492-07039-3
© Piper Verlag GmbH, München 2020
Satz: Tobias Wantzen, Bremen
Gesetzt aus der Swift Neue LT
Litho: Lorenz & Zeller, Inning am Ammersee
Druck und Bindung: Friedrich Pustet, Regensburg
Printed in Germany

Inhalt

Einleitung

FRANK ELSTNER

In unserer »Bonusjahre-Reihe« haben wir uns anfänglich mit dem großen Nutzen der richtigen Bewegung befasst *(Bonusjahre)*, danach mit dem aktuellen Stand der Forschung zur Ernährung *(Leben geht durch den Magen)*. Mein Freund und Fachmann bei den »Bonusjahren«, Prof. Gerd Schnack, ist nach einem langen und sehr erfüllten Leben im März 2020 verstorben. Bis zuletzt war er voller Pläne und Ideen, und ich bin sehr dankbar, dass ich mit ihm dieses gemeinsame Projekt habe durchführen können.

Der dritte Teil dieser Reihe beschäftigt sich nun also mit dem Kopf – die ursprüngliche Intention ist allerdings geblieben, nämlich praktische Anleitungen zu liefern, die es den Lesern ermöglichen, ihren Alltag in Eigenregie kraftvoller zu bewältigen, auch und gerade wenn die ein oder andere gesundheitliche Herausforderung ihren Tribut fordert. Er fällt auch in eine Zeit, in der die Folgen der Corona-Pandemie unerwartete Herausforderungen an viele von uns stellt und noch stellen wird. Hierfür und für die Bewältigung vieler anderer Krisensituationen, die das Leben bringen kann, werden Sie in diesem Buch eine Fülle von Tricks und Kniffen aus der Psychologie vorfinden, die es Ihnen ermöglichen, auf effektive Weise Kraft zu tanken und zügig einen kühlen Kopf für gute Entscheidungen zu bekommen. Für einen besonders schnellen Zugriff auf Schlüsselstrategien zum Krisenmanagement haben wir in diesem Zusammenhang am Ende auch eine Orientierungshilfe eingebaut.

Dieses Buch richtet sich aber gleichermaßen auch an junge Menschen, die wissen wollen, wie sie ohne großen Aufwand effektiver arbeiten und leben können, wie ihnen ein gezieltes Training dabei hilft, entspannter und freudiger den oft stressigen Alltag zu bewältigen – oder auch neue Lösungen zu finden, wenn sie in schwierigen Phasen vor scheinbar unüberwindbare Hürden gestellt werden, bei deren Bewältigung sich durchaus Lebensläufe in verschiedene Richtungen entwickeln können. Und nein, es wird leider keinen Schalter geben, den man einfach umlegt, damit alles leichtfällt. Das kann dieses Buch nicht leisten – aber, mit Verlaub, auch kein anderes! Es wird jedoch zahlreiche hilfreiche Informationen und erprobte Übungen bieten, die dabei helfen, den eigenen psychischen Muskel deutlich leistungsfähiger zu machen. Als Zugabe bekommen Sie quasi ganz nebenbei viele erstaunliche psychologische Erkenntnisse in Bezug auf die menschliche Psyche vermittelt. Im thematischen Aufbau folgt dieses Buch im Übrigen einem klassischen Lehrbuch der Psychologie, aber eben pfiffig zusammengestellt und sehr gut lesbar – für Neugierige, die schon immer wissen wollten, wie andere Menschen und sie selber ticken.

Ich habe in meiner langen Tätigkeit in den Medien zahlreiche kluge, interessante Köpfe kennengelernt: Visionäre, die gegen gewaltige Widerstände große Projekte riskiert und geschultert haben, die sich nicht unterkriegen ließen von Zweiflern, nicht einmal von zahlreichen und oft bitteren Rückschlägen. Aber natürlich auch Menschen, die grandios gescheitert sind. Fernsehproduktionen – und vor allem Kinofilme – sind immer extrem teure und riskante Unternehmen, bei denen Siege und Niederlagen meist nahe beieinanderliegen. Immer wieder habe ich mir die Frage gestellt: Was unterscheidet letztendlich die Gewinner von den Verlierern? Welche Eigenschaften haben sie, um ihre Vorstellungen durchzusetzen und ein entspanntes und dadurch auch glückliches Leben zu führen? Und wie bekommen sie die dunklen Mächte unter Kontrolle, die sie von ihren Wegen abbringen wollen?

Ich habe häufig das Glück gehabt, als Kreativer mit anderen Kreativen zu arbeiten. Einer von ihnen ist André Heller, den ich schon in den Sechzigerjahren kennengelernt habe. Wir haben damals einige sehr beliebte Radiosendungen zusammen gemacht, danach habe ich seine unglaubliche Karriere beobachtet und mich über seine großen Erfolge über die Jahrzehnte hinweg sehr gefreut. André Heller hat immer nahezu Unmögliches versucht und geschafft, er hat den Zirkus neu definiert, mit afrikanischen und asiatischen Akrobaten gearbeitet, sensationelle Feuerspektakel veranstaltet und Zaubergärten am Gardasee und in Marrakesch initiiert. Er hat auch viel beachtete Lieder geschrieben, eines davon heißt: *Die wahren Abenteuer sind im Kopf.*

Darüber rede ich mit Prof. Dr. Thorsten Kienast, der sehr genau weiß, was in unserem Kopf vor sich geht. Der uns zeigt, wie wir diese Mindmaschine »Gehirn« optimal einsetzen und an welchen Stellschrauben wir dafür drehen müssen. Der uns auch warnen kann vor den Fallen, in die wir oft rennen, wenn einige Teile dieser Schaltzentrale unter unserer Schädeldecke gegeneinander arbeiten. Wir werden auch lernen, wie wir dieses Gewirr aus Nervenbahnen und chemischen Reaktionen optimal programmieren, um unsere Ziele zu erreichen – und dass wir diese erst einmal definieren müssen, wenn wir Erfolg haben wollen.

Lieber Thorsten, hat André Heller recht, wenn er sagt, »Die wahren Abenteuer sind im Kopf. Und sind sie nicht im Kopf – dann sind sie nirgendwo«?

THORSTEN KIENAST

🧠 Ja, hat er. Und wir können uns ja mal auf die Suche machen.

1
Verstehen, wie die persönliche Psyche funktioniert, und darüber zu Gelassenheit finden

Hier erfahren Sie:

1
Warum wir unsere Denkmaschine updaten müssen (Perspektive I)

FRANK ELSTNER

🧠 Ich habe im Laufe der Jahrzehnte viele interessante Biografien gelesen, viele spannende Künstler kennengelernt, viele von ihnen sind auch kommerziell sehr erfolgreich. Einige allerdings haben ihren Ruhm nicht verkraftet – oder auch die Tatsache, dass ihr Können irgendwann nicht mehr so gefragt war. Gelegentlich haben uns dann die Agenturen gesagt, dass ein ehemals bekannter Showstar nicht mehr vorzeigbar ist. »Der tickt nicht mehr richtig«, erfuhren wir dann unter der Hand. Aber wir sehen auch, dass eine Krise, die viele Menschen betrifft, wie die Corona-Krise, dafür sorgt, dass sich viele mit einem Mal komplett anders verhalten als vorher. Einige laufen zu Höchstform auf, andere verfallen in eine Lähmung. Was können wir tun, dass wir immer »richtig ticken«?

THORSTEN KIENAST
🧠 Nun, da gibt es viele Wege …

🧠 Hast du eine Anleitung, so etwas wie »Richtig ticken für Dummies«?

🧠 Probieren wir es mal. Erste Voraussetzung ist, dass wir zunächst einmal herausfinden, *wie* wir ticken, also erkennen, was unser Denken und Fühlen beeinflusst und uns bei unseren Entscheidungen hilft. Ich mache das jetzt mal mit dir. Erzähl doch einmal: Wie hast du es eigentlich geschafft, so erfolgreich in der Medienbranche zu werden? Wie sahen deine ersten Schritte aus?

🧠 Ich bin da natürlich etwas erblich vorbelastet. Meine Eltern waren beide Schauspieler, wir sind häufig umgezogen – je nach Engagement. Und so kamen wir nach Baden-Baden, wo mein Vater am Theater gastierte und meine Mutter beim damaligen Südwestfunk arbeitete. Der hat schon früh eifrig Hörspiele produziert, und eines Tages suchten sie einen Jungen, der Hochdeutsch spricht. Und da kam ich ins Spiel. Ich konnte mir ein bisschen Geld nebenbei verdienen. Spätestens, als ich bei dem Hörspiel *Bambi* die »Hauptrolle« bekam, war meine Leidenschaft für dieses Medium geboren. Einerseits, weil ich spürte, dass diese Tätigkeit Spaß macht, andererseits auch, weil ich finanziell etwas zur Familienkasse beisteuern konnte – die war nicht sehr üppig bestückt, wir hatten eigentlich keinen finanziellen Spielraum.

🧠 Glaubst du, du hättest auch so viel im Studio gearbeitet, wenn deine Eltern mehr Geld gehabt hätten?

🧠 Wahrscheinlich nicht. Dafür bin ich zu gerne draußen gewesen. Allerdings bin ich beim Fußballspielen bei der Wahl der Teammitglieder immer als Letzter übrig geblieben und hatte daher auch so ein bisschen den Drang, mich anderswo zu beweisen. Es ist kein wirklich gutes Gefühl, bei der Mannschaftszusammenstellung immer bis zum Schluss stehen bleiben zu müssen, weil dich keiner in seiner Gruppe haben möchte. Aber ich habe auch noch andere Sachen gemacht. Kennst du den »Hungerberg« in Baden-Baden?

🧠 Ja, an dem sind wir vor einiger Zeit entlanggefahren.

🧠 Dort habe ich als Schüler eine größere Anzahl von Bäumen gesetzt und immer wieder bei der Pflege geholfen. Solche Sachen habe ich sehr gerne gemacht. Auch mit Freunden. Und von solchen Arbeiten gab es hier im Schwarzwald eine ganze Menge. Wenn ich nicht immer den Gedanken gehabt hätte, meine Familie mit meinem Job zu unterstützen, wäre ich allerdings nicht so eifrig dabeigeblieben.

🧠 Okay, das hat dir also Freude gemacht, das behalte ich jetzt einmal im Hinterkopf. Kommen wir aber nun noch einmal zurück zum Fußball: Warum bist du da so oft als Letzter übrig geblieben?

🧠 Ganz einfach – ich habe grottenschlecht gespielt! Zu meiner Entschuldigung muss ich sagen, dass ich nur eingeschränkt sehen kann. Du weißt doch, dass eines meiner Augen von Geburt an verkümmert ist. Für mich ist das kein Problem, denn ich kenne es nicht anders. Aber einige Dinge gehen dann eben nicht ganz so gut. Und dazu gehört räumliches Sehen. Das hat dazu geführt, dass ich beim Fußball nicht der Held gewesen bin, obwohl ich das Spiel selbst sehr mag und ein großer Fan bin.

🧠 Also, kurz gesagt: Weil du weniger frustrierende Erfahrungen beim Fußballspielen machen wolltest, bist du lieber ins Studio gegangen und hast die Tage dort verbracht?

🧠 Ja. Es hat mich auch zunehmend interessiert, was die Leute dort machen, und ich fand es toll, dass man die Ergebnisse alle später im Radio und Fernsehen hören oder sehen konnte. Und man hat eben Geld verdienen können. Eine komplett neue Welt, in der ich aufgegangen bin. Nebenbei – beim Radio hat es naturgemäß niemanden interessiert, wie ich aussah oder ob ich räumlich sehen konnte, da war nur wichtig, dass ich über Sprache gute Stimmung verbreiten konnte …

🧠 Lass mich noch eine weitere Frage stellen: Du hättest ja auch eifriger trainieren können, um beim Fußball zu punkten. Warum hast du das nicht gemacht?

🧠 Na ja, durch mein Handicap waren die langfristigen Erfolgsaussichten nicht besonders gut. Und ich wollte vor allem auch nicht verantwortlich gemacht werden, wenn meine Mannschaft verliert. Es fiel mir auch schwer, immer mitzuhalten – im Studio ist mir dagegen alles sehr leichtgefallen. Außerdem: Der Ton auf dem Fußballplatz war mir oft zu rau, zu laut. Im Studio dagegen herrschte Stille!

🧠 Fassen wir doch diese ersten Erkenntnisse einmal zusammen: Obwohl das ja nicht immer ein Zuckerschlecken war beim Sender, bist du dabeigeblieben, weil die Leute dich talentiert fanden und du Chancen und Anerkennung bekommen und dabei auch noch Geld verdient hast. Mit dem kleinen Einkommen konntest du deine Eltern entlasten und indirekt auch deinen eigenen Wert erhöhen. Außerdem kam es zu dem glücklichen Umstand, dass dein Sehdefizit keine Rolle spielte und sich niemand daran störte. All das – und ein Quäntchen Glück – hat letztlich dazu beigetragen, dass deine Laufbahn so ihren Anfang genommen hat. Die Tatsache, dass du deine Aufgaben auch immer erfolgreich zu Ende gebracht hast, hat dir zusätzlich die nötige Kraft gegeben, den damit verbundenen Stress auf Dauer durchzuhalten. Das ist wichtig zu wissen: Nicht nur das bloße Talent oder die Freude an deiner Arbeit hat dir geholfen, sondern auch das Gefühl, genau das Richtige zu tun. Du hast also eine Erfahrung gemacht und gelernt. Darauf hat sich dein weiteres Planen und Handeln aufgebaut. Neudeutsch würden wir sagen: Du hast dir eine »App« in deiner Psyche zusammengebastelt, die dich mehr oder weniger automatisch in eine bestimmte Richtung gelenkt hat – deine Arbeit beim Rundfunk.

🧠 Ich wusste anfangs natürlich nicht, wohin das Ganze führt. Aber was du sagst, trifft zu. Ich vermute mal, das ist bei den meisten Menschen so, dass sich der Lebensweg einerseits aus Zufällen und andererseits aus den gemachten Erfahrungen und auftauchenden Chancen zusammensetzt.

🧠 Nun versuche ich einmal zu verstehen, warum du dich für deine Talente entschieden hast, viele Menschen arbeiten ja ein Leben lang eher gegen ihre Talente an. Also: Was man oft hört, wenn über dich gesprochen wird, sind Beschreibungen wie »freundlich«, »höflich«, »liebenswert«. Aber manchmal hast du dich doch sicher auch aufgeregt, hast vielleicht jemanden beleidigt oder angemeckert. Wie bist du mit Gästen umgegangen, mit denen du nun gar nichts anfangen konntest?

🧠 Na ja, ich hatte meist eine komfortable Situation: Da ich ja immer derjenige war, der die Fragen stellte, war es mir auch jederzeit möglich, das Gespräch zu gestalten. Wenn ich also den Eindruck hatte, dass es todlangweilig war, was da inhaltlich rüberkam – weil der Interviewpartner beispielsweise vorgefertigte Statements abgab –, habe ich versucht, verstärkt nach den Gründen für sein Handeln zu suchen, nicht nur nach den Ergebnissen. Und da versteckten sich oft die interessanteren Geschichten.

Wichtig ist übrigens auch das richtige Maß an Vorbereitung. Wenn man von seinem Gegenüber zu viel weiß und schon alle Antworten kennt, ist man als Interviewer nicht mehr neugierig. Wenn man aber zu wenig weiß, merkt der Gesprächspartner, dass der Interviewer keine Ahnung hat, und ist eventuell beleidigt. Wenn man es schafft, hier die richtige Balance zu finden, spiegelt sich das auch in den Einschaltquoten wider, von denen wir letztlich abhängig sind.

🧠 Das ist auch ein bisschen so in meinem Job. Wir Verhaltenswissenschaftler und Psychotherapeuten haben jedoch in den Verhaltenstrainings keine Zuschauer, die wir unterhalten müssen. In diesem Unterschied steckt auch eine weitere deiner Eigenschaften, die viele Menschen sehr zu schätzen wissen: die Fähigkeit, aus einem Gespräch heraus gute Unterhaltung zu formen! Dieser »Entertainment-Faktor« ist bei uns an der Uni auch gefragt – allerdings nur von den Studenten in der Vorlesung.

🧠 Zugegeben, es ist recht schwierig, über sich selbst zu lachen, wenn man gerade durch unsichere Zeiten geht. Das gilt wohl für prominente Interviewpartner genauso wie für jeden anderen Menschen auch.

🧠 Vom verkannten Fußballspieler zur Showlegende – warum hast du das so gut hinbekommen?

🧠 Gute Frage. Übung?

🧠 Bestimmt. Aber ist das alles wirklich nur Übung? Oder steckt da noch etwas anderes dahinter?

🧠 Du meinst, vielleicht so etwas wie ein angeborenes »Zuhörergen?«

🧠 Gute Idee! In jedem Fall würde ich bei dir ein oder mehrere angeborene Talente für den Umgang mit Menschen annehmen. Deine Offenheit und Wertschätzung und vor allem deine Neugier sind die Triebkräfte. Wir nennen diese Talente *Traits,* das sind Persönlichkeitseigenschaften, die schon sehr früh im Leben eines Menschen zum Tragen kommen. Der Trait der Aufgeschlossenheit passt bei dir wie ein fehlendes Puzzlestück. Damit ist schon einmal eine sehr gute Konstellation erreicht. Zur Info: Andere sehr bekannte und wissenschaftlich sogar messbare Traits wären zum Beispiel: Offenheit, Gewissenhaftigkeit, Extraversion, Verträglichkeit – aber auch viele andere mehr. Damit sich ein solcher Trait nun richtig entfalten kann, benötigt er allerdings noch einen weiteren Faktor, der ihn aktiviert, einen Zünder sozusagen.

🧠 Was könnte dieser »Psychozünder« sein?

🧠 Eine »Grundannahme«, wie die Psychologen sagen. Oder einfacher ausgedrückt: ein Leitsatz! Das ist die erste Perspektive in unserem Kapitel »Wie wir ticken«. Kennt man seine eigenen Leitsätze, kann man fast schon vorhersagen, wie man in bestimmten Situationen reagieren wird. Leitsätze sind automatische Auslöser für bestimmte Verhaltensweisen – und auch Motivatoren, die uns wie von Geisterhand immer in ähnliche Situationen drängen, also immer dieselben Perspektiven vorschlagen, aus denen heraus wir Situationen betrachten. Meist haben Menschen, deren Leitsätze eine sehr starke Wirkung entfalten, irgendwann in ihrer Lebensgeschichte über längere Zeit die Erfahrung gemacht, dass sie damit sehr gut fahren. Und diese Erfahrungen haben sie geprägt! Was, denkst du, ist dein Leitsatz?

🧠 Da gibt es einige, beispielsweise: »Der andere könnte recht haben.« Diese hilfreiche Erkenntnis ist allerdings nicht von mir, sondern stammt von dem bekannten Philosophen Hans-Georg Gadamer.

🧠 Ich bin jetzt mal mutig und schließe aus dem, was ich von dir kenne, das Folgende: Du bist durch diesen Leitsatz darauf »konditioniert«, abzuwarten, was die anderen sagen, zuzuhören, die empfangene Information durch deinen Kopf laufen zu lassen und dann erst zu bewerten.

🧠 Stimmt.

⬤ Das macht nicht jeder so. Einigen Menschen ist völlig egal, was der andere sagt. Die gehören dann nicht gerade zu den besten Moderatoren im Showbusiness. Du hast jedoch immer im Blick, dass viele unterschiedliche Wege möglich sind, um ein Ziel zu erreichen. Und du bist neugierig, weil du überzeugt bist, dass die Art und Weise, wie dein Gesprächspartner denkt und vorgeht, dich und die Zuschauer bereichern könnte – gerade, wenn er etwas anders tickt als andere Menschen. Ein Leitsatz wie »Der andere könnte recht haben« verhilft einem zu einer guten Mischung aus Geduld und Neugier, verbunden mit einer souveränen Zurückhaltung. Wenn man interessiert zuhört, was das Gegenüber mitteilt, kann man sich auch in aller Ruhe eine clevere Reaktion zurechtlegen. Solche Erfahrungen trainieren Gelassenheit, Geduld und Empathie. Und gerade Empathie ist das stärkste Instrument der sozialen Intelligenz: feine, aber mächtige Antennen des zwischenmenschlichen Miteinanders, die es ermöglichen, immer eine Nasenlänge voraus zu sein. Ein solcher Leitsatz zündet die passenden Traits, und die wiederum lassen deine »Psycho-App« erfolgreich laufen. Jeder hat zwischen einem und drei solcher Kernleitsätze. Selten mehr. Sie sind wenig flexibel, aber sichern den eigenen Persönlichkeitsstil. Unsere ganz persönliche Marke.

⬤ Das bedeutet, unser Gehirn greift auf unsere Erfahrungen zurück und entscheidet dann, wie wir denken, handeln – ja, wie wir »ticken«? Und lässt sich dabei durch solche Leitsätze tatsächlich recht einfach beeinflussen?

⬤ Genau. Und das in einem dramatischen Ausmaß. Unsere wichtigsten Lernerfahrungen nennt man nicht umsonst Prägungen. Also – du machst auf irgendeinem Gebiet eine neue Erfahrung, probierst etwas aus. Je nach Ergebnis leitet unser Gehirn ganz reflektorisch Regeln ab, die den kommenden Erfahrungen sofort einen Stempel aufdrücken, indem sie diese, grob gesagt, als gut oder schlecht definieren, also in eine Schublade stecken. Der Begriff des Stempels ist sehr wichtig für das Verstehen. Stempel sind Prägungen, Regeln und Erfahrungen, die – zusammen mit einem stereotypen Handlungsmuster – verpackt, verschnürt und wie ein Computerprogramm auf einer Festplatte im Unterbewusstsein abgelegt werden. Passiert nun ein ähnliches Ereignis wie das abgelegte, startet die App automatisch, und wir greifen ohne Umweg oder intensives Nachdenken auf dieses abgelegte Muster zurück. Wir handeln, ohne uns aber tatsächlich an die neue Situation anzupassen, was oftmals eigentlich notwendig wäre. Man könnte auch sagen, wir reagieren dann stumpf, weil unsere Handlung genauso unüberlegt abläuft, wie es die vorprogrammierte App verlangt. Und von solchen ursprünglich einmal erlernten, mittlerweile aber automatisch ablaufenden Handlungsmustern haben wir jede Menge, weil sie sich natürlich im Rahmen unserer Lebensgeschichte als gezogene Lehren aus verschiedenen Lebenssituationen ansammeln. Die Biografie als Lehrmeister. Die so programmierten Handlungsmuster sind in jedem Moment startbereit und warten treu darauf, zum Einsatz zu kommen. Sie sind es, die uns oft die Entscheidung abnehmen, wie wir uns verhalten sollen. Sie machen uns zu der Person, als die wir gesehen werden.

🧠 Also eine Reihe von Autopilot-Programmen, die uns viel Alltagsarbeit abnehmen.

🧠 Und im Grunde ist das auch alles gut so. Denn das ist ja der Sinn von Lernen: dass wir Lehren, also Regeln, aus dem Gelernten ableiten und nicht jedes Mal von Neuem nachdenken müssen, wie wir uns verhalten sollen. Stell dir vor, du braust mit dem Auto bei Rot über die Ampel, wirst geblitzt, musst eine ordentliche Strafe bezahlen und bekommst noch einen Punkt als Zugabe. Diese Erfahrung bekommt den Stempel: »Auf alle Fälle künftig verhindern.« Beim nächsten Mal wirst du, ohne groß darüber nachzudenken, schon bei Gelb rechtzeitig auf die Bremse treten, damit sich die schlechte Erfahrung nicht wiederholt. Zumindest passiert das bei den meisten so. Regeln oder Stempel geben einem den Impuls, bekannte Situationen schnell einzuordnen. Aber sie haben einen Nachteil: Sie können das eigene Denken auch einengen, weil man geneigt ist, künftig immer nach Schema F vorzugehen. Man wird manchen Situationen gegenüber unsensibler und weniger empathisch und merkt es nicht mehr, wenn sich wichtige Parameter verändern. Schema F halt. Solche Stempel können uns ganz plötzlich, aber auch schleichend ihre Prägung aufdrücken. Bei einem überwältigenden Phänomen geht es sehr schnell, bei einem schwachen, aber über eine lange Zeit regelmäßig eintretenden Erlebnis geht es Schritt für Schritt. Um nicht immer wieder in dieselbe Falle zu tappen, muss man Achtsamkeit, Aufmerksamkeit und Feingefühl trainieren. Denn dadurch bekommt die Prägungs-App die Möglichkeit, sich ein Update, eine Version 3.0 oder 4.0, zu ziehen und auf dem »Psycho-Prozessor« wieder gut zu laufen. Wenn man das nicht tut, läuft man Gefahr, in einem veralteten Betriebssystem stecken zu bleiben – wenn wir in der Computersprache bleiben wollen. Oder anders ausgedrückt: in das Raster »Old School«, »umbelehrbar« oder »seltsamer Typ« zu fallen.

🧠 Das sollte man vermeiden. Woher kommt denn dieser Ausdruck Schema F eigentlich?

🧠 Das geht auf das preußische Militär zurück. Das hat im Jahr 1861 begonnen, Berichte über die aktuelle Truppenstärke einzufordern. Dafür wurde eine Vorlage erstellt, die immer nach dem gleichen Muster ausgefüllt werden musste. Diese Vorlage hieß »Frontrapport«, daher das F. Wichtig für uns – es ist hilfreich, unsere Stempel kennenzulernen. Denn dadurch können wir begreifen, warum wir uns in bestimmten Situationen immer ähnlich verhalten. Und wenn darunter Situationen sind, die uns immer wieder Probleme bereiten, können wir versuchen, durch das bewusste Verändern dieser Prägungen unser Verhalten zu beeinflussen! Das geht mit etwas Training leichter, als man denkt.

PRÄGUNGEN, STEMPEL UND PSYCHO-APPs

Besondere lebensgeschichtliche Lernerfahrungen nennen wir »Prägungen«. Die daraus abgeleiteten Lektionen nennen wir »Stempel«. Ein solcher Stempel prägt das Verhalten der betroffenen Person in ihrem heutigen Alltag klar erkennbar und wird so sichtbar.

Beispiel: Wird eine Person durch ein Umfeld geprägt, in dem immer eine hohe Leistung eingefordert wird, könnte der Stempel beispielsweise lauten: »Ohne Fleiß kein Preis.«

Aufgabe Teil 1:
Nehmen Sie sich hierfür eine Stunde Zeit. Forschen Sie nach sechs Personen oder erlebten Situationen in Ihrem Leben, die einen solchen Stempel hinterlassen haben. Notieren Sie diesen Stempel auf einem Blatt Papier.

Beispiele: Person X: »Jungs weinen nicht«, Lehrer: »Wer nicht lernt, braucht überhaupt nicht erst anzutreten«, Person Y: »Die anderen sind alle Aufschneider.«

Aufgabe Teil 2:
Versuchen Sie nun, die vergangenen zwei Wochen vor Ihrem inneren Auge gründlich durchzugehen, und schauen Sie, wann und in welchen Situationen jeder einzelne dieser

Stempel Ihren Blick, Ihr Verhalten, Ihre Gedanken, Ihre Gefühle oder Ihre Entscheidungen beeinflusst hat. Damit erkennen Sie Ihre persönlichen Apps, die sich aus dieser Prägung und diesen Stempeln gebildet haben. Geben Sie jeder App einen für Sie griffigen Namen, und zählen Sie, wie viele Apps Ihr Alltagsgeschehen beeinflussen.

Beispiele für Namen: »Gollum«, »Sturmtief Nobody«, »Bernd«, »Clown«, »Schneeflocke« usw.

Aufgabe Teil 2 – alternativ:
Wenn Sie keine aktivierten Apps aus den letzten zwei Wochen aufspüren können oder Spaß an der obigen Übung bekommen haben: Beobachten Sie in den nächsten zwei Tagen genau, ob, wann und wie einer der sechs Stempel aktiviert wird und wie Ihr Verhalten, Ihr Gefühl, Ihre Gedanken und Entscheidungen dadurch beeinflusst werden. Letzteres sind Ihre »Alltags-Apps«, die zwar automatisch und besonders schnell, leider aber wenig flexibel Ihr Leben bestimmen.

2
Wie wir uns vor »mentalen Viren« schützen können (Perspektive II)

🧠 Es ist natürlich nicht sonderlich überraschend, dass die Vergangenheit solch einen Einfluss auf unser Leben und unsere Entscheidungen hat. Aber gut zu wissen, dass wir es in der Hand haben, vorgegebene Muster zu korrigieren, wenn wir das wollen. Allerdings prägt sich ja nun nicht jede Erfahrung unauslöschlich ein.

🧠 Richtig, und genau deshalb ist es auch so hilfreich zu wissen, wann diese Stempel aktiv werden. Denn sie geben eine Richtung vor, können Kraft geben – andererseits aber auch die Flexibilität rauben, die wir vielleicht in diesem Moment benötigen würden. Wem die obige Übung nicht reicht, dem empfehle ich sehr, sich einen enorm effizienten neuropsychologischen Mechanismus anzuschauen, der viel zu unserer inneren Programmierung beiträgt. Das ist die zweite Perspektive in diesem Kapitel, die es uns ermöglicht, noch einmal auf eine andere Weise herauszubekommen, wie wir ticken. Das läuft über das sogenannte »symbolische Lernen« – also die Fähigkeit des Gehirns, aus erzählten Geschichten Schlussfolgerungen zu ziehen und daraus eine »gefühlte« Wirklichkeit zu machen. Wohlgemerkt: Wir sprechen jetzt über eine einzelne ganz spezielle und folgenreiche Fähigkeit, die das Organ »Gehirn« besitzt. Eine Fähigkeit, die wir alle haben und die ganz automatisch, ungefragt anspringt! – Ein Trick der Evolution in unserem Kopf, und mit dem Ergebnis müssen wir dann wohl oder übel zurechtkommen. Ein Beispiel: Ein Junge hört von seinem Vater: »Das kannst du ja hervorragend. Aus dir wird bestimmt einmal ein guter Programmierer.« Symbolisch ausgedrückt, würde das heißen: Ich = guter Programmierer. In diesem Fall besteht ein positiver Bezug, der durch das Symbol »=« gekennzeichnet ist, nämlich das Gleichheitszeichen. Einmal gelernt, wird dieser Bezug auch in Zukunft immer positiv eingeschätzt werden.

Derartige Programmierungen funktionieren aber auch in der anderen Richtung, wenn es zum Beispiel heißt: »Ich glaube, du hast für Sprachen keine Begabung.« In der symbolischen Lernsprache ausgedrückt, würde es sich so lesen: »Ich ≠ Sprachen.« In diesem Fall gilt »≠« als Symbol für eine Beziehung, die auch zukünftig negative Auswirkungen vorhersagt. Es gibt viele Zeichen, die verschiedene Satzteile miteinander in einen Bezug setzen, Worte wie mehr (»>«), weniger (»<«), besser (»>«), schlechter (»<«), schneller (»>«), weiter (»>«), ähnlich (»=«) und so weiter. Meistens beeinflussen einen die negativen Formeln stärker.

🧠 Ich verdränge solche negativen Äußerungen eigentlich sehr effektiv. Beispielsweise schlechte Kritiken, weil ich ja die Hintergründe kenne und weiß, ob etwas gut oder schlecht funktioniert hat, und deshalb einen anderen Schwerpunkt setze als die Kritiker.

🧠 Genau. Es hängt von der Person *und* der Situation ab, in der einem so etwas gesagt wird. Wenn sich Kritik potenziert und mehrfach vorkommt oder von wichtigen Personen kommt, *dann* werden solche Äußerungen bedeutsam, *dann* brennen sie sich in die Psyche ein. Wie Viren oder Trojaner in einem Computerprogramm. Dann können sie hoch viral werden und sich in alle Lebensbereiche ausbreiten, die emotionale Hintergrundmusik unseres Handelns, Denkens und Empfindens bestimmen und unsere Entscheidungen dominieren. Ob wir überwiegend fleißig sind aus Angst vor Misserfolg (»<«) oder aus Freude am Thema (»>«). Ob wir Wissenschaft zur Selbstwertrettung betreiben (»<«) oder aus Interesse (»>«) und so weiter. Beide Auslöser sind jeweils legitim, aber das Lebensgefühl und die Folgen fühlen sich jedes Mal komplett anders an. Bei dem einen greift die »Entwicklungsmotivation«, bei dem anderen eine »Vermeidungsmotivation.«

🧠 Im Leben dominiert sicher immer mal die eine oder die andere Version.

🧠 Wobei die Vermeidungsmotivation einfach viel mehr Energie verbraucht und die Lebensqualität senkt. Das geht lange gut, kann sich aber irgendwann so anstrengend anfühlen, wie wenn man versucht, über eine lange Strecke im zweiten Gang mit achtzig Stundenkilometern über die Autobahn zu rollen, weil man sich nicht traut, in höhere Gänge zu schalten. Da fragt man sich manchmal: »Warum bin ich so?« Jetzt wissen wir: Unsere Bezugnahmen beziehungsweise das symbolische Lernen sind die Ursache für diesen selbst auferlegten Stress. Verrennen wir uns in eine Tätigkeit, die wir eigentlich nicht wollen und/oder nicht adäquat beherrschen, befinden wir uns in einem falschen »Bezugsrahmen«.

🧠 Wie ist denn dein Bezugsrahmen? Wo erkennst du, dass du etwas nicht kannst?

🧠 Beispielsweise wenn ich in der Küche stehe und meinen Gästen, meist meinen Kindern, aber auch oft meinen Freunden, etwas wirklich Gutes bieten möchte. Ich gebe mir die größte Mühe, vertraue auf meine Kreativität und koche … Spaghetti mit Tomatensoße. Das ist für mich dann schon großes »Koch-Kino« – riesiger Topf, frische Kräuter und italienisches Flair … so gut ich das eben hinbekomme. Aber meine Kinder haben längst komplett durchschaut, dass diese Inszenierung ein bloßes Ablenkungsmanöver davon ist, dass sie in kulinarischer Hinsicht nicht viel von mir erwarten können. Meine Frau schmunzelt liebevoll und kann damit gut umgehen. Ihr obligatorischer Stempel für mein Bemühen, also ihr symbolischer Satz, verkündet: »Thorsten << alle anderen Personen, die wir kennen in der Kochkunst.«
Wenn ich nach Abschluss des Essens frage, wie es denn geschmeckt hat, lenken meine Freunde in der Beurteilung geschickt von der eigentlichen Mahlzeit ab und loben stattdessen einfach die tolle, entspannte Atmosphäre, die bei uns herrscht, wenn ich koche – weil sie nett zu mir sein wollen und den entscheidenden Mangel meiner recht monotonen Speisekarte diplomatisch umschiffen möchten.

In meiner Studentenzeit habe ich den gut gemeinten Rat bekommen, mal einen Kochkurs zu besuchen. In meiner Zeit als Assistenzarzt habe ich dann sogar Kochbücher geschenkt bekommen – ein massiver Wink mit dem Zaunpfahl. Alles schon frühe Anzeichen dafür, dass ich kochtechnisch noch Luft nach oben habe. Allerdings habe ich mich in dieser Hinsicht dennoch nicht weiterentwickelt, woran du auch erkennst, dass man sich über sämtliche negative Anzeichen hinwegsetzen kann. Trotz aller gefühlten Fehlschläge koche ich nach wie vor mit der gleichen – leider immer noch ungeteilten – Leidenschaft.

🧠 Ich habe nach einigen dokumentierten Unfällen in der Küche meine diesbezüglichen Bemühungen eingestellt …

🧠 Ich nicht, man findet mich nach wie vor am Herd. Wenn Not am Mann ist und der Hunger grassiert, bin ich gerne mit Spaghetti Napoli zur Stelle. Und meine Vollkornpfannkuchen sind berüchtigt. Daran siehst du jedenfalls, dass man die meisten Bezüge wie »Das liegt dir nicht« oder »Das schaffst du sowieso nicht« problemlos übergehen kann. Sie sind einfach nicht wichtig, wenn wir es schaffen, ihnen einfach keine Bedeutung beizumessen.

🧠 Aber manchmal wirken sie nach – so im tiefen Inneren …

🧠 Genau. Man kann nicht alle Formen dieser Bezugnahmen so gut überspielen. Und so kommt es, dass jeder von uns ein, zwei oder drei solcher Stempel verinnerlicht hat, die die mächtige Fähigkeit besitzen, uns je nach Situation kraftvolle Flügel zu verleihen oder aber uns bösartig auszubremsen. Und das sind eben diese kleinen, aber entscheidenden *Leitsätze* oder *Grundannahmen*. Ein Informatiker würde sagen, es sind Mikroprogramme, die – wie ein Trojanisches Pferd getarnt – die Fähigkeit haben, unsere großen Standardprogramme immer wieder stören, falsch lenken und sogar zum Absturz bringen zu können. Während die Apps aus Perspektive I fast immer auf die gemachten Erfahrungen zurückzuführen sind, sind die Mikroprogramme in dieser Perspektive Verhaltensweisen, die sich aufgrund der Fähigkeit des Gehirns, symbolisch zu denken, verselbstständigt haben. Deshalb ist es hier schwieriger herauszufinden, wo die eigentlichen Ursachen zu finden sind.

Die Folgen, die es hat, wenn wir auf diese Grundannahmen hören, können grundsätzlich positiv oder negativ sein, bilden aber fast nie die Wahrheit realistisch ab. Wohl dem, der hier das eine vom andern unterscheiden kann! Zusammengefasst und anhand einer weiteren Informatikmetapher formuliert: Aktivierte Trojaner täuschen unser Fühlen, Denken und Verhalten wie ein Kartenspieler, der mit gezinkten Karten spielt, während wir selbst treudoof davon ausgehen, dass da alles mit rechten Dingen zugeht. Jedenfalls ist es so, dass solche Grundannahmen einen ganz schön in die Irre führen können – oder zu Höchstleistungen treiben! Man kann viel Geld verdienen, wenn man fleißig ist, man kann aber auch viel verlieren, weil man fleißig ist.

🧠 In Sachen Höchstleistungen fällt mir ein Sportler ein, der etwas geschafft hat, was ihm niemand zutraute. Erinnerst du dich noch an Eddie The Eagle?

🧠 Dieser englische Skispringer? Der so halsbrecherisch die Schanzen heruntergesprungen ist?

🧠 Der sah als Junge im Fernsehen die Olympischen Winterspiele, und so war der Wunsch geboren, später selbst einmal Olympiasieger zu werden. Seine Grundannahme könnte also gewesen sein: »Ich schaffe das, mir kann nichts passieren.« Die Haltung aller anderen Menschen auf der Welt: »Der hat sie nicht mehr alle.« Jeder riet ihm von weiteren Bemühungen ab, weil er sportlich nur wenig Begabung zeigte, das heißt, seine tatsächlichen Fähigkeiten blieben gravierend hinter seinen Erwartungen zurück. Bei keiner Sportart, die er ausprobierte, kam er auch nur annähernd in die Nähe der vorderen Plätze, die ihn für die Olympischen Spiele qualifiziert hätten – außer beim Skispringen, da war er nämlich der einzige englische Athlet! Er wurde nicht Olympiasieger, aber immerhin berühmt. Doch so liebenswert sein Vorgehen auch war, objektiv betrachtet, war das Ganze für ihn immer lebensgefährlich.

🧠 Michael Edwards – so lautet sein bürgerlicher Name – hat seine Entscheidung derart konsequent getroffen, dass man mit an Sicherheit grenzender Wahrscheinlichkeit davon ausgehen kann, dass seine Grundannahme eine entscheidende Rolle gespielt hat. Sie war es, die ihm letztlich die Flügel verliehen hat, mit denen er die wagemutigen Sprünge entgegen der Vernunft absolvieren konnte. Trotz aller gut gemeinten Ratschläge von Fachleuten, die ihn von diesem Selbstmordkommando abhalten wollten. Hätte er seiner Grundannahme nicht getraut, hätte er sich das Skispringen lediglich im Fernsehen oder vielleicht noch vor Ort angeschaut – und sich möglicherweise ein paar Knochenbrüche erspart.

🧠 Aber wir hätten auf eine der kuriosesten Geschichten der Olympischen Spiele verzichten müssen …

🧠 Das war gewissermaßen – weil es glimpflich ausgegangen ist – die Abteilung »Grundannahmen lassen einen über sich hinauswachsen«. Aber Grundannahmen können auch bremsen und dadurch Erfolge verhindern. Du wärst vielleicht ein toller Fußballtrainer geworden, wenn du deine Fußballambitionen ernsthaft weiterbetrieben hättest. Oder ein begehrter Charakterdarsteller, wenn du nicht nach ersten ernüchternden Erlebnissen beim Theater die diesbezüglichen Anstrengungen eingestellt hättest, wer weiß? Die Entscheidung, etwas zu tun oder eben nicht zu tun, kann auf vernünftigen Abwägungen beruhen – oder auch auf hemmenden Grundannahmen, die objektiv gar nicht richtig sind.

DAS CATCH-22-PHÄNOMEN

Das Catch-22-Phänomen bezieht sich auf ein Problem, das nicht lösbar ist! Beispielsweise die Situation des berühmten Hauptmanns von Köpenick. Der bekam keine Arbeit, weil er keinen Pass hatte, und keinen Pass, weil er keine Arbeit hatte. In Joseph Hellers Buch *Catch-22* will jemand den Kriegsdienst verweigern, er beruft sich darauf, dass er geisteskrank sei und deswegen Angst vor einem Krieg hätte. Da es aber normal ist, dass man Angst vor einem Krieg hat, kann der Antragsteller nicht geisteskrank sein. Der Antrag wird »folgerichtig« abgelehnt.

🧠 Das erinnert mich an einen sehr bekannten Autor, den ich einmal zu Gast hatte. Er hat viele Bücher geschrieben, die in über dreißig Sprachen übersetzt worden sind. Es sind sehr philosophische Bücher, auf einem sehr hohen Niveau, aber immer so geschrieben, dass die Leser gut mitgenommen werden und eine reelle Chance haben, den Text und die Gedankengänge nachzuvollziehen. Denn genau das war auch sein Erfolgsrezept.

🧠 Und von wem hat er das Talent geerbt?

🧠 Offensichtlich von niemandem. Er kommt aus einer Familie, für die Leistung immer sehr wichtig war. Sein Vater verhalf als Vorstandschef einem internationalen Konzern in den Fünfzigerjahren zu großem Erfolg. Dieser Erfolg dauert bis heute an, jedes Kind kennt den Konzern, die Erwachsenen ohnehin. Die Mutter des Autors war eine sehr fürsorgliche Frau und kam auch aus einem Hause, in dem Leistung viel gezählt hatte.

🧠 Haben die Eltern viel gelesen und mit ihm über Philosophie gesprochen?

🧠 Nein, wohl nicht. Im Gegenteil. Den Vater hätte er kaum zu Gesicht bekommen, aber die Mutter habe ihm gegenüber immer wieder erwähnt, was für ein toller, fleißiger Mann der Vater sei. Alle gingen davon aus, dass er auch einmal ein guter Unternehmensleiter würde. Und der Vater ließ keine Chance aus, ihn schon früh mit einflussreichen Personen zusammenzubringen.

🧠 Aber anscheinend musste das Unternehmen letztlich doch auf den potenziellen Nachfolger verzichten?

🧠 Weil der überhaupt kein Interesse in diesem Bereich hatte und zunehmend darunter litt, im Schatten des übermächtigen Vaters zu stehen. Er hatte zwar anfangs noch versucht, ihm nachzueifern, war aber nicht in der Lage, mehr als mittelmäßige Ergebnisse zu erzielen, weil er immer den Gedanken hatte, dass seine Leistung ohnehin nicht ausreichen würde, um in die Fußstapfen seines Vaters zu treten. Je mehr er erreichen wollte, desto schlechter wurden seine Leistungen in Schule und Hochschule. Bis er eines Tages alles hinwarf – er fühlte sich wie ein Versager.

🧠 Er könnte vielleicht den blockierenden Gedankentrojaner »Ich bin ein Versager« haben. Der hat ihn so zermürbt, dass er allem Fleiß zum Trotz nicht gut genug geworden ist. Und das unabhängig von seinen wirklichen Fähigkeiten. Reine Blockade. Und vielleicht hat er noch einen zweiten Trojaner: ›Ohne Leistung zu bringen, bin ich nichts wert.«

Letzterer hat ihm womöglich dabei geholfen, sich aus dem tiefsten Inneren hochzukämpfen. Gegen alle Widerstände. Auf einem neuen Territorium – seinem eigenen! Er ist jedenfalls ein Beispiel dafür, dass diese Grundannahme aus seiner Lebensgeschichte zu erklären ist. Der daraus entstandene Trojaner ist also auch mit Perspektive I zu erklären.

🧠 O. K. Also – wenn wir ein Verhalten durch Erlebnisse in der Vergangenheit erklären können, beziehen wir uns auf die App aus Perspektive I, wenn nicht, dann auf Perspektive II?

🧠 Ja.

🧠 Und die Geschichte geht noch weiter: Zu Hause ahnte lange niemand etwas von seinen eigentlichen Interessen. Auch nicht die Mutter oder seine Geschwister. Und er wiederum ahnte nichts von seinen treibenden Grundannahmen. Sein »Philosophie-Coming-out« lief komplett verdeckt. Sein Vater war über diese Entwicklung natürlich sehr enttäuscht und strich die Unterstützung für das mittlerweile schon recht lange andauernde Studium. In der Familie war reine Gedankenarbeit nichts wert. Geldarbeit stand oben. Es folgten daher einige Jahre, in denen unser Autor – ohne zu wissen, was er mit sich anfangen könne – in den Tag hineinlebte, ohne jede Idee, was er mit seinen Fähigkeiten anfangen könnte. Bis er bei den geisteswissenschaftlichen Instituten seiner Hochschule Anschluss und Förderung fand und die Professoren überrascht feststellten, dass er in einigen Bereichen extrem begabt war – zum Beispiel in Philosophie. Zu ihr ist er übrigens gekommen, weil er über viele Jahre Tagebuch geschrieben und so gelernt hatte, sein Leben zu reflektieren. Seine Erkenntnisse, seine Gefühle, seine Fragen und mögliche Antworten hat er dann in den Mittelpunkt seiner Arbeit gerückt. Dazu kamen seine Leidenschaft für Musik, Literatur und die Diskussionen mit Personen, die außergewöhnliche Visionen hatten und deren Gedanken sich nicht immer nur um ein Thema drehten wie bei ihm daheim.

🧠 Hast du ihn fragen können, wie er sich in diesen Jahren selbst eingeschätzt hatte?

🧠 Wie gesagt, er war fest davon überzeugt, als der Versager der Familie zu gelten – was ja auch aus der Perspektive der prägenden Familie der

Fall war. Seinen Fleiß und das Engagement hat er dann aber doch aus dem Antrieb gezogen, seinem Vater zu zeigen, dass er sehr wohl etwas erreichen kann; die Lektion »Ohne Fleiß keinen Preis« hatte er in seiner Familie ja gut verinnerlicht. Der Wille zum Durchhalten war also vorbereitet, es fehlten lediglich das passende Ziel und die entsprechende Prise Glück, um zum richtigen Moment am richtigen Ort zu sein. In unserem Gespräch hat er es selbst so formuliert: »Da habe ich wohl Glück gehabt. Das hätte auch völlig anders laufen können.«

🧠 Ich fasse einmal psychologisch zusammen. Erstens: Er hat Lernerfahrungen gemacht, die ihn zu einem durchhaltefähigen, arbeitsamen, aber auch verwundbaren Mann mit einem exzellenten literarischen Stil gemacht haben – seine biografische Prägung hat sozusagen eine Leistungs-App installiert. Das ist der erste Teil seines Erfolges.

Zweitens: Er hat immer wieder erlebt, die Erwartungen seines Vaters nicht erfüllen zu können. Sehr wahrscheinlich hat er sich an seinem Platz am Esstisch neben dem Patriarchen nicht wohlgefühlt und aus dessen Verhalten automatisch gedeutet, dass er den Platz am Tisch nicht verdient habe. Genau hier greift wieder die Grundannahme, ein Versager zu sein. Und hier kommen wir an den entscheidenden Punkt: Wie entscheidet er sich? Gibt er auf und resigniert, oder spornt ihn der Gedanke, »dem Vater genügen zu wollen«, erst recht zu Höchstleistungen an? Die beispielhafte Szenerie am Esstisch erzeugt in diesem Fall symbolisches Lernen. Die symbolische Gleichung seiner ursprünglichen Erfahrung lautet: »Ich verfehle ($\neq$) die Erwartungen der Familie.« Ergebnis sind Gefühle von Scham, Schuld und vielleicht sogar auch der Eindruck einer eigenen Minderwertigkeit. Diese wiederum sind starke Antreiber dafür, etwas zu leisten, um sich aus der Falle zu befreien. Scham ist nichts anderes als eine Form von Angst, und Angst kann bekanntlich Flügel verleihen. Und Schuld löst den Handlungsimpuls zur Wiedergutmachung aus. Und Minderwertigkeit erzeugt entweder Lähmung und Zurückhaltung oder aber eine äußerst hohe Leistungs- und Leidensfähigkeit. Und das alles nur, um diese Gefühle weniger quälend erleben zu müssen. So entsteht aus solchen inneren Glaubenssätzen nicht selten viel Ansporn und führt zu Ergebnissen, die sich sehen lassen können.

3
Warum unsere Herkunft uns immer noch im Griff hat (Perspektive III)

⚫ Halten wir noch einmal fest: Die Erfahrungen, die wir machen, und unsere Leitsätze beziehungsweise Grundannahmen prägen unser Verhalten.

⚫ Genau! Aber dabei sind diese Leitsätze meist die Folge direkter Lehren, die wir aus einzelnen Lebensereignissen gezogen haben – was wir hier Perspektive I nennen. Dagegen haben wir die Folge viralen symbolischen Lernens, dessen Ursache nicht mehr gefunden werden kann, als Perspektive II bezeichnet. Diese Sätze sind in unserem Gehirn quasi in Stein gemeißelt, wirken absolut überzeugend, selbst dann noch, wenn wir mittlerweile eine Fülle von Gegenbeweisen gesammelt haben und Erfahrungen machen mussten, die ganz anders waren, als uns diese Sätze weismachen wollten. Da sind wir fast unbelehrbar. Nimm zum Beispiel einen Unternehmer, der bis ins hohe Alter jeden Morgen ab Punkt 7 Uhr im Büro sitzt. Zu Beginn seiner Karriere war das sicher angebracht, aber mit 75 sollte er sich eher schonen und seine Anstrengungen zurückfahren. Doch sein alter Leitsatz »Morgenstund hat Gold im Mund« triumphiert über seinen Verstand. Außerdem hat er irgendwann einmal die Erfahrung gemacht, dass er vormittags am besten verhandeln kann. Beides – die Prägung durch unsere Leitsätze wie auch die Prägung durch Erfahrung – sind ungeheuer starke Motoren, die unser Denken, Fühlen, Verhalten und unsere Entscheidungen mit enormer Wucht beeinflussen. Im Guten wie im Schlechten. Das Problem ist, diese Prägungen tauchen oft ungefragt auf und fühlen sich durch und durch überzeugend an – so ticken wir eben. Obwohl unser Kopf manchmal sogar erkennt, dass das Verhalten, zu dem wir gedrängt werden, ein Fehler ist, korrigieren wir es nicht. Außenstehende können das verständlicherweise meist nicht nachvollziehen und glauben, dass wir nicht mehr richtig ticken.

🧠 So weit verstanden. Aber was kommt nun noch hinzu? Was leitet uns noch?

🧠 Jetzt kommt der dritte wichtige Teil, der dem Leben vieler Menschen eine Richtung gibt: Der Auftrag, der uns – ausgesprochen oder unausgesprochen – von unseren Familien oder den Personen, mit denen wir aufgewachsen sind, erteilt wird. – Diesen Blickwinkel nennen wir hier Perspektive III. In unserem Fachjargon bezeichnen wir das als unsere ganz persönliche »systemische Prägung«. Diese dritte Perspektive sollten wir uns unbedingt noch anschauen, wenn es darum geht, verstehen zu lernen, wie unsere persönliche Psyche funktioniert.

🧠 Du meinst die Rolle, die man in seiner eigenen Familie einnimmt?

🧠 Ja. In der Familie oder aber auch in prägenden Gruppen außerhalb der Familie, mit denen man sich verbunden fühlt. Ob gewollt oder aufgedrängt, ob bewusst oder unbewusst erlernt. Bei Familien gibt es ja die unterschiedlichsten Modelle. Vielleicht ein bekanntes Beispiel: Bei Landwirten bestimmter Regionen war es früher so, dass von vornherein klar war, dass der erstgeborene Sohn den Hof übernehmen wird. Gefragt wurde der zukünftige Hofbesitzer meist nicht. Er wurde da »hineinerzogen«. Damit war sein Schicksal besiegelt, da gab es selten Alternativen.

🧠 Manchmal gibt es in den Familien große Widerstände, wenn der Hoferbe ganz andere Pläne hat …

● Genau – sich solche Ausnahmen von ausgesprochenen oder unausgesprochenen Regeln zu erlauben, ohne dabei in einen Konflikt zu geraten, ist innerhalb eines Systems, hier der Familie, oft nicht leicht. Und zwar für alle Beteiligten. Eine Regel gebrochen und damit bestimmten Erwartungen nicht entsprochen zu haben führt in den allermeisten Fällen zu Schuldgefühlen und Enttäuschung. Kurz: Bei der »schuldigen« Person entsteht für gewöhnlich der machtvolle Gedanke »Ich bin nicht okay«, denn sie enttäuscht dabei ihre engsten Menschen und steht vielleicht sogar als Sippenverräter da. Allein und schuldig. Ich habe die Bilder gerade mal etwas stark gezeichnet, damit das Dilemma deutlich wird.

● Ich denke, solche Konflikte waren früher sicher deutlich ausgeprägter als heute.

● Weil derjenige, der aus seiner Rolle ausbrechen wollte, selten die Wahl hatte, das auch zu tun. Das ist heute anders, wir befinden uns in einer Zeit, in der die Gefühle eines Einzelnen eine immer höhere Bedeutung erlangen und gleichzeitig der Pragmatismus zurücktritt. So etwas erzeugt große Spannungen in Systemen, und das kann sich eine Einzelperson nur leisten, wenn für die Grundbedürfnisse der meisten Gesellschaftsmitglieder gut gesorgt ist. In Familien trifft man übrigens oft auf dieselben Strukturen wie in den großen Unternehmen, auch in Großfamilien findet man Positionen wie den Boss, den Beirat, die aufopferungsvolle Seele, den Außenminister, natürlich den Narren, Faulpelz, Abenteurer und so weiter.

● Und die vakanten Positionen werden an den Nachwuchs weitergegeben?

● Meist unausgesprochen. Die Kinder wachsen da hinein – der Sohn hilft dem Vater, die Tochter der Mutter. Ein geduldiges, ausdauerndes und aufmerksames Kind neigt eher dazu, nach einem kranken Haustier zu schauen, als ein ungestümes, wildes und abenteuerlustiges Kind, das im Herbst mit dem Onkel im Wald Bruchholz einholt. Und mit dem Älterwerden wachsen die Aufgaben. Aus der Tierpflege wird später die von der Familie dann schon erwartete Fürsorge für die Großeltern, aus dem Bruchholzholen wird die von der Familie erwartete ehrenamtliche Tätigkeit bei der freiwilligen Feuerwehr und bei sämtlichen Umbauarbeiten am Haus, die über die Jahre so anfallen.

🧠 Also wird nicht mehr hinterfragt, wer was macht, sondern es passiert automatisch. Die eigentlichen Talente gehen dabei vielleicht unter, weil man den Nachwuchs nur über die vorgesehene Rolle definiert – die ja meistens das verlangt, was der Familie nützt.

🧠 Genau. Und damit werden auch andere Dinge automatisch übernommen, die meist ebenso wenig hinterfragt werden. In Systemen, in denen die Frauen das Sagen haben, lernen die Jungs, sich unterzuordnen, und warten immer darauf, dass es Anweisungen durch die Frauen gibt. In einer Umgebung, in der versucht wird, Probleme mit Alkohol zu lösen, lernen sie genau das. Es ist die systemische Prägung, die später so vieles selbstverständlich werden und automatisch ablaufen lässt, auch wenn es schon längst nicht mehr ins Leben passt.

🧠 Und was ist mit den wirklichen Talenten und Wünschen?

🧠 Viel wird verschüttet, aber deswegen ist das Ausziehen von zu Hause auch so wichtig. Um den Kopf frei zu bekommen, etwas anderes zu erleben, Verantwortung zu übernehmen, sich ausleben …

🧠 Und dann ein selbstbestimmtes Leben führen?

🧠 Ja, aber das klappt nicht immer. Viele der jungen Erwachsenen wiederholen – nachdem sie sich in scheinbarer Selbstbestimmtheit ausgetobt haben – völlig reflexartig die alten Muster. Statt ihren tatsächlichen Neigungen zu folgen, übernehmen sie das, was sie aus ihrem Elternhaus kennen: Sie reagieren intuitiv auf die Rolle, die sie bereits im Rahmen ihrer systemischen Prägung eingenommen haben, und übertragen die alten Lebensweisheiten, Tätigkeiten und das eingeübte Rollenverhalten auf ihr neues Leben. Nicht selten eben auch, obwohl es nicht passt.

🧠 Also sollte man deswegen ruhig einmal die Gepflogenheiten, Erwartungen und Rollenverteilungen in der Familie thematisieren?

🧠 Das ist eine exzellente Idee. Denn sonst verwechseln die Menschen die aufoktroyierte Rolle, das aufgezwungene Denken mit dem, was sie wirklich wollen und können. Perspektive III einnehmen bedeutet also, dass sie den Einfluss ihres prägenden Systems auf ihr Selbstbild erkennen. Und dadurch vielleicht plötzlich verstehen, warum sie ticken, wie sie ticken …

🧠 Fazit: Nur weil wir es gewohnt sind, dass etwas so gemacht wird, heißt es noch lange nicht, dass es auch so gemacht werden muss. Und nur weil eine Person durch eine bestimmte Rolle in einer Familie oder einem System geprägt worden ist, heißt das noch lange nicht, dass sie diese Rolle auch später noch freudig einnehmen wird und ihren Begabungen und Neigungen entspricht.

🧠 Ja. Aber genau durch das Wissen über diesen Zusammenhang entsteht Power für den Kopf, weil man darüber mehr gedankliche Ruhe schaffen kann. Plötzlich erkennt die Person, dass sie eine Wahl für ihr Verhalten hat und nicht nur reflexartig den tatsächlichen oder scheinbaren Wünschen anderer folgen muss. Und das hat einen entscheidenden Einfluss auf die Lebensqualität!

MEINE SYSTEMISCHE PRÄGUNG

Überlegen Sie sich, wie Ihre Familie mütterlicher- und väterlicherseits über die letzten zwei bis drei Generationen funktioniert hat. Wer hatte die Hosen in den Partnerschaften an? Mann oder Frau? Gab es besondere Regeln durch die Familie, die das Leben gestaltet haben? Gab es ausgesprochen oder unausgesprochen feste Rollen, die einzelne Mitglieder ausgefüllt haben (beispielsweise Helferin oder Retter, Gemütlichmacher oder Versorger usw.)? Gab es Mitglieder aus den Familien, die in die entsprechenden Fußstapfen gestiegen oder ausgebrochen sind? Wundert es Sie, warum sich einige Familienmitglieder so ähnlich sind? Schauen Sie nach einer Systematik: Welche Rollen, Regeln oder Gepflogenheiten haben Sie selbst übernommen? Fahnden Sie nach dem ausgesprochenen oder unausgesprochenen Auftrag, den Ihnen Ihre Familie mitgegeben hat!

PRAXISTEST

»Wie ticke ich wirklich?« Entdecken Sie Ihre innere Programmierung! Nehmen Sie sich für die Beantwortung der folgenden Fragen etwa eine Stunde Zeit.

Fragen Teil 1:

Schritt a)
Finden Sie Ihre persönliche Programmierung: Vervollständigen Sie die folgenden Sätze:

a. »Ich bin ein Mensch, der _____.«
   (Beispiele: »Ich bin ein Mensch, der gern gute Ergebnisse vorweisen will« oder »Ich bin ein Mensch, der keine Konflikte mag«.)

b. »Die anderen (Menschen) sind _____.«
   (Beispiele: »Die anderen sind immer bemüht, ihr Bestes zu geben« oder »Die anderen sind rücksichtslos«.)

c. »Die Welt ist _____.«
   (Beispiele: »Die Welt ist ein Ort, den es zu beschützen gilt« oder »Die Welt ist kalt und gefährlich«.)

Schritt b)
Identifizieren Sie die drei Sätze, die den größten Einfluss auf Ihr Leben haben.

Fragen Teil 2:
Nehmen Sie diese drei Sätze, und formulieren Sie die Handlungsanweisungen, die aus diesen Programmierungen entstehen, wie folgt:

Satz 1: _____.

»Deswegen muss ich dafür sorgen, dass _____.«

Satz 2: _____.

»Deswegen muss ich dafür sorgen, dass _____.«

Satz 3: _____.

»Deswegen muss ich dafür sorgen, dass _____.«

(Beispiel: »Ich bin ein Mensch, der gerne gute Arbeit abliefert. Deswegen muss ich dafür sorgen, dass ich genügend Zeit zum Arbeiten habe, und muss andere Dinge zurückstecken.«)

Abschluss der Übung:
Schauen Sie in den nächsten beiden Tagen rückblickend – aber auch in Echtzeit –, wann diese Regeln aktiviert waren und wann Ihnen die Anwendung half beziehungsweise wann sie schadete.

ERKENNTNISSE AUS DER PSYCHOKISTE

Selbstgespräche können helfen, Probleme zu lösen. Wenn man sie »in der dritten Person« führt!

Personen, die mit sehr unterschiedlichen Menschen Kontakt haben, denken flexibler!

Sich manchmal nicht so ernst nehmen ist ein guter Schritt in ein besseres Leben.

2

Wie wir mentale Fesseln erkennen, überwinden und neue Wege gehen

Hier erfahren Sie:

1

Wie die klassische Konditionierung Körper und Geist »verklebt« (Erstes Gesetz)

FRANK ELSTNER

Der Untertitel unseres Buches lautet: *Wie man innere Ruhe findet, Krisen bewältigt und sich weniger Sorgen macht.* Nun hat uns die Zeit eingeholt, und die Corona-Krise hat auf vielen Ebenen für viel Unruhe bei einer großen Anzahl von Menschen gesorgt. Ich würde gerne darüber sprechen, wie man Ruhe findet und sich weniger Sorgen macht. Was denkst du, wo soll ich da ansetzen, um das Thema gut anzugehen?

🧠 Im Grunde sind die psychologischen Lernmechanismen bei starken Krisen ganz ähnlich wie bei alltäglichen Belastungen, die sich sehr anstrengend durch das Leben ziehen. Daher, fang doch mit einer interessanten Situation aus deinem Leben als Fernsehmoderator an. Wir modellieren dann das Wichtige heraus.

🧠 In Ordnung. Da fällt mir auch gleich etwas vor dem heutigen Hintergrund vielleicht eher Banales, aber in meinem Alltag wirklich sehr Anstrengendes ein. Ich suche nämlich meine innere Ruhe am meisten, bevor ich in eine Sendung gehe. Das ist leider aber auch genau der Zeitpunkt, an dem ich maximal nervös bin …

🧠 Das möchte ich etwas genauer verstehen. Also: Du bist im Studio, hast dein »Warm-up« mit dem Publikum hinter dich gebracht, und nun geht es gleich los. Wie fühlst du dich da?

🧠 Kurz vor dem Auftritt? Grässlich. Ich habe immer Lampenfieber, frage mich jedes Mal, warum ich mir das antue. Ich weiß, jetzt muss alles glattlaufen, denn das Ziel ist es ja, die Leute zu begeistern und ihnen etwas Positives mitzugeben. Da geht es aber nicht nur mir so, viele Künstler und auch Sportler haben Lampenfieber. Einfach weil sie ihre Sache gut machen wollen – und auch wissen, was alles schiefgehen kann.

🧠 Wer oder was signalisiert dir, dass du jetzt auf Sendung gehst? Das ist für mich jetzt deshalb so interessant, weil wahrscheinlich genau diese Reize dein Lampenfieber auslösen.

🧠 In der Regel macht das der Aufnahmeleiter oder die Aufnahmeleiterin. Die haben Kontakt mit der Regie und erfahren, wann wir auf Sendung sind. Mit der oder dem kommuniziere ich – meist ohne Worte –, und sie haben es letztlich auch in der Hand, ob meine Nervosität noch weiter steigt oder sich in Grenzen hält.

🧠 Und wann lässt diese Nervosität nach?

🧠 In dem Moment, in dem das Rotlicht an der Kamera aufleuchtet. Dann bin ich auf Sendung, oft live, und die Nervosität verschwindet erstaunlicherweise mit einem Schlag. Am schlimmsten ist das Warten auf das rote Licht.

🧠 Dann bist du auf die rot leuchtende Lampe klassisch konditioniert. Ist dieses Warten das einzige Zeichen? Oder gibt es weitere Signale, durch die diese Nervosität wächst?

🧠 Es gibt jede Menge solcher Signale. Bei mir hat manchmal schon der Name des Wochentags einer Produktion dazu geführt, dass ich etwas mehr Spannung gespürt habe und in der Nacht vorher sehr unruhig geschlafen habe. Dann verstärken die Ankunft auf dem Parkplatz vor dem Studio, die letzte Regiebesprechung, die Prozedur in der Maske und am Ende tatsächlich das Warten auf die kleine rote Lampe an der Kamera das Lampenfieber. Bevor die dann endlich aufleuchtet, bin ich auch nach vielen Jahren Routine immer noch ziemlich aufgeregt: Ich warte hinter den Kulissen, versuche mich auf die ersten Sätze zu konzentrieren und dabei die Gedanken an all das, was schiefgehen kann – und das ist eine Menge –, zu verdrängen.

🧠 Dann bist du auch auf diese anderen Signale konditioniert, aber in die andere Richtung. Damit meine ich: Normalerweise werden die Menschen ja dann nervös, wenn die Lampe angeht, weil sie jetzt auf Sendung sind. Bei dir aber erzeugt das Leuchten der roten Lampe Entspannung. Signale, die bei den anderen für etwas Entspannung sorgen – wie beispielsweise ein ruhiger Aufenthalt in der Maske –, erzeugen bei dir Anspannung – die Effekte dieser Reize sind also entgegengesetzt gerichtet. Und nun kommt eine etwas merkwürdige Frage: Magst du diese rote Lampe an den Kameras?

🧠 Na ja, wenn ich ehrlich bin, ist meine Einstellung da sehr zwiespältig. Aber … ja, weil ich dann, wenn sie aufleuchtet, keine Zeit mehr habe, an andere Dinge zu denken als an diesen Moment und diese Sendung. Sie schaltet sozusagen mein Gedankenkarussell ab. Besser als jede andere Methode. Ich spüre das sofort: Dann bin ich in meinem Element und kann Menschen Interessantes und Freude in ihr Wohnzimmer bringen. Auf der anderen Seite ist sie auch kein echter Freund, weil sie mich hart rannimmt und mir keinen Fehler verzeiht. Wenn sie am Ende der Sendung erloschen ist, war ich auch schon oft dankbar und heilfroh.

🧠 Ist das immer wieder so gewesen mit der Lampe? Und ist das bei allen deinen Kollegen gleich?

🧠 Ja, bei mir ist das recht konstant. Bei anderen Kollegen ist das aber nicht unbedingt so. Sie haben andere Signale, die aber im Grunde dasselbe bei ihnen auslösen. Genauso abrupt und genauso körperlich spürbar. Maskenbildnerinnen können da übrigens spannende Geschichten erzählen, denn sie beschäftigen sich im Laufe ihrer Arbeitsjahre mit vielen prominenten Nervenbündeln, die da zitternd und schwitzend auf ihren Stühlen herumrutschen – kurz danach aber rausgehen und den Saal rocken! Viele haben feste Rituale, Florian Silbereisen macht noch Sport vor seinem Auftritt, andere meditieren, ich habe gerne geschlafen, und mein enger Freund Dieter Thomas Heck hat sich immer einen kleinen Schluck von einem bestimmten Doppelkorn einverleibt. Selbst Topstars verlässt das Lampenfieber nie: Robbie Williams versucht es mit Atemübungen, und seine Kollegin Adele ist sogar einmal geflüchtet vor lauter Panik.

🧠 In der Lernpsychologie ist dieses Phänomen schon seit vielen Jahren sehr gut bekannt. Wir nennen es *klassische Konditionierung*. Es ist das erste von sechs Gesetzen des Lernens. Klassische Konditionierung bedeutet, dass dein Gehirn mehr oder weniger automatisch gelernt hat, dass sich deine Anspannung reflexartig durch das Licht dieser Lampe ändert. Deine Anspannung steigt, wenn die Lampe aus ist, und sinkt, wenn sie aufleuchtet. Sodass sich bei Rotlicht dein Gefühl der Aufregung wie von Zauberhand legt und du dich plötzlich sogar freuen kannst. Vielleicht merkst du ja, dass dann dein Herz ruhiger schlägt und sich die Muskeln geschmeidiger anfühlen, vielleicht auch der Mund wieder etwas weniger trocken ist. Diese klassische Konditionierung ist es auch, die deine Körperreaktionen im Vorfeld hochfahren lässt – durch bestimmte Signale wie das Fahren zum Studio oder die Redaktionssitzung vor der Sendung.

🧠 Trifft alles zu ...

🧠 Das Erstaunliche dabei ist, dass ja in dem Moment rein gar nichts passiert, außer dass dieses Licht aufleuchtet! Alle anderen Methoden zur Beruhigung vorher waren dagegen deutlich weniger wirksam. Genau daran erkennt man die klassische Konditionierung: Ein Reiz – hier das Warten auf das Licht – wird mit einer Körperreaktion, einem Gedanken, einem Gefühl oder einem Verhalten gekoppelt oder »verklebt«. Durch diesen Mechanismus entsteht sozusagen ein verklebter, das heißt beständiger Zusammenhang zwischen Körper und Geist.

🧠 Psychosomatisch, sozusagen.

🧠 So ist es. Eine verhaltenswissenschaftlich wirklich hochinteressante Schnittstelle. Erlebst du das eine, wird nach einem kurzen Lernprozess das andere automatisch dazugeliefert, und dann können wir diese Zusammenarbeit kaum noch unterdrücken. In deinem Fall klebt an der roten Lampe quasi ein Ausschaltknopf für deine Angst! Großartig, nicht? Nachdem das Licht angegangen ist, befindest du dich in der konditionierten Gedanken- und Gefühlswelt der konzentrierten, angeregten Ruhe – als könnte man sie einfach an- und ausknipsen. Eigentlich sogar irrational, denn wenn das Rotlicht erscheint, geht es ja eigentlich erst wirklich zur Sache.

Jeder hat seine eigenen Signale, auf die er so reagiert. Das bringt unsere Neurobiologie mit sich. Dem kann man nicht entfliehen, und man kann sich diese Reflexe auch nur schwer abgewöhnen.

🧠 Nun sind ja sicher nicht alle unsere Leser von Lampenfieber geplagt. Wo schlägt denn diese Konditionierung oder »Verklebung« im Alltag noch zu?

🧠 Unser Alltag ist gespickt von solchen klassischen Konditionierungen. Diese Reflexe haben nichts mit situationsbedingtem, intelligentem Denken zu tun. Werden sie ausgelöst, lenken sie unser Denken und Fühlen nicht unerheblich in eine ganz bestimmte Richtung, ob es Sinn macht oder nicht – da geht es uns so wie den berühmten pawlowschen Hunden. Der russische Verhaltenswissenschaftler Iwan Pawlow hat den Effekt der Konditionierung mit folgendem legendären Experiment erforscht: Jedes Mal, wenn er seine Hunde fütterte, schlug er gleichzeitig auf eine Glocke. Nach kurzer Zeit produzierten die Hunde bereits auf einen Glockenschlag vermehrt Speichel, nach einer Weile sogar nur noch nach dem Glockenton, ohne dass es Futter gab. Ein vorher unabhängiges Geräusch war also mit den Speicheldrüsen der Hunde »verklebt«, die nun automatisch Speichel produzierten. Oft ist so ein Reflex hilfreich. Leider aber nicht immer. Gut also, wenn man ihn erkennt – was, ehrlich gesagt, nicht so leicht ist, weil er ja automatisch abläuft. Ein Beispiel: Wir kommen an einer Bäckerei vorbei, und der Duft von frischen Brötchen lässt uns das Wasser im Munde zusammenlaufen – fast so wie bei Pawlows Hunden. Oder wir riechen um die Mittagszeit Essen und merken, wie unser Speichelfluss spontan einsetzt, und schon marschieren wir wie ferngesteuert in die Küche oder in ein Restaurant – auch wenn wir vorher eigentlich überhaupt keinen Hunger hatten. Oder wir wollen einen Vorgesetzten um eine Gehaltserhöhung bitten, und schon beim bloßen Gedanken daran erhöht sich unser Herzschlag. Wenn ein Kind weint, schauen viele Leute automatisch in seine Richtung, werden etwas angespannter und überlegen spontan, was das Kind wohl brauchen könnte.

🧠 Du sagst, diese Reflexe sind nicht immer hilfreich. Also – was tun?

🧠 Nun, zunächst einmal sind das unbewusst ablaufende Reflexe, die unser spontanes Befinden sehr stark beeinflussen und zu bestimmten Reizen wie Musik, Gerüchen, Geräuschen und so weiter sofort automatische Verhaltensroutinen einspeisen. Und wir tun und machen im ungünstigsten Fall etwas, ohne darüber nachzudenken. Da laufen Handlungen tatsächlich reflektorisch oder »instinktiv« ab. Der etwas faule Kommentar vieler Menschen lautet dann oft: »So bin ich eben!« Sie unterstellen damit, dass sie darauf keinen Einfluss hätten. Doch das ist falsch: Gegen so einen Reflex anzugehen ist anstrengend, aber nicht unmöglich. Wenn du genau erkennst, dass er abläuft, hast du die freie Wahl, wie du mit den Folgen des Reflexes umgehst. Denn der Reflex bereitet dich ja auf etwas vor und will, dass du automatisch etwas Bestimmtes tust. Und jetzt hast du plötzlich die Wahl: Du kannst ihm nachgeben oder aber gegensteuern. Letzteres ist anstrengender, das musst du also aktiv wollen. Oft ist man sogar gezwungen, das Handeln, das der Reflex auslösen will, zu unterdrücken. Wenn beispielsweise jemand, der eine Weizenallergie hat, den Geruch von frischem Brot riecht und ihm das Wasser im Munde zusammenläuft, wenn er am liebsten ein, zwei frische Brötchen essen oder an Ort und Stelle in eines dieser wunderbaren französischen Baguettes beißen würde, dann muss er diesem Drang widerstehen und verzichten, wenn es sich nicht um eine Spezialbäckerei handelt. Da bremst eine bewusste Instanz in ihm den Reflex aus. Wenn Menschen immer nur bedingungslos ihren Reflexen folgen würden, könnte das sehr schnell unangenehm werden. Leider ist eine Vernunftentscheidung im ersten Moment immer anstrengender, als dem konditionierten Impuls zu folgen.

PAWLOWS SPUREN IN IHREM LEBEN

Klassische Konditionierungen (KK) sind »Verklebungen«, die Körperreaktionen auslösen und unserem Leben in bestimmten Situationen eine konkrete Richtung geben – im Guten wie im Schlechten. Man kann KKs daran erkennen, dass der eigene Körper spürbar und immer wieder gleich auf einen Reiz reagiert.

(Beispiele: Das Anschalten des Computers am Schreibtisch löst bei einigen eine Stressreaktion aus. Das Schließen der Haustüre nach einem Arbeitstag führt bei anderen zu plötzlicher starker Kraftlosigkeit und Müdigkeit. Und vieles mehr.)

Aufgabe:

Nehmen Sie sich 30 Minuten Zeit, durchkämmen Sie gedanklich Ihren Alltag von morgens bis abends und finden Sie Ihre persönlichen KKs heraus.

Notieren Sie dann die zehn wichtigsten, die in Ihrem Leben eine wegweisende Rolle spielen und Ihre Gefühle oder Ihr Verhalten zu anderen Menschen oder in speziellen Situationen stark beeinflussen. Beispiel: Sie hören, dass eine Türe in der Wohnung etwas zu laut ins Schloss fällt. Sie ärgern sich sofort über die Person – und entsprechend ändern Sie Ihre Gedanken und Ihr Verhalten der Person gegenüber.

Überlegen Sie schließlich, ob es sich lohnen könnte, einen oder mehrere dieser klebrigen Reflexe durch entgegengesetztes Handeln zu unterdrücken.

2
Welches Lernen die Kreativität raubt (Zweites Gesetz)

🌐 Neulich habe ich ein Mädchen beobachtet, das auf dem Gehweg ging und dabei unablässig auf ihr Handy gestarrt hat. Sie war so in ihr Smartphone vertieft, dass sie tatsächlich einige geparkte E-Roller übersehen hat und beinahe hingefallen wäre. Sie hat sich in diesem Moment kurz, aber merklich erschrocken. Wenn dieses Mädchen nun künftig vorsichtiger läuft und mehr auf den Weg achtet, hat sie ja auch ihr Verhalten verändert. Ist das auch eine Konditionierung nach Pawlow?

⊛ Sie hat jetzt auf jeden Fall gelernt, dass es sicherer für sie ist, künftig während des Gehens auf den Gehweg zu schauen. Und das ist sehr gut so! Das wäre der Start in eine neue Verhaltensroutine. In der Psychologie nennen wir diesen Effekt »Lernen am Ergebnis des eigenen Handelns« oder mit dem Fachausdruck: *operantes Konditionieren*. Dies ist unser zweites Lerngesetz. Erinnerst du dich an die schwarzen Herdplatten der Elektroherde in den Siebziger- und Achtzigerjahren? Denen konnte man nicht ansehen, wie heiß sie waren. Wer einmal aus Versehen eine heiße Herdplatte berührt hat, dem ist das sehr wahrscheinlich nicht noch einmal passiert. Allein schon das Sehen einer solchen Herdplatte führt dann zu einer reflektorischen Erhöhung der körperlichen Anspannung. Aber da ist nun noch viel mehr: Das schmerzhafte Ereignis hat sich im wahrsten Sinne des Wortes so »eingebrannt«, dass man selbst ohne gezieltes Hinschauen im Unterbewusstsein alles wahrnimmt, was auf solche gefährlichen Platten hinweisen könnte – und ganz automatisch eine Berührung verhindert. Eine solche komplexe, automatisch ablaufende Vorgehensweise ist kein wirklicher Reflex mehr, sondern eine Folge von »Lernen am Ergebnis« oder »Lernen durch Erfahrung«, also von »operanter Konditionierung«. Ist das nun im eigenen Gehirn programmiert, muss man gar nicht mehr besonders aufmerksam sein. Neue Verhaltensroutinen sorgen zukünftig automatisch, aber recht unintelligent für Sicherheit.

⊛ Warum unintelligent?

⊛ Einmal gelernt, werden diese Verhaltensweisen oft unflexibel. Und noch schlimmer: Sie führen zu neuen Verhaltensroutinen, die zwar meist recht plump sind, sich aber dominant nach vorne drängen und auch in Zukunft nicht mehr hinterfragt werden. Diese Art Lernen verhindert damit so oft kreativere, einfachere und bessere Lösungen und eine feinfühlige Anpassung an die vielen kleinen Veränderungen, die der Lauf der Zeit so mit sich bringt – man wird Schritt für Schritt »Old School«, im schlimmsten Falle ein »Ewiggestriger«!

Ich bin aber auch nicht frei davon – bei mir ist es heute noch so, dass ich niemals eine Herdplatte anfassen würde, selbst wenn ich sicher weiß, dass sie ausgeschaltet ist. Und auch wenn ich es bei den heutigen ungefährlichen Induktionsherden tue, muss ich mich jedes Mal richtig überwinden – meine Aufmerksamkeit ist sofort hellwach, weil ich entgegen meiner operanten Konditionierung handle, und ich habe immer ein mulmiges Gefühl dabei. Obwohl ich schon oft die Erfahrung gemacht habe, dass die Platten nicht richtig heiß werden, korrigiert sich diese Verhaltensroutine nicht einfach so von allein. Und wir reden jetzt nur über banale Herdplatten. Denk mal daran, wie es Menschen geht, die einmal eine schlechte Erfahrung, beispielsweise in einer mündlichen Prüfung, gemacht haben. Die haben »gelernt«, dass eine solche Prüfung, genau wie heiße Herdplatten, erhebliche Schmerzen zufügen kann. Und was passiert dann?

🧠 Na ja, sie werden Panik vor Prüfungen aller Art haben …

🧠 … und versuchen, alle Prüfungssituationen künftig zu vermeiden. Falls sie trotzdem um einen Test nicht herumkommen, müssen sie nicht nur den Lehrstoff parat haben und die normale Aufregung verarbeiten, sondern zusätzlich auch die Angst, die ihnen die frühere Erfahrung immer noch bereitet, in den Griff bekommen. Einige Menschen gehen deswegen partout nicht zu Prüfungen, obwohl sie ihren Stoff gut gelernt haben. Der Psychologe Burrhus Frederic Skinner (1904–1990) von der Harvard University in Massachusetts, USA, hat in den Fünfzigerjahren das Prinzip der operanten Konditionierung beschrieben und damit einen wichtigen Grundstein der modernen Verhaltenstherapie gelegt.

🧠 Und hat Herr Skinner auch eine Lösung für das Problem geliefert? Wie wird man denn solch eine Prüfungsangst wieder los?

🧠 Indem man das Gegenteil von dem tut, was man vermeiden will – sich also der Angst stellt. Wir Verhaltenswissenschaftler würden bei Prüfungsangst empfehlen, so viele Prüfungen hintereinander abzulegen wie möglich, um zu lernen, dass die eine schlechte Erfahrung eine Ausnahme gewesen ist. Zugegeben, das ist recht anstrengend – aber nur zu Beginn. Genauso verfahren Verhaltenstherapeuten mit Personen, die beispielsweise einen Autounfall hatten und sich dabei so erschrocken haben, dass sie das Autofahren nun andauernd vermeiden möchten. Wenn die Patienten gesund sind, aus möglichen Fehlern sicher gelernt haben und fahrtüchtig sind, dann würde man sie dazu auffordern, baldmöglichst wieder ins Auto zu steigen, um ihr Selbstvertrauen in das

Fahren wiederzugewinnen. Vielleicht in den ersten Stunden mit einem Fahrlehrer, wenn die Unsicherheit zu groß ist, aber zügig wieder allein. Wir nennen das »eine korrigierende Erfahrung machen«, das heißt, hier muss eine neue Erfahrung gemacht werden, um aus der blockierenden Verhaltensroutine herauszukommen. Tut man das nicht, bleibt man in der Angst vor neuen Erfahrungen stecken. Man verliert Experimentierfreudigkeit und Kreativität.

PARADOXE INTENTION

Der österreichische Neurologe und Psychiater Viktor Frankl forderte seine Patienten auf, problematische Verhaltensweisen erst einmal nicht zu bekämpfen, sondern sie sogar noch zu übertreiben – sofern sie nicht schädigend sind. Wenn also jemand stottert, weil er aufgeregt ist, soll er bewusst viel stärker stottern. Der Clou bei diesem Vorgehen ist, dass sich im Kopf der Betroffenen die Haltung gegenüber der problematischen Verhaltensweise ändert. Statt panisch zu vermeiden, was bisher nicht veränderbar gewesen ist, folgt nun ein übermäßiges Durchführen der Verhaltensweise. Das kann zu Entspannung führen, und die Beschwerden können verschwinden. Allerdings sollte so ein Vorgehen nur in Absprache mit professionellen Therapeuten durchgeführt werden.

🧠 Funktioniert das bei allen Ängsten?

🧠 Nein, nicht bei allen. Viele Ängste sind ja auch gerechtfertigt und gute Ratgeber in gefährlichen Situationen. Von einigen Sachen sollte man die Finger lassen, weil sie zu gefährlich, verboten oder man dafür nicht gut genug ausgebildet ist. Da wäre es schlimm, wenn man die Angst übergehen würde. Wenn du bei einer Safari plötzlich einem hungrigen Löwen gegenübergestanden bist und seitdem Angst vor Löwen hast, wäre eine Wiederholung dieser Situation nicht unbedingt anzuraten. Sinnvoll ist das Vorgehen aber bei Ängsten, die nachweisbar ungerechtfertigt sind und die dafür sorgen, dass dein alltägliches Leben sehr eingeschränkt wird. Wenn du beispielsweise viel unterwegs sein musst, aber unter Flugangst leidest.

🧠 Also sollte man bei Flugangst häufiger fliegen? Ist das ein Weg?

🧠 Ja. Und zwar ohne Beruhigungstabletten zu nehmen oder Alkohol zu trinken. Sonst klappt es nicht, die Angst langfristig abzubauen. Und wenn es geht, sogar ganz lange Strecken zurücklegen. Man sollte sich nämlich aktiv mit dem Gefühl der Angst auseinandersetzen und sich nicht durch beispielsweise Filme schauen ablenken lassen. Aber auch bei der Flugangst ist es ratsam, sich eine oder zwei Stunden vorab von einer approbierten Fachperson beraten zu lassen. Da gibt es nämlich Tricks, die das Überwinden der Angst beschleunigen. Wir nennen dieses Vorgehen »Expositionstraining«.

🧠 Nun habe ich fast siebzig Jahre lang Tausende Sendungen gemacht und moderiert – aber mein Lampenfieber ist nicht weniger geworden, eher im Gegenteil. Was läuft da falsch?

🧠 Dann lass uns noch einmal genauer hinschauen. Gab es bei einigen Shows irgendwelche Besonderheiten, die ungewöhnlich oder anders als geplant liefen?

🧠 Ja, immer mal wieder. Bei »Wetten dass …?« stürmte 1984 eine Gruppe von Umweltaktivisten die Bühne. Bei dem »Unglaublichen Quiz der Tiere« ging Pelikan Tony auf mich los. Aber meistens ist der größte Schwachpunkt beim Fernsehen ja die Technik: Liveschaltungen funktionieren nicht richtig, weil der Gesprächspartner nicht zu hören ist oder ganz woanders steht als erwartet. Als beispielsweise Papst Benedikt XVI. gewählt wurde, mieteten wir aus Baden-Baden ein freies Team in Rom plus einer Satellitenverbindung an. Unser Reporter stand vor dem Petersdom. Allerdings war er nicht der Einzige, da standen ungefähr dreißig Journalisten und warteten auf Kamerateams. War gar nicht so leicht, unseren Mann vor Ort zu finden. Ansonsten gab es immer wieder mal Alltagspannen: Gelegentlich platzt eine Birne in einem Scheinwerfer, oft macht der Ton Probleme. Einmal fiel bei der Livesendung der »Montagsmaler« die komplette Computertechnik aus, und wir konnten unser Spiel nicht durchziehen.

🧠 Und wie ist das ausgegangen?

🧠 Statt zu spielen, habe ich mich mit den Kandidaten unterhalten – das waren übrigens Talkmaster von ARD und ZDF. Und für diese Improvisation bekam ich kurz darauf die »Goldene Kamera«! Eigentlich hätte ich – bemühen wir mal den Herrn Skinner und sein »Lernen am Ergebnis« – dadurch doch Lampenfieber abbauen müssen, weil ich gesehen habe, dass ich improvisieren kann. Warum funktioniert das Modell da offensichtlich nicht?

🧠 Zwischenfrage: Wie lange dauert denn die Vorbereitung auf eine Sendung?

🧠 Das kann bei den großen Shows wie »Wetten dass …?« oder »Verstehen Sie Spaß?« Wochen dauern. Bei Quizsendungen und Talkshows naturgemäß etwas kürzer, aber jede Sendung braucht eine intensive Vorbereitung.

🧠 Und bei aller Vorbereitung: Was ist dein größter Wunsch, den du deinen Zuschauern erfüllen möchtest? Deine Improvisationskünste zeigen oder einen tollen Fernsehabend nach Plan bieten?

🧠 Ich möchte, dass sie, wenn sie meine Shows sehen, einen richtig tollen Abend haben. Sich wohlfühlen. Und dass die Besucher in der Halle oder im Studio nach der Vorstellung sicher nach Hause kommen.

🧠 Du hast zwar die Erfahrung gemacht, sehr gut zu improvisieren, viel wichtiger ist dir aber, dass du alles gibst, damit deine Zuschauer ein sehr schönes Erlebnis durch deine Show haben. Und da du kein Improvisationstheater machst, hast du mit deinem Team vor der Sendung festgelegt, wie die Show präsentiert werden soll. Da sind aber solche Zwischenfälle, die dein wirkliches Ziel – einen schönen, sicheren Abend zu bieten – gefährden, eine Bedrohung des Plans, auch wenn du weißt, dass du sie in der Regel gut meistern kannst.

🧠 Nun kann man sich ja im Vorhinein nicht auf jede Eventualität vorbereiten.

🧠 Stimmt. Und aus dieser Erkenntnis heraus wächst die Hoffnung, dass solche Störungen ausbleiben. In der Umsetzung der Sendung wird also dein Wunsch, dass nichts schiefgeht, immer stärker. Und du hast unter anderem durch deine Erfahrung gelernt, dass nichts zu 100 Prozent kontrollierbar ist, also immer eine Unsicherheit bestehen bleibt. Und dass es Ereignisse geben kann, auf die du keinen Einfluss hast, die dein Ziel aber betreffen: Eine wichtige Kamera fällt aus, Zuschauer stören, ein

Gewitter bringt die Planungen durcheinander, oder – wie es deinem Nachfolger Thomas Gottschalk passiert ist – ein Kandidat verletzt sich schwer.

🧠 Das heißt, mein Lampenfieber ist auch noch völlig berechtigt? Das beruhigt mich jetzt nicht unbedingt …

🧠 Zumindest geht dein Gehirn davon aus, dass es berechtigt sein könnte. Und schaltet vorsichtshalber nicht sein Entspannungssystem, sondern sein Bedrohungssystem ein. Das Prinzip, das dafür sorgt, dass dein Gehirn lieber großzügig auf Alarmstufe Rot geht, als cool einer ungewissen Zukunft entgegenzuschauen, und dabei eine Menge mehr Energie verbraucht als nötig, ist die *intermittierende Verstärkung,* eine sehr spezielle Form der operanten Konditionierung.

🧠 Und warum verhält sich mein Gehirn so? Warum chillt es nicht und meldet »Alles klar, wird schon gut gehen«? Und sorgt stattdessen dafür, dass ich eiskalte Hände bekomme vor dem Auftritt?

🧠 Das Gehirn merkt sich, dass zwar selten, aber doch in unregelmäßigen Abständen – das ist mit »intermittierend« gemeint – immer wieder Störungen aufgetreten sind. Es verstärkt so die Annahme, dass das Bedrohungssystem in Bereitschaft gehen sollte. Dadurch steigt die Aufregung – und zwar selbst dann, wenn du am Stück 100 Sendungen ohne Zwischenfälle gemacht haben solltest. Deine Souveränität im Umgang mit solchen Situationen ist zwar unbestritten, deinem Gehirn jetzt gerade aber völlig egal. Ein Glück, dass es den guten alten Pawlow gibt, der dich so weit konditioniert hat, dass beim Aufleuchten des roten Lämpchens das beängstigend irritierende Kopfkino ausgeschaltet wird und du dann einfach loslegst. Wir hätten sonst möglicherweise auf viele spannende und unterhaltsame Stunden im Fernsehen verzichten müssen.

🧠 Du meinst, dass der Wunsch, dass alles glattläuft, deutlich stärker ist als mein Vertrauen darin, dass ich in jeder Situation souverän handeln kann?

🧠 Ja!

🧠 Und die Tatsache, dass irgendwelche Zwischenfälle unvorhersehbar sind, hält die Sorge samt Lampenfieber am Leben und lässt mich auch nach vielen gut gelaufenen Sendungen nicht zum Routinier werden? Kann ich denn lernen, das Lampenfieber zu unterdrücken?

🧠 Erst einmal, Routinier bist du ja trotzdem. Und was das Lernen angeht: Wir reden über operantes Lernen. Hier lernen wir ja die Lektionen, die uns gute oder auch schlechte Erfahrungen beigebracht haben. Ohne dieses operante Lernen könnten wir uns im Leben kaum zurechtfinden: Esse ich eine Beere im Wald, die nicht zum Verzehr geeignet ist, und bekomme davon Bauchschmerzen, bin ich das nächste Mal vorsichtiger. Bekommt ein Mitarbeiter eine außergewöhnliche Anerkennung, ist es wahrscheinlicher, dass er sich auch weiterhin anstrengt. Du kannst das Lampenfieber senken, indem du dir den Auftrag gibst, in deiner Sendung auch immer mit Improvisationen zu arbeiten. Dann wird aus dem Problem plötzlich ein Programm. Oder aber du nimmst die klassischen Entspannungstechniken und konditionierst dich darauf. Du könntest dir auch vorstellen, dass es eigentlich gar nicht so wichtig ist, was du machst. Manchen Menschen hilft allein schon eine solche Vorstellung! Bei der richtigen Auswahl der Tools könnte dir aber auch ein passender Trainer gut zur Seite stehen. Man muss da ein wenig ausprobieren.

INTERMITTIERENDE VERSTÄRKUNG

Intermittierende Verstärkung bedeutet, dass ein unvorhergesehenes Ereignis irgendwann ohne erkennbare Regelmäßigkeit eingetroffen ist und so die Befürchtung entsteht, dass es irgendwann noch einmal eintreffen könnte. Das Gehirn lernt dies und bereitet sich daher automatisch auf die ungewisse Situation vor. So können Überraschungen vermieden und es kann beim nächsten Mal angemessen auf die Situation reagiert werden. Diese Form des Lernens ist besonders hartnäckig, weil sie Hoffnungen oder Befürchtungen weckt. Und diese führen entweder zu dem Drang, bestimmte Situationen zu meiden, andere immer wieder aufs Neue sehnsüchtig zu erwarten. Intermittierende Verstärkung ist daher sehr hilfreich, wenn es darum geht, neu gelerntes und erwünschtes Verhalten zu zementieren. Sie ist außerordentlich hinderlich, wenn sie darin besteht, unerwünschtes Verhalten immer wieder einmal zuzulassen. Dann zementiert sich genau dieses Verhalten – also aufgepasst dabei.

● Zurück zum Lernen. Ich mache also eine schlechte Erfahrung beim Berühren der Herdplatte oder verderbe mir den Magen mit ungenießbaren Beeren. Was macht mein Gehirn nun mit dieser Erkenntnis?

● Es macht das, was es immer macht: Es drängt dich dazu, eine einmal gemachte positive Erfahrung zu wiederholen und eine einmal gemachte negative Erfahrung zu vermeiden. Es kreiert also von sich aus keine neuen Perspektiven. Operantes Lernen findet auch bei Belohnungen statt, wenn du eine Urkunde bekommen oder eine Medaille gewonnen hast. Ebenfalls, wenn ein Partner in einer Beziehung dem anderen zum Dank eine Freude macht und ihm vielleicht Blumen schenkt. Auch dies führt dazu, dass die Stimmung steigt und das erwünschte Verhalten wiederholt wird. Allerdings verpufft der Effekt, wenn man ein Verhalten immer sofort und gleich belohnt, besser ist es, nicht regelmäßig, sondern immer wieder mal – also intermittierend – zu belohnen, dadurch wird das erwünschte Verhalten beim anderen häufiger hervorgerufen. Allerdings sollte man sich jedes Mal bedanken, wenn man einen Blumenstrauß oder andere Aufmerksamkeiten geschenkt bekommt, das ist nämlich die Belohnung für den Geber – und die sollte nicht »intermittierend« sein.

● Das heißt, man soll andere nicht regelmäßig für ein erwünschtes Verhalten belohnen, sondern nur hin und wieder? Das erinnert ein bisschen an Hundeerziehung, wenn Fifi nach vielen Trainingsstunden endlich zuverlässig Platz macht, dann aber im Gegensatz zu vorher nur noch gelegentlich ein Leckerli dafür bekommt! Das ist dann aber nicht unbedingt eine »konsequente« Erziehung …

● Da sind wir Säugetiere alle gleich. Der Trick ist: Am Anfang belohnt man regelmäßig, dann mit der Zeit ein wenig seltener, später nur noch hin und wieder mal, sodass das erwünschte Verhalten in das alltägliche Verhaltensrepertoire aufgenommen werden kann. Wir nennen das auch »Fading«. Das bedeutet »Ausschleichen« der Belohnung. Ein gutes Thema ist hier die Kindererziehung: Experten im operanten Konditionieren sind nämlich häufig die Großeltern. Während sich die Kinder bei den Eltern und in der Schule häufig an klare Regeln halten müssen – pünktlich zu Bett gehen, nicht zu viele Süßigkeiten mampfen und nur zu besonderen Anlässen ein Geschenk erhalten –, werfen Großeltern in ihrer Liebe gerne mal alle Regeln über den Haufen: freies Aufbleiben bis tief in die Nacht, Schokolade, so viel man essen kann, oder eine spontane Fahrt in den Spielzeugladen unter Regie der Kinder. Das ist herrlich, und Kinder lieben ihre Großeltern dafür meist noch mehr. Das ist operantes, allerdings nicht intermittierendes Lernen: Die Kinder lernen, wie sie ihre Großeltern beeinflussen müssen, um jedes Mal das zu bekommen, was sie wollen. Die meisten Kids lieben es, zu den Großeltern zu gehen.

🧠 Und die Eltern sind anschließend wieder die Spielverderber!

OPERANTES LERNEN IM SELBSTVERSUCH

Operantes Lernen erfolgt, grob gesagt, über drei verschiedene Folgen, die auf unser Verhalten eintreten:

1. Belohnung

2. Wegfall eines Privilegs bzw. Verhinderung einer Bestrafung

3. Bestrafung

Haben wir uns einmal aufgrund solcher Folgen eine Meinung gebildet, gestaltet dies unser Handeln in der Zukunft. Negative Folgen führen dazu, dass wir Situationen und Verhalten meiden, positive Folgen führen dazu, dass wir auf Situationen zugehen oder bestimmtes Verhalten häufiger ausführen. Daraus entstehen Gewohnheiten, die allerdings den Nachteil haben, dass wir dieses Verhalten dann aus eigener Motivation heraus nicht mehr verändern und in dieser Sache starr werden. Also sinkt unsere Kreativität dafür, auf diese Situationen je nach Einzelfall angepasst zu reagieren.

Entwickeln Sie mit der folgenden kleinen Übung ein Gespür dafür, an welchen Stellen Ihres Alltags die Folgen operanten Konditionierens eine entscheidende Rolle für Sie spielen. Ein solches Gespür lässt Sie zukünftig rascher erkennen, wo alte und wenig hilfreiche Lernerfahrungen dafür sorgen, dass Ihr Leben komplizierter wird oder wo Sie diese vorteilhaft in den Alltag eingebaut haben. So erhalten Sie Spielraum!

Aufgabe:
Entdecken Sie, wo operantes Lernen Ihren heutigen Alltag gestaltet. Benennen Sie zunächst fünf Beispiele mit positiven Folgen und dann fünf weitere Beispiele mit negativen Folgen, die durch dieses gelernte starre Verhalten entstehen.

Entscheiden Sie jetzt, ob Sie mit einer oder mehreren dieser Verhaltensweisen aufhören möchten. Wenn Sie sich entschieden haben, hören Sie umgehend für die Dauer von 7 Tagen damit auf. Jetzt kommt die Überraschung: Die Verhaltensweisen sind klebrig! Beobachten Sie nun, wie »klebrig« fest eine einmal gelernte operante Lektion in Ihnen verankert sitzt, bevor sie sich aufweicht und Spielraum gestattet. Um solch eine Verhaltensweise aufzugeben, sind nämlich 8 Wochen bis 10 Monate dauerhaften Trainings notwendig.

Beispiel für negative Folgen: Sie haben die Erfahrung gemacht, dass Ihnen eine Tafel Schokolade dabei hilft, eine stressige Situation bei der Arbeit erträglicher zu machen. Sie wiederholen das Gelernte, essen nun häufig und recht viel Schokolade, mittlerweile aber ohne sie zu genießen, und sorgen sich wegen der aufgenommenen überflüssigen Kalorien.

Beispiel für positive Folgen: Sie haben die Erfahrung gemacht, dass Sie mit Ihrem Partner konstruktiver sprechen können, wenn Sie ihn freundlich bitten, sich einmal explizit Zeit für ein Gespräch mit Ihnen zu nehmen, anstatt gleich mit der Türe ins Haus fallen und ihn damit zu überrumpeln.

Bei »Wetten dass …?« gab es gelegentlich Kandidaten, die über phänomenale Leistungen verfügten. Zum Beispiel Florian Kreutz: Der wurde 2011 einmal Wettkönig, weil er alle Städte der Welt, die mehr als 500 000 Einwohner haben, anhand eines Satellitenbildes erkennen konnte. Für mich sahen die Bilder damals alle gleich aus und für Thomas Gottschalk wohl auch. Es gibt über 750 Städte in dieser Größe, fünf musste er fehlerfrei identifizieren, und er wurde nur ein Mal etwas unsicher, ob es sich bei einer Stadt in Indien um Allahabad oder Ahmedabad handelte. Kann das jedes Gehirn leisten, wenn wir nur wollen? Oder gibt es spezielle Konstellationen, die solche Leistungen möglich machen?

Dazu müssen wir einen kurzen Abstecher in den Maschinenraum unseres »Betriebssystems« unternehmen. Die neurobiologische Grundlage von Lernen ist unter anderem die Fähigkeit einiger Nervenzellen zur Langzeitpotenzierung, kurz: LTP. LTP bedeutet, dass die Kontaktfreudigkeit von Nervenzellen untereinander steigt. Auf diese Weise entstehen durch Wiederholung, also Training, neue neuronale Netze. Vereinfacht gesagt, bildet jeder neu gelernte Inhalt ein neues Netz, das diese Information speichert und unser Verhalten zukünftig beeinflussen kann. Je häufiger man das Gelernte wiederholt, umso tiefer prägt es sich ein und umso stabiler wird das neue Netz. Dieser Mechanismus wird auch »hebbsche Lernregel« genannt.

Wie die »hebbsche Lernregel« unser Verhalten nachhaltig verändern kann, haben wir auch schon in unserem ersten Buch *Bonusjahre* beschrieben. Auch da ging es um ein effektives Training von neuem Verhalten.

🧠 Turbolader für rasches und nachhaltiges psychologisches Lernen ist die Bereitschaft, überhaupt neue Erfahrungen zu machen – und dabei hilft vor allem ein gesundes Maß an Neugier … Als Lernbremsen wirken dagegen einige mentale Prinzipien, die schon ab Werk eingebaut sind! Erstens: Uns fehlt es oft an Geduld. Deswegen wirkt eine schnelle Belohnung magnetischer als eine, die später eintrifft (auch wenn sie größer ausfallen würde). Zweitens: Intensive Gedanken und Gefühle werden als glaubwürdiger empfunden als weniger intensive (unabhängig davon, ob sie nun wirklich wahr sind). Drittens: Unsere Gewohnheiten treten so selbstbewusst auf, dass wir gerne auf ein genaues Hinschauen verzichten (weil wir so schnell reagieren und oft denken, dass wir schon alles Wichtige kennen). So können uns Gefühle, Gedanken und Gewohnheiten eine Gewissheit vorgaukeln, die eine gründliche Fehlersuche verhindert und vieles mehr. Prinzipien dieser Art haben sich aber evolutionär durchgesetzt – weil Schnelligkeit oft überlebenswichtiger war als Gründlichkeit – und aktivieren sich quasi automatisch. Sie stellen aber gleichzeitig auch Begrenzungen dar, wenn eine psychologische »Nuss zu knacken« ist.

🧠 Also – was muss man tun, um nicht in diese evolutionäre Falle zu tappen?

🧠 Überwindbar werden sie mit einer einfachen Viererformel: erkennen (dass sie aktiviert sind) – sie ärgern (entgegengesetzt handeln) – Alternativen ausprobieren – und aus den neuen Erfahrungen Konsequenzen ziehen.

🧠 Das klingt ja ein wenig wie ein Bausatz: »Wie bastle ich mir das perfekte Gehirn.« Aber wenn alles optimiert ist, alle Prinzipien eingeführt und alle Regler justiert sind – bin ich dann eigentlich noch ich?

🧠 Das ist tatsächlich am Ende die Frage: Wer bin ich eigentlich wirklich? Bin ich meine Konditionierungen? Das Ergebnis meiner Lernerfahrungen? Oder bin ich die Person, die entdeckt, dass sie hier einfach und bequem nur den Reflexen ihres konditionierten Gehirns folgt? Die Frage darf jeder für sich selbst beantworten. Aber einen wesentlichen Vorteil hat immer derjenige, der erkennt, dass das, was er gerade denkt und fühlt, was er mag oder nicht mag, nicht unbedingt die Folge eines durchdachten Prozesses oder einer richtig eingeordneten Erfahrung ist. Oft ist es einfach nur Stimmungen unterworfen, die sich schnell wieder ändern können. Wer das erkennt, kann sein Handeln besser steuern.

DAS KONTRASTPRINZIP

»Alles ist relativ« entdeckte Einstein und folgerte daraus: Eigentlich können wir uns im Bereich Psychologie nie objektiv entscheiden. Wir können nur vergleichen. Ob etwas teuer oder billig ist, gut oder böse, groß oder klein, hängt von den Rahmenbedingungen ab. Und das nutzen viele Verkäufer, um uns das Geld aus der Tasche zu ziehen. Stellt man in einem Geschäft einen teuren Fernsehapparat neben einen noch viel teureren, kommt uns der erste billiger vor. Wenn wir ein Haus bauen, das 500 000 € kostet, geben wir für die Haustür eher 500 € aus, als wenn wir die Tür extra kaufen würden. Wenn wir ein Auto kaufen wollen und uns der Verkäufer mit der Behauptung lockt, er könne den Wagen für unter 30 000 € anbieten, und letztendlich 27 000 € verlangt, greifen wir eher zu, als wenn er uns vorher erklärt hätte, so ein Modell koste zwischen 20 000 € und 30 000 €.

Das Beispiel, das der Kulturforscher Leo Rosten erzählt, ist legendär: Die beiden Brüder Sid und Harry Drubeck hatten eine Herrenschneiderei und nutzten das Kontrastprinzip perfekt. Jedes Mal, wenn ein Kunde einen Anzug anprobierte, fragte Sid seinen Bruder im Nebenraum: »Harry, was kostet der Anzug?« Der rief: »Dieses hervorragende Stück aus reiner Wolle? 42 Dollar!« Daraufhin wandte sich Sid an den Kunden: »Harry sagt, er kostet 22 Dollar.« Die meisten Kunden bezahlten schnell und verließen den Laden mit dem vermeintlichen Schnäppchen.

3
Wie tolle Zufälle kluge Innovationen verhindern (Drittes Gesetz)

Im Internet gibt es ein Video, das zeigt, wie ein Schimpanse mit einem Smartphone umgeht. Mit unglaublicher Leichtigkeit scrollt er durch die Seiten, schaut sich Fotos an, kann vor- und zurückblättern. Das heißt, er hat ganz schnell das Prinzip begriffen, auch ohne dicke Bedienungsanleitungen zu lesen.

🧠 Hier bist du beim *intuitiven Lernen* angelangt. Das ist unser drittes Lerngesetz. Dahinter verbirgt sich etwas, was Edward Lee Thorndike (1874–1949) in den Dreißigerjahren als »Law of Effects« beschrieben hat. Das besagt ganz schlicht, dass das Verhalten, das als erstes zum erwünschten Ergebnis führt, wiederholt wird.

🧠 Das macht ja auch Sinn, schließlich hat man dann schon einmal ein Erfolgserlebnis gehabt. So funktioniert im Prinzip auch das Fernsehen: Ein Sender macht eine Kochshow, die läuft gut, und kurz darauf wird auf allen Kanälen gekocht. Oder einer verscherbelt Antiquitäten, die Einschaltquote steigt, und bald darauf wird auch von anderen Sendern alter Trödel angeboten.

🧠 Es gibt ein äußerst interessantes Experiment zu diesem Thema, das Thorndike gemacht hat: Er hat Katzen in einen Käfig gesetzt und diesen verschlossen. Vor den Käfig hat er ein Schälchen mit leckerem Katzenfutter gestellt, sodass die Katzen eine Motivation hatten, aus dem Gehege herauszukommen. Innen gab es einen verborgenen Mechanismus, den jede einzelne Katze entdecken und bedienen musste. Um diesen auszulösen, mussten mehrere unterschiedliche Schritte hintereinander durchgeführt werden. Es war also nicht einfach, die Türe zu öffnen und sich zu befreien. Seine Frage war: Schauen sich die Tiere in ihrem Gefängnis um und erfassen über Nachdenken die Situation? Und wenn ja, handeln sie dann zielstrebig und lösen die Aufgabe in kurzer Zeit durch aufeinander abgestimmte Aktionen? Oder nutzen sie einfach das sogenannte »Trial and Error«-Prinzip, versuchen also alles Mögliche, bis sie zufällig einen Weg finden, der funktioniert?

🧠 Ich vermute mal, sie haben nicht so intensiv nachgedacht. Katzen präsentieren oft die kuriosesten Verrenkungen, um ihr Ziel zu erreichen. Was auch oft danebengeht, dann aber immerhin noch für ein lustiges Katzenvideo im Internet reicht.

🧠 So war es auch. Thorndike konnte zeigen, dass die Tiere durch teilweise chaotische Versuche irgendwann den richtigen Weg herausfanden und bei Folgeversuchen in demselben Käfig recht zielstrebig immer dieselbe Strategie anwendeten. Im Übrigen hinterfragten sie diese Strategie danach auch nicht mehr, optimierten sie nicht und suchten keine anderen, vielleicht bequemeren Wege, die auch noch zur Befreiung hätten führen können. Der Impuls, eine neue Lösung zu finden oder zu experimentieren, erlosch unmittelbar.

Nun gibt es zwar eine ganze Menge Unterschiede zwischen Katzen, Schimpansen und Menschen, wir können aber mutig das Ergebnis dieses Versuchs auf den Menschen übertragen, denn wir haben auch die Fähigkeit, über Versuch und Irrtum neue Wege zu finden, und wenden dieses Prinzip oft genug an. Du hast dir sicher schon einmal ein neues Handy gekauft, und vielleicht war es auch noch eines von einer anderen Firma als das vorherige Modell.

🧠 O ja. Erinnere mich bloß nicht daran. Es war nicht einfach, mich unter Zeitdruck mit dem neuen Gerät zurechtzufinden – vor allem, weil ich schnell wieder erreichbar sein musste. Früher hätte ich mich ja noch neugierig eingearbeitet. Heute möchte ich eigentlich nur, dass das Ding sofort funktioniert.

🧠 Ja, genauso wünschen sich das fast alle Menschen, die sich nicht akribisch mit den vielen Möglichkeiten eines neuen Modells befassen können, sondern darauf angewiesen sind, es so schnell wie möglich einzusetzen.

🧠 Und ich nehme mir dann meistens an einem oder zwei Abenden ein paar Stunden Zeit und versuche das irgendwie hinzubekommen. Und nach einer Weile funktioniert dann auch das meiste.

🧠 Und nimmst du dabei das Handbuch, oder fragst du Freunde dabei um Hilfe?

🧠 Meist klappt das irgendwie von alleine. Auf so etwas wie das Handbuch hatte ich bisher selten Lust. Nur im Notfall. Obwohl ich weiß, dass hinter solch einem Handbuch viel Arbeit von äußerst hilfreichen Experten steckt. Vielleicht sollte ich das beim nächsten Mal machen? Wäre wohl klug.

🧠 Ja, das wäre bestimmt hilfreich. Vor allem, um die zahlreichen zusätzlichen Funktionen zu erkennen, die diese Smartphones haben. Aber für das Verstehen des »Law of Effects« ist dein Ansatz der beste: einfach probieren, bis es funktioniert. Danach wird die einmal gefundene Methode nur noch wiederholt und gar nicht mehr nach einem anderen Weg, der vielleicht noch einfacher wäre, gesucht. Das »Law of Effects« beschreibt also das intuitive Finden von Lösungen und die Folge, dass dein Gehirn keine Lust mehr hat, sich weiter um dieses lästige Thema zu kümmern, weil das Gefundene eben funktioniert. Vielleicht nicht optimal, aber eben ausreichend. Wie gesagt. Gesetz Nummer drei.

🧠 Ich habe in den Achtziger- und Neunzigerjahren in der ZDF-Reihe »Die stillen Stars« über 100 Nobelpreisträger interviewt. Da haben sicher einige davon spannende Erkenntnisse durch »Trial and Error« gewonnen. Aber die meisten haben sich richtig in ihre Themen »hineingefressen« und die auftauchenden Fragen durch tage- und nächtelanges Nachdenken und Kombinieren gelöst.

🧠 Natürlich. Diesen Weg nehmen auch wir Menschen ohne Nobelpreis oft. Vor allem bei Themen, die uns sehr interessieren. Ein Softwareexperte würde sich wahrscheinlich anders mit den Innereien eines neuen Mobiltelefons beschäftigen als wir beide.

🧠 Soll ich dir sagen, wie ich Probleme oft löse? Ich rufe einfach einen Experten an. Das ist der Vorteil, wenn man so viele Sendungen und Interviews gemacht hat: Ich habe ein wirklich gut bestücktes Adressbuch. Irgendeiner weiß fast immer Rat. Und wenn ich einmal gar nicht weiterkomme, frage ich meine Frau. Die hat immer eine Idee! Auf der anderen Seite war ich schon von klein auf neugierig und habe versucht, eigenständig durch Versuch und Irrtum Lösungen zu finden. Und wenn ich die Zeit dafür habe, mache ich das heute immer noch gern.

🧠 Du kennst die Gefahren, die hinter diesem Ansatz verborgen sind?

🧠 Dass man sich völlig verrennt?

🧠 Das – und das genaue Gegenteil davon, denn nicht selten machen die so schnell gefundenen Lösungswege das Leben auch komplizierter. Du fährst zum Beispiel ohne Navigationsgerät nach Gefühl zu einem bestimmten Ziel und erreichst es in einer akzeptablen Zeit. Beim nächsten Mal wählst du deshalb wahrscheinlich denselben Weg. Der hat ja funktioniert. Erst viel später, wenn du die Region besser kennengelernt hast, entdeckst du hervorragende Schleichwege, die dich ohne Stau noch viel schneller ans Ziel bringen. Schleichwege finden dauert länger, wenn eine Person wenig experimentierfreudig ist. Oder aber, wenn kein richtiger Anlass besteht, über die Streckenwahl nachzudenken.

🧠 Also, die »Trial and Error«-Methode ist geeignet, um etwas Neues auszuprobieren, sollte aber immer mal hinterfragt werden, damit wir nicht bei der erstbesten Lösung hängen bleiben und andere, vielleicht bessere Möglichkeiten verpassen?

🧠 Genau das ist der Punkt! Nehmen wir noch einmal die Kochshows als Beispiel: Ein Sender hat vielleicht großen Erfolg mit diesem Format und bringt die zweite, dritte und schließlich sogar die vierte derartige Show ins Programm. Irgendwann aber ist das Thema durch, und man braucht Alternativen. Deswegen ist es sinnvoll, die Programmplanung häufig zu hinterfragen.

🧠 Nun wäre es ja gut zu wissen, wie man rechtzeitig bemerkt, dass man seine Strategie überdenken sollte.

🧠 Na ja, das hängt ein wenig von der Sensibilität jedes Einzelnen ab.
Stell dir ein Paar vor. Beispielsweise ist der eine Partner wirklich gut in seinem Job – wobei egal ist, ob es nun der Mann oder die Frau ist, es geht am Ende um die Verschiedenheit der Reaktion. Nehmen wir der Einfachheit halber die traditionelle Rollenverteilung. Fast alle beruflichen Herausforderungen meistert der männliche Teil sehr gut durch seine sachliche und lösungsorientierte Art, darin liegt auch das Geheimnis seines Erfolgs. In Thorndikes Worten würde man sagen: Klare Gedankengänge, Sachverstand und das rasche Entwickeln von Lösungen sind seine Strategie. Nun stell dir vor, dass dieser erfolgreiche Mann nach Hause kommt und seine Frau traurig, ärgerlich und unausgeglichen dort antrifft. Er setzt sich zu ihr und fragt liebevoll: »Hey, was ist denn los mit dir?« Sie sagt: »Ich hatte heute auf meiner Arbeit so viel Stress, musste morgens rasch das Auto parken, leider etwas doof an der Ecke einer Straße, und als ich nach Feierabend zurückkam, war es abgeschleppt. Jetzt soll ich 270 € dafür bezahlen.«
Was tust du in so einem Fall?

🧠 Na ja, ich würde Verständnis für ihren Ärger zeigen und überlegen, was wir machen können, um so eine Situation künftig zu vermeiden.

🧠 In unserem Fall reagiert der Mann ähnlich und sagt: »Sag doch das nächste Mal vorher Bescheid, wenn so ein stressiger Tag abzusehen ist, dann fahre ich dich hin. Und den Wagen kannst du ja morgen um 17 Uhr abholen, dann kümmere ich mich in der Zeit um die Kinder. Vielleicht besorgen wir uns gleich einen besseren Parkplatz in der Nähe deiner Firma.«

Daraufhin erwidert sie: »Sag mal, kannst du nicht einfach nur mal zuhören? Ich weiß selbst, wie man das macht, da brauche ich doch keine Hilfe wie ein kleines Schulkind. Ich möchte einfach nur davon erzählen und deine Nähe spüren.«

Nun könnte es sein, dass der Mann sich durch diese Reaktion gekränkt fühlt, während sie weiterhin enttäuscht von ihm ist. Die Stimmung zwischen beiden ist also nicht gerade harmonisch.

🧠 Ich glaube, solche Situationen hat jeder in seiner Beziehung schon erlebt. Schnell heißt es dann »typisch männlich« beziehungsweise »typisch weiblich«. In deinem Beispiel haben ja eigentlich beide recht, aber sie bemerken nicht, dass sie auf unterschiedlichen Ebenen kommunizierten.

🧠 Genau. Man kann diese Situation auch psychologisch interpretieren. In Thorndikes Worten würde man sagen: Der Mann hat eine sehr erfolgreiche Vorgehensweise für die Befreiung aus dem Käfig »Arbeitsprobleme« gefunden: Die Strategie heißt Pragmatismus. Mit seinem praktischen Vorgehen wurde er erfolgreich, und zu diesem Vorgehen gehört die Methode »Versuch und Irrtum«. Auf dieser Strategie baut sein beruflicher Erfolg auf, deswegen hat sich das Prinzip bei ihm über die Jahre mehr und mehr gefestigt, und er wendet es inzwischen meisterlich an. Andere Herangehensweisen an Aufgaben und Probleme kennt er schon gar nicht mehr. Nun kommt er also nach Hause, erkennt aber nicht, dass er sich hier in der völlig anderen Box, nämlich der Box »Beziehungspflege«, befindet. Jetzt müsste er eigentlich eine ganz andere Strategie anwenden, denn hier sind pragmatische Lösungen nicht gefragt, hier sollen Gefühle bedient werden. Und weil er das nicht bemerkt, rennt er in eine Beziehungsfalle.

🧠 Und woran hätte der gute Mann den Irrtum bemerken sollen? Ist ja schon ein bisschen viel verlangt …

🧠 Na ja, eigentlich nicht. Es ist immer dasselbe »Geheimrezept«: gut zuhören, nachfragen und beobachten, wie die andere Person reagiert, und dann diese Erkenntnisse auch umsetzen. Die Belohnung ist das Zusammenwachsen in der Partnerschaft. Aber man muss die Denkroutinen hinterfragen, und das widerspricht halt manchmal unserem ersten Impuls. Das ist ganz oft das Problem: Menschen erkennen in der Regel solche Wechsel nur schwer, und deswegen wenden sie bewährte Strategien aus komplett anderen Lebensbereichen an und wundern sich, dass diese hier nicht funktionieren, zumindest nicht immer. Und weil sie im beruflichen Alltag weiterhin die Erfahrung machen, dass ihre bewährte Methode dort gut funktioniert, neigen sie dazu, diese Strategie nicht infrage zu stellen. So kommt es, dass aus voller Überzeugung die falschen Strategien angewendet werden und hinterher großes Unverständnis herrscht – wie in unserem Beispiel, wo eher an der Partnerin gezweifelt wird als am eigenen Vorgehen. Hier entstehen sehr viele Missverständnisse und bestimmt 50 Prozent der Probleme, die später in Paartherapien geklärt werden müssen oder in resignierter Verbitterung enden. Wer also Thorndikes »Law of Effects« kennt, ist eindeutig im Vorteil, weil er weiß, dass er sich vor voreiligen Schlüssen hüten und immer wieder von Neuem experimentieren muss!

🧠 Gut, eine Ahnung von diesen Zusammenhängen hatte ich schon öfter, ohne dass ich es genau hätte definieren können. Das hat übrigens auch zu meinem schon zitierten Leitspruch »Der andere könnte recht haben« geführt, der mich hin und wieder dazu gebracht hat, über einen Wechsel der Strategie zumindest nachzudenken.

🧠 Dein Leitspruch hilft ungemein, wenn man andere Menschen besser kennen und von ihnen lernen möchte. Er verlangt dabei nicht, dass wir unsere Werte und Ziele ständig infrage stellen. Er macht aber neugierig auf Neues. Um das Prinzip noch einmal auf den Punkt zu bringen: Auch wenn durch »Versuch und Irrtum« erfolgreiche Ergebnisse erzielt wurden, ist es ratsam, diese gelegentlich zu hinterfragen und zu schauen, ob es nicht doch noch weitere Lösungswege gibt. Meistens sind diese dann sogar schneller, praktischer und bieten mehr Chancen als die zuerst gefundene Lösung. Das muss nicht immer zutreffen, aber ein Versuch könnte sich wirklich sehr lohnen.

DAS »LAW OF EFFECTS« IN IHREM ALLTAG

Nehmen Sie sich eine Stunde ungestört Zeit, machen Sie es sich gemütlich, und durchforsten Sie Ihren Alltag nach routinierten Verhaltensabläufen, die durch das »Trial and Error«-Prinzip entstanden sind. Werfen Sie auch einen Blick auf Ihren Umgang mit wichtigen Personen in Ihrem Umfeld, insbesondere natürlich Ihre Partnerschaft. Wo steckt Thorndike in Ihrem Leben?

Aufgabe 1:
Machen Sie zehn routinierte Abläufe aus Ihrem Alltag ausfindig, die auf das »Law of Effects« zurückzuführen sind.

Aufgabe 2:
Wo könnte es sich für Sie lohnen, die oben gefundenen, bereits funktionierenden Thorndike-Lösungen durch ein noch viel praktischeres Vorgehen zu ersetzen?

4
Wie Lernen viral wird und unserem Gehirn den Atem raubt (Viertes Gesetz)

🧠 Oft erlangen Wissenschaftler ihre Erkenntnisse aus Experimenten. Dabei sind natürlich in den rein naturwissenschaftlichen Bereichen die Resultate einfacher zu gewinnen und objektiver zu bewerten als bei den Geistes- und Sozialwissenschaften. Und wahrscheinlich bei Tierversuchen – siehe Pawlow – eher unbeeinflusst, als wenn man Menschen vor Aufgaben stellt und ihre Lösungsversuche beobachtet. Wie aussagekräftig sind denn überhaupt die Erkenntnisse bei psychologischen Versuchsaufbauten?

🧠 Natürlich sind solche Versuche oft angreifbar, aber, wie auch bei den anderen Wissenschaften, mangels Alternativen einfach notwendig, schließlich kann man dem Gehirn nur begrenzt bei der Arbeit zusehen. Mit einer gewissen Sorgfalt sind die Ergebnisse aber tatsächlich oft sehr aufschlussreich. Eine dieser Forschungsaufbauten im Bereich der klassischen Konditionierung, über den wir vorhin sprachen, hat allerdings das besondere Mitgefühl der Gesellschaft erlangt, nämlich ein Versuch, der 1920 durchgeführt wurde. Vom wissenschaftlichen Standpunkt war er sehr erhellend, weil er ein neues und aufschlussreiches Licht auf menschliches Denken und Verhalten geworfen hat. Moralisch ist er aber durchaus kontrovers diskutiert worden. Durchgeführt wurde der Versuch mit einem kleinen Jungen, etwas unter einem Jahr alt, genannt »Little Albert«. Verantwortlich dafür waren der Psychologe John Watson und seine Assistentin Rosalie Rayner von der Johns Hopkins University in Baltimore, USA.

🧠 Den Namen kennt nun seit der Corona-Pandemie wohl jeder …

🧠 Diese Universität ist nach ihrem Stifter benannt worden, und der hieß tatsächlich Johns (sic) mit Vornamen. Sie gehört zu den Spitzenunis in der Welt und hat bald 40 Nobelpreisträger hervorgebracht.
   Der »kleine Albert« wurde zunächst mit verschiedenen ungefährlichen Tieren mit flauschigem Fell zusammengebracht. Albert zeigte bei keinem dieser Tiere eine Furchtreaktion. Interessiert schaute er sich die Tiere an, eine weiße Ratte fand er wohl am interessantesten und wollte sie gerne streicheln. Watson und Rayner führten im nächsten Schritt nun eine klassische Konditionierung durch, wie in Pawlows Experiment mit dem Hund. Sie gaben Albert die weiße Ratte erneut, schlugen aber zeitgleich mit einem Hammer gegen einen Metallstab, sodass ein hässliches metallenes, lautes Geräusch entstand, das Albert erschreckte.

🧠 Irgendwann hat der Kleine dann das Geräusch mit der Ratte kombiniert.

🧠 Genauso war es. Nach wenigen Minuten und nur wenigen Wiederholungen zeigte Albert tatsächlich eine körperliche Angstreaktion vor der Ratte, die er kurz vorher noch mochte. Die Angst zeigte er direkt danach auch, wenn er nur die Ratte ohne das Geräusch präsentiert bekam. Das Unangenehme des Geräuschs hatte sich bei ihm emotional und vegetativ mit dem Tier »verklebt« – er war nun also negativ konditioniert.

🧠 Das war doch aber fürchterlich für den Jungen!

🧠 Ja, das Experiment war nicht ganz unheikel. Aber dann geschah noch etwas ganz Merkwürdiges. Nach der Konditionierung von Little Albert auf die Ratte wurden ihm viele andere Tiere mit flauschigem oder farbigem Fell gezeigt. Immer aber ohne das laute Geräusch. Watson beschrieb, dass bei der einzelnen Präsentation verschiedener Tiere, auf die Albert zuvor mit Interesse oder ruhigem Abwarten reagiert hatte, plötzlich eine gespannte Unruhe bis hin zu einer Angstreaktion ausgelöst wurde. Und kurioserweise beschränkte sich das nicht nur auf Tiere, sondern er reagierte auch negativ auf das Gesicht eines Mannes mit Vollbart und sogar auf einen Karton, auf dem etwas Schwarzes, Flauschiges Fell-ähnliches aufgeklebt war – und du erinnerst dich, das Fell der ursprünglichen Ratte war weiß.

🧠 Welche Schlüsse hat man daraus gezogen? Welche praktischen Erkenntnisse haben wir dem kleinen Albert zu verdanken?

🧠 Watson schloss daraus, dass sich Gelerntes im Gedanken- und Erfahrungsnetzwerk einfach weiter ausbreiten kann. – Das ist unser viertes Lerngesetz. Es sorgt dafür, dass Erlerntes »viral« wird, würde man heute sagen. Psychologen sagen dazu: es »generalisiert«. Statt sich allein auf die einmal gemachte Lernerfahrung – hier der Kontakt mit der Ratte – zu beschränken, überträgt unser Gehirn diese Erkenntnis sicherheitshalber gleich mal auf diverse weitere Bereiche. Und zwar, ohne darüber nachzudenken, ob das überhaupt plausibel ist. Little Alberts Reaktion kann somit eine Erklärung dafür sein, warum Menschen schon nach einem nur einmal erlebten schlechten Ereignis vor vielen verschiedenen Dingen Angst bekommen, auch wenn diese mit der ursprünglichen Erfahrung allenfalls ein ganz nebensächliches Merkmal und sonst rein gar nichts gemeinsam haben. Aber die daraus entstehende Angst völlig ernst nehmen.

Ein Beispiel: Eine Frau erlebt eine verletzende Beziehung. Sie trennt sich von dem Mann und geht nun keine neue Partnerschaft mehr ein, im Gegenteil, sie meidet generell Männer, auch Kollegen am Arbeitsplatz, und lässt sich von ihren Freunden kaum noch bewegen, unter Menschen zu gehen. Selbst im Fernsehen und in der Literatur ignoriert sie alle Themen, die irgendwie von Beziehungen handeln – und das sind tatsächlich eine Menge. Sie überträgt diese Abneigung vielleicht sogar auch auf harmlose Tiergeschichten, in denen sie voller Empörung sieht, wie männliche Tiere sich gegenüber weiblichen derselben Art verhalten! Du siehst, die Erfahrung, die sie gemacht hat, hat sich nach und nach auf viele Lebensbereiche ausgebreitet und schränkt die Frau extrem ein. Natürlich überlegt sie sich, woher diese Angst eigentlich kommt. Vielen Menschen hilft es bereits, zu erkennen, dass ihre Ängste lediglich auf einen ganz normalen biologischen Mechanismus zurückzuführen sind, der diese unkritische virale Verbreitung von Gelerntem erzeugt – also eigentlich eine banale Ursache. Wenn sie das wissen, gelingt es ihnen leichter, ihr Verhalten zu ändern, also: aufhören zu fragen, woher es kommt, und stattdessen die Ängste anpacken und nach vorne schauen.

Wenn ich also eine Person sehe, die sich vor etwas fürchtet, könnte der Grund für diese Furcht sein, dass sie irgendwann in grauer Vorzeit eine schlechte oder gar böse Erfahrung gemacht hat und sich deshalb auch vor Dingen fürchtet, die mit dem ursprünglichen Auslöser gar nichts zu tun haben?

Ja, genau. Das könnte sein.

Also vielleicht auch eine Erfahrung aus der Kindheit, von der keiner mehr weiß, was da eigentlich passiert ist? Ich stelle mir vor, dass es dann ja recht schwierig ist, hinter die konkreten Ursachen von Ängsten zu kommen. Wenn ich als kleiner Junge vielleicht von einem Dackel vor einer Bäckerei gebissen werde und dann später Angst vor Butterbrezeln habe …

Diese Verallgemeinerung von Gelerntem findet bei uns allen statt. Es ist ein Mythos zu denken, dass alles eine klare Ursache in der Lebensgeschichte hat. Und wenn, ist es oft schwer, diese Ursachen zu identifizieren. So wäre es denkbar, dass Kinder, die vielleicht einmal eine unglückliche Erfahrung mit einem Lehrer gemacht haben, zunehmend und grundlos eine reflektorische und übertriebene Angst vor anderen hierarchisch höhergestellten Personen entwickeln, sogar vor Mitmenschen, die sie selbst als dominanter einschätzen! Das läuft einfach so ab, ohne dass hier aktuell etwas vorgefallen sein muss, was das Ganze begründet. Das wiederum kann eine komplette Karriere gefährden. Man muss aber irgendwann einmal aufhören, über mögliche Ursachen nachzudenken, und einfach akzeptieren, dass die Biologie des Gehirns auch Dinge zulässt, die aus einer rationalen Sicht tatsächlich keinen Sinn ergeben. Das mag zunächst keine erfreuliche Botschaft sein, aber zum Glück gibt es ja noch die andere Seite der Medaille: Auch gute Erfahrungen, die uns zum Beispiel Selbstsicherheit oder andere positive Lehren bescheren, kann unser Gehirn automatisch auf andere Lebensbereiche übertragen. Das spart viel Arbeit!

🧠 Na, wenigstens eine gute Nachricht. Was ist eigentlich aus Little Albert geworden? Wie hat er sein Leben verbracht?

🧠 Das ist ungewiss. Es ist mehrfach recherchiert worden, aber seine Identität konnte nicht mehr sicher festgestellt werden, was sehr für den Datenschutz des damaligen Experimentes spricht. Es gibt einen Artikel in einer großen deutschen Tageszeitung aus dem Jahr 2014 über seine mutmaßliche Identität, aber auch dort tauchen keine zuverlässigen Informationen auf. Es bleibt also ein Rätsel, was aus Albert wurde.

GENERALISIERUNG IN IHREM LEBEN

Nehmen Sie sich eine Stunde Zeit, und finden Sie heraus, welche Ihrer eigenen, als Begrenzung empfundenen Denk- und Verhaltensweisen auf einen Little-Albert-Effekt, also eine virale Ausbreitung einer einzelnen Lernlektion oder Erfahrung, zurückzuführen sein könnten.

Aufgabe:
Finden Sie hierzu mindestens fünf verschiedene Antworten aus Ihrem aktuellen Leben.

5
Warum wir anderen mehr nachmachen, als wir glauben (Fünftes Gesetz)

🧠 Ich vermute mal, dass Albert sich später an nichts mehr erinnern konnte. Aber wenn man weiß, dass Ängste sich unkontrolliert ausbreiten können, müssen wir dann nicht beispielsweise über die Ballerspiele im Internet ganz neu nachdenken, in denen sich vor allem Kinder und

Jugendliche permanent mit Monstern, Drachen und Kämpfern in nicht selten recht brutalen und blutigen Schlachten auseinandersetzen?

◆ Zu diesem Thema führte ein Verhaltensforscher namens Albert Bandura (geb. 1925) schon in der ersten Hälfte des 20. Jahrhunderts – also lange vor den ersten Computer-Ballerspielen – ein äußerst interessantes Experiment durch. Es war die Zeit, in der Fernseher zum Massenmedium wurden und Einzug in die Wohnzimmer Tausender Familien hielten. Und schon früh stand die Frage im Raum: Haben Filme Einfluss auf das Verhalten der Zuschauer? Berühmt wurde seine »Bobo Doll«-Studie, bei der er unter anderem folgendes Experiment durchführte: Eine Reihe von Kindern zwischen drei und fünf Jahren sahen nacheinander einen Film, in dem eine aufblasbare kegelförmige Puppe mit einem freundlich lachenden Clownsgesicht, die in etwa die Größe der Kinder hatte, von einer erwachsenen Person beschimpfte wurde. Die Puppe wurde also aggressiv angegangen und mit Werkzeugen grundlos brutal traktiert. Der Film endete in drei unterschiedlichen Versionen: Einmal wurde der aggressive Erwachsene am Ende von einer anderen, neu hinzugekommenen Person für sein Verhalten bestraft. In einer zweiten Version trat am Ende des Filmes eine neue Person hinzu und belohnte den Aggressor für sein Verhalten. In der dritten Variante war das Ende neutral, ohne dass eine weitere Person hinzukam. Nachdem die Kinder eine der drei Versionen des Films gesehen hatten, wurden sie in einen stillen Raum geführt, in dem eine solche Puppe auf sie wartete. Und in einer Ecke des Raumes lagen genau die Werkzeuge, die auch im Film zu sehen gewesen waren. Was, denkst du, ist passiert?

◆ Also, ich vermute mal, dass die Kinder durch das Video schon etwas aggressiver waren als vorher. Das ist eine Beobachtung, die man auch vor jedem Kino machen kann: Wenn die Zuschauer einen »James Bond«-Film gesehen haben, schreiten die ganz anders aus dem Saal, als wenn sie aus einer Komödie kommen. Ich erinnere mich gut, als Ende der Sechzigerjahre *Spiel mir das Lied vom Tod* lief, da fühlten wir uns anschließend alle wie Charles Bronson – unverwundbar und ziemlich männlich, und wir scheuten keine Auseinandersetzung …

◆ Genauso war es auch bei »Bobo Doll«. Alle Kinder hatten eine erhöhte Aggressionsbereitschaft. Die Kinder, die den Film gesehen hatten, in dem die erwachsene Person für ihr brutales Verhalten belohnt wurden, verhielten sich der Puppe gegenüber grundlos aggressiv und gewalttätig. Solche, die das offene Ende gesehen hatten, ebenso. Kinder, die das Ende mit der Bestrafung des Aggressors gesehen hatten, konnten sich beherrschen, waren aber durchschnittlich ebenfalls gewaltbereiter gegenüber der Puppe.

🧠 Also könnte man ja denken, dass bestimmte Filme einen schlechten Einfluss auf uns haben. Das haben meine Lehrer übrigens auch schon behauptet, als das Fernsehen gerade laufen lernte …

🧠 Dass Filme schlecht für Kinder sind, wurde hier nicht bewiesen. Gezeigt wurde nur, dass Kinder am Vorbild lernen. Wir nennen das *Modelllernen*. Das ist unser fünftes Lerngesetz. Und das Nachmachen ist lebenswichtig, denn nur so sparen sich die Kinder eigene böse Erfahrungen die sie sonst selbst machen müssten. Und für mich war das interessanteste Ergebnis die Erkenntnis, dass das Verhalten nicht nur nachgeahmt worden ist, sondern die Kinder wohl auch das entsprechende Gefühl auf einer körperlichen Ebene dazu empfunden haben müssen – so wie du, als du nach *Spiel mir das Lied vom Tod* in Cowboymanier aus dem Kino gestiefelt bist. Das bloße Nachmachen einer Handlung ist das eine. Aber so ein Gefühl selbst zu empfinden und dadurch etwas nachzumachen ist viel folgenreicher, weil die Handlung als authentisch empfunden wird. Die Menschen denken, dass sie in dem Moment voll und ganz hinter diesem Verhalten stehen, finden es aus sich heraus »richtig« und merken früher oder später nicht mehr, dass sie eigentlich nur jemanden imitieren. Das Verhalten integriert sich in ihr Selbstkonzept, und sie definieren sich als »Ich bin ein Mensch, der …«. Dies gilt nicht nur für Aggression, sondern auch für viele andere Verhaltensweisen und Emotionen. Die Tragweite einer solchen Lernfähigkeit ist enorm. Es bedeutet nämlich, dass in einigen Situationen Gefühle und Verhalten entwickelt werden, die allein durch Zuschauen entstanden sind, also ohne dass tatsächlich eine eigene Erfahrung gemacht werden muss! Wir nutzen die Fähigkeit, vieles nachzumachen, und glauben dann, dass es richtig ist, so zu handeln.

🧠 Ich weiß, worauf du hinauswillst. Wenn mich bestimmte Szenen aus einem Film in Angst versetzen und mein Gehirn diese Angst gleich mal an weitere Regionen weiterleitet und speichert, habe ich es Jahrzehnte später sicher nicht ganz leicht, wenn ich der Ursache einer unklaren Furcht auf die Schliche kommen will. Kann man das so vereinfacht sagen?

🧠 Genau. Über die Jahre vergisst man natürlich den Ursprung solcher Gefühle und Verhaltensweisen. Manche verhalten sich beispielsweise in bestimmten Situationen völlig irrational. Sie versuchen dann, sich dieses merkwürdige Verhalten irgendwie zu erklären, weil sie sich wundern, dass sie immer und immer wieder auf dieselbe Weise agieren. Viele erzählen, es dränge sie förmlich zu bestimmten Handlungen, und berichten davon, dass sie massive Schwierigkeiten haben, ein anderes, vielleicht angemesseneres Verhalten oder Gefühl aufzubauen. Sie begeben sich also auf die Suche nach dem Ursprung dieser Erfahrung, finden aber kein konkretes Verhalten, das ihr Benehmen erklären könnte. Können sie auch gar nicht, weil sie eine solche Erfahrung nie gemacht haben! Die Ursache ihrer Probleme liegt nicht darin, dass sie selbst eine schlechte Erfahrung gemacht haben, sondern darin, dass sie jemandem zugeschaut haben, der eine schlechte Erfahrung gemacht hat – und sei es nur in einem Film. Darauf kommen viele natürlich nicht von alleine. Für die betreffenden Personen sind das aufkommende Gefühl und der Handlungsimpuls einfach eine reale Empfindung und fest in ihr Repertoire eingebrannt. Es taucht automatisch auf und drängt sich in den Vordergrund. Dadurch kommen wir zu der Frage, zu wie viel Prozent ein Mensch eigentlich er selbst ist und zu wie viel Prozent er nur Dinge nachmacht. Die Folgefrage ist dann: Wenn es so ist, dass wir viel nachmachen, aber irrtümlich denken, dass der Impuls aus uns selbst kommt, wie wichtig ist es dann, wirklich »authentisch« zu sein? Beide Fragen sind nach heutigem Wissen nicht zu beantworten, aber sehr gute Ansätze, um zu etwas mehr Gelassenheit zu kommen. Denn aus ihnen folgt, dass viel von dem, was eine Person intuitiv für richtig hält, auch eine Folge mangelnder Erfahrung sein kann. Wäre es also nicht besser, sich für ein höheres Ziel, nämlich ein besseres Leben, einzusetzen und fragwürdige Lebensweisen hinter sich zu lassen, anstatt an überkommenen Mustern festzuhalten und zu denken, »Ich bin eben so«?

Und was deine Frage zu den Computerspielen angeht – Computerspiele mit Gewaltinhalten sind eindeutig schädlich für Kinder. Um diesen schädigenden Einfluss etwas besser unter Kontrolle zu halten, gibt es die Altersempfehlungen der Spieleindustrie wie zum Beispiel der USK-

Unterhaltungssoftware Selbstkontrolle oder aber die vielseitigen Tipps zur Medienkompetenz von staatlichen Stellen, zum Beispiel des Bundesministeriums für Familie, Senioren, Frauen und Jugend. Man sollte beides anschauen. Und gute Modelle mit einem positiven Menschen- und Sozialbild wie Eltern, Freunde, Sportvereine und andere können hier hervorragend ausgleichende Lernlektionen vermitteln.

In der Tat ist die Zeit des Aufwachsens eine empfindliche, prägende Zeit. Hier werden die Impulse für viele Entwicklungen gelegt: Moral, Gewaltbereitschaft und Impulsivität, Konfliktfähigkeit, Fürsorge und Aufopferungsfähigkeit, Rückzug oder Geselligkeit. Die gute Nachricht: Man kann auch im höheren Alter noch viel Neues lernen und Altes korrigieren. Man muss es nur wollen. Was uns daran hindert, sind meist die unangenehmen Gefühle, die so einen Verhaltenswechsel begleiten. Die treten immer dann auf, wenn man Gewohnheiten ändern möchte. Sie sind die wirklichen Barrieren, die den Veränderungen im Wege stehen – wir werden ihnen noch begegnen, wenn wir über den inneren Schweinehund reden. Vorerst die gute Nachricht: Es besteht auch für Ältere noch die Chance, sich zu verändern. Und das sogar mit Freude. Und was den Umgang mit dem Nachwuchs angeht: Immer ein gutes Vorbild sein!

MODELLLERNEN IN IHREM ALLTAG

Gute neue Lösungen entstehen mitunter auch dann, wenn man entdeckt, dass man sich überwiegend in den Denkstrukturen derjenigen Menschen bewegt, die früher einmal Modell für das eigene Denken gestanden haben. Häufige Quellen für »Lernen am Modell« sind: Lehrer, Chefs, Eltern, Vorbilder und Idole, aber mitunter auch die Schlagzeile in einer Tageszeitung und andere Informationsquellen. Der Trick ist es, sich jetzt über die Vorgaben dieser Quellen hinwegzusetzen. Dann öffnen Sie die Türe in völlig neue Dimensionen der Lösungsfindung. Während Modelllernen meist einen guten Start in ein neues Thema bietet, erzeugt ein neues Lernen an der eigenen Erfahrung eine hohe Innovationskraft. Voraussetzung dafür: Neugier und das Über-Bord-Werfen von Regeln!

Aufgabe:
Nehmen Sie sich eine Stunde Zeit und durchleuchten Sie Ihre Alltagsroutinen in Haushalt, Beruf und Partnerschaft. Fragen Sie, ob diese Routinen Folge von Modelllernen oder aber Lernen aus konkreter persönlicher Erfahrung sind.

Sind einige Ihrer Routinen nicht mehr zeitgemäß oder sorgen für wiederkehrenden Ärger, werfen Sie sie über Bord und probieren Sie in Absprache mit den Beteiligten Neues aus. Wer wagt, gewinnt.

6
Wie gefährlich Bezugsrahmen sein können (Sechstes Gesetz)

🧠 Kommen wir noch einmal zu Florian Kreutz, der alle Städte der Welt, die mehr als 500 000 Einwohner haben, anhand eines Satellitenbildes erkennen konnte. Kann das jedes Gehirn leisten, wenn wir es nur oft genug trainieren? Oder gibt es besondere Lerntricks, die solche Leistungen erst möglich machen?

🧠 Bilder mit anderen Dingen in Bezug zu setzen ist die Spezialität des »symbolischen Lernens«. Wir hatten das schon einmal im Kapitel 1.2 besprochen. Es lohnt an dieser Stelle aber doch noch einmal ein genauerer Blick darauf, weil es solch ein kraftvoller und unglaublich folgenreicher Mechanismus ist. In deinem Beispiel funktioniert das so, dass man sich die Satellitenbilder anschaut und versucht, die Dinge, die man darauf erkennt, miteinander zu verbinden. Also beispielsweise entdeckt man eine Bucht auf dem Bild. Nun weiß man nicht genau, gehört die zu einem See oder zu einem Meer. Zeigen sich größere Hafenanlagen in dieser Bucht, steigt die Wahrscheinlichkeit, dass es sich um eine Stadt am Meer handelt – ein Bezug, eine automatische Gedankenkette ist entstanden. Anschließend könnte man die Vegetation unter die Lupe nehmen: Ist es eher eine trockene Gegend, oder deutet viel Grün auf einen fruchtbaren Teil unserer Welt. Es entstehen Ketten von Bezügen bzw. Gedanken und somit ein »inneres Bild«. Im Übrigen immer verbunden mit einem mehr oder weniger starken emotionalen Eindruck.

So etwas fällt uns relativ leicht, denn unser Gehirn ist wie geschaffen für diese Aufgabe. Es setzt auch im Alltag Dinge unablässig zueinander in Bezug und wertet sie. Noch einmal zur Wiederholung: Stell dir vor, du hörst den Satz: »Ein junger Hund ist eine Freude.« Daraus schnappt sich dein Gehirn das Wort »ist« und konstruiert daraus die Erkenntnis: »Junger Hund = Freude!« Ist ein solcher Bezug einmal hergestellt, macht er sich selbstständig und ist oft nur schwer zu lösen. Schlüsselwörter, mit denen das Gehirn solche Bezüge belegt, sind »größer als«, »kleiner als«, »älter«, »jünger«, »schneller«, »langsamer« und so weiter, Bezüge, unter denen sich unser Gehirn etwas vorstellen kann.

Ein weiteres Beispiel: Stell dir vor, ein Kind, nennen wir es Laura, spielt mit einer Katze, weil es Tiere mag. Eines Tages wird es von der Katze im Spiel stark gekratzt. Das Kind zuckt zurück und bekommt Angst vor der Katze. Dann ist wieder ein Mechanismus am Werk, den wir bereits kennengelernt haben: die *operante Konditionierung* nach B. F. Skinner oder auch »Lernen am Ergebnis«. Ein paar Tage später berichtet eine Freundin von Laura in der Schule, dass sie bei einem Zoobesuch einen Leoparden gesehen hat. Laura weiß bis dahin nicht, was ein Leopard ist, und fragt nach. Die Freundin sagt: »Ein Leopard ist eine ganz große Katze.« Was glaubst du, was Laura nun denkt und fühlt?

🧠 Na ja, sie wird denken, dass eine große Katze noch schlimmer kratzen kann als eine kleine …

🧠 Genau! Das ist unser sechstes Lerngesetz: Bezüge bilden sich und aktivieren sich ungefragt und ungeprüft. Der Leopard macht dem Kind Angst, obwohl es bisher keine wirklichen Erfahrungen mit Großkatzen gemacht, ja noch nicht einmal eine gesehen hat. Es waren nur Worte, die diese Reaktion erzeugt haben. Das Kind hat gelernt: »Kleine Katze *ist* gefährlich«, und schließt daraus: »Große Katze *ist noch* gefährlicher.« Es hat seinen eigenen Bezug (»Katze *ist* gefährlich«) gebildet und einen anderen Bezug (»Leopard *ist größer als* Katze«) daran angeknüpft. Aus dieser Verknüpfung wird im Kopf des Kindes schlagartig die Schlussfolgerung: »Leopard *ist gefährlicher als* Katze.« Das Ganze hat sich also verselbstständigt.
Die klassische Konditionierung der Angst aus der Erfahrung mit der Katze überträgt sich und multipliziert sich auch noch aufgrund des Bezugs *größer als* über diesen verknüpfenden Gedankengang sofort mit dem inneren Bild von einem Tier, das das Kind noch nie gesehen hat: Hier wird eine Fantasie zum realen Gegenstand und bestimmt das Handeln in der Zukunft, egal ob es Sinn ergibt oder nicht. Subjektive Wahrheit ist entstanden. Nun hat das Kind eine Meinung über Leoparden, die emotional verankert ist. Das Verblüffende dabei: Die Worte der Freundin haben die gleiche Wirkung, als hätte das Kind die Erfahrung höchstpersönlich gemacht. Und diese Art des Erkenntnisgewinns über Umwege nennt man: *automatisches symbolisches Lernen*. Ein Bezugsrahmen, oder »Frame«, ist entstanden: Vorsicht vor großen Katzen!

🧠 Was in Bezug auf Leoparden gar nicht mal so verkehrt ist …

So ist es. Allerdings hat das symbolische Lernen auch eine Schattenseite – nun kommen wir wieder zu den Grundannahmen, die unser Verhalten prägen, aus Kapitel 1.2. Denk dir mal einen Jungen, der Sätze hört wie »Sport ist nicht dein Ding«, »Du bist mathematisch unbegabt« oder »Sprachen sind nicht deine Stärke«. Diese Urteile prägen sich ein, und es zeigt sich, dass das symbolische Lernen sehr hartnäckig sein kann. Wenn der Junge jetzt beispielsweise überzeugt ist, dass er nicht liebenswert ist, hat er zwei Möglichkeiten. Er tut alles dafür, von anderen gemocht zu werden. Oder aber er zieht sich zurück. Und das Heimtückische an diesem unbewussten Lernprozess ist, dass er selbst dann, wenn er häufig und eindrücklich die Erfahrung macht, dass er von anderen sehr wohl geschätzt wird, diese Erkenntnis nicht mehr annimmt. Der – vielleicht nur achtlos von jemandem dahergesagte – Satz wirkt nach! Und ob er auf fruchtbaren Boden fällt, hängt von der Person, dem Moment, der Stimmung und vielen anderen Faktoren ab. Im Extremfall leitet dieser Bezugsrahmen das Verhalten des Jungen über Jahre in eine falsche Richtung, unsterblich wie ein Zombie – wenn man ihn sich nicht mutig vorknöpft und verändert.

Im Übrigen arbeiten Boulevardzeitungen, vor allem jene mit den großen Buchstaben auf der Titelseite, gerne mit Bezugsbildungen, erhöhen so ihre Auflagen und verändern das Denken von Massen, meist mit dreisten willkürlichen Schlagzeilenkombinationen, ohne dass wir es bemerken.

Und wie kann ich mich gegen solche Sätze oder falsche »Bezugnahmen« wehren, wenn die sich anscheinend so tief in meinem Inneren festsetzen?

Man kann solche Bezüge am besten loswerden, wenn man sich bewusst wird, dass sie überhaupt vorhanden sind. Man sollte im Alltag immer wieder einmal in sich hineinhören, ob irgendwo im Verborgenen so ein Bezug heimlich, still und leise unablässig eine böse Stimmung verbreitet.

Also eine Art »internes Mobbing« betreibt?

Genauso ist es. Diese Bezüge zu erkennen ist ein erster Schritt. Der zweite, sie wieder loszuwerden, ist schon ein bisschen Arbeit.

FINDEN SIE IHRE INNEREN ZOMBIES

Nehmen Sie sich wieder eine Stunde Zeit, kämmen Sie Ihren Alltag auf Bezüge durch, und überprüfen Sie, wie wahr sie sich anfühlen. Beispiele: »Ein Porschefahrer ist wohlhabender als ein Seatfahrer«; »Tage im Winter sind kürzer als Tage im Sommer«; »Ich bin weniger klug als die anderen«; »Ein teurer Fernseher ist besser als ein günstiger« und so weiter.

Aufgabe:
Finden Sie mindestens zehn solcher Frames. Und nun beantworten Sie zu jedem Frame die drei Fragen:

a) Wie ist der Bezug entstanden?

b) Wie lange leitet mich dieser Bezug schon in meinem Leben – bewusst oder unbewusst?

c) Welche tatsächliche Erfahrung liegt dieser vermeintlichen Erkenntnis zugrunde?

Zusatzfrage: Welcher Bezug fußt auf der geringsten realen Erfahrung, aber beeinflusst Ihr Handeln am meisten? Dies ist Ihr persönlicher »Zombieframe«.

PRAXISTEST

Wie sehr hängen Sie im Netz Ihrer Lektionen gefangen? Können Sie sich die notwendigen Lern-Updates ziehen, um auf dem Laufenden zu sein? Eigene Erfahrungen sind wichtig, aber Lernen von anderen ist entscheidend. Probleme entstehen, wenn man mit dem, was man will, weiß oder kann, und den eigenen inneren Regeln nicht mehr weiterkommt. Nun zählt es, neue Ideen zu bekommen – innovativ zu sein. Wie gut sind Sie darin? Machen Sie den folgenden Praxistest, um herauszubekommen, wo Sie neue Freiheitsgrade gewinnen können.

Kreuzen Sie Ihr Ergebnis auf einer Skala von 1 *(stimmt überhaupt nicht)* bis 5 *(stimmt völlig)* an.

Frage 1:
Ich erkenne klassische Konditionierungen in wichtigen Themen sofort und kann mich, wenn es sinnvoll erscheint, gegen ihren körperlichen Impuls hinwegsetzen und die Situation anders und besser gestalten.

☐	☐	☐	☐	☐
1	2	3	4	5

Frage 2:
Ich erkenne, wenn ich mein Handeln an den Ergebnissen meiner früheren Versuche ausrichte. Wenn sich mit diesen Erfahrungen jedoch keine gute Lösung finden lässt, halte ich nicht an alten Lektionen fest, sondern gehe rasch völlig neue Wege, mit denen ich

noch keine Erfahrung gemacht habe. Rückschläge führen nicht zum Abbruch der neuen Versuche.

■   ■   ■   ■   ■
1   2   3   4   5

Frage 3:

Wenn ich einen Weg per Zufall gefunden habe, nutze ich ihn, mache mir aber sofort die Mühe, noch weitere, bisher unbekannte aber vielleicht bessere Wege zu finden.

■   ■   ■   ■   ■
1   2   3   4   5

Frage 4:

Wenn ich bei mir selbst eine schwierige Verhaltensweise entdeckt habe, ist es mir gleichgültig, woher das wohl kommen mag. Ich beginne sofort mit der Veränderung des Verhaltens, auch wenn es mir schwerfällt.

■   ■   ■   ■   ■
1   2   3   4   5

Frage 5:

Ich kenne die sechs wichtigsten Menschen, von denen mein heutiges Verhalten geprägt wurde. Ich kann aufgrund dieses Wissens leichter von prägungsbedingten Verhaltensroutinen loslassen, wenn diese in bestimmten Situationen unpassend sind.

■   ■   ■   ■   ■
1   2   3   4   5

Frage 6:

Ich kann Bezugsrahmen, die durch Gehörtes, Geschriebenes oder andere Kanäle entstanden sind, sofort erkennen und mich entschließen, sie infrage zu stellen. Und dazu andere Informationsquellen beziehungsweise eigene Erfahrungen hinzuziehen, um die Richtigkeit der Bezugnahmen zu prüfen.

■   ■   ■   ■   ■
1   2   3   4   5

Auswertung

30–18 Punkte:

Herzlichen Glückwunsch, Sie sind auf Zack und haben Ihre Lektionen gelernt. Ihnen wird schnell klar, wann Sie neue Informationen benötigen, um altgediente, aber überholte Weltansichten oder Verhaltensroutinen abzustoßen. Sie sind ausreichend flexibel, um die nächsten Lebensaufgaben offen und mit den besten Chancen zu bewältigen.

17–12 Punkte:

Sie glauben an das, was Sie gelernt haben. Das ist grundsätzlich gut. Aber vergessen Sie nicht, dass man manchmal etwas Falsches lernt oder aber sich die Situationen mit den Jahren so geändert haben, dass die alten Erkenntnisse nicht mehr gültig sind. Hier ist Aufmerksamkeit gefragt. Man kann auch mit alten Methoden das Leben meistern, es ist aber, wie mit einem Oldtimer über die Autobahn des Lebens zu fahren. Auf der linken Spur sorgt er für Stau und Unverständnis, auf der rechten zieht er die Blicke auf sich, weil er ein seltener Anblick ist.

Unser Tipp: Bearbeiten Sie mal die Aufgaben in diesem Kapitel, und machen Sie so Ihre Lern-Updates. Sie werden sehen, das Leben wird stressärmer, heller, bunter und lebendiger für Sie werden.

5–11 Punkte:

Sie sind sich selbst treu und verlassen sich auf das, was Sie gesehen, gehört und erlebt haben, und bauen es fest in Ihre Sicht der Dinge ein. Es könnte aber sein, dass die Welt für Sie langsam immer anstrengender und schwerer zu durchschauen wird.

Unser Tipp: Nehmen Sie nicht alles für bare Münze, was Ihnen Ihr Kopf vorschlägt, und versuchen Sie auch einmal andere Wege zu gehen – ein bisschen experimentieren.

ERKENNTNISSE AUS DER PSYCHOKISTE

Humor beim Lernen hilft dem Gedächtnis, Gelerntes besser zu behalten!

Wenn Sie Menschen, die Sie neu kennenlernen, von vornherein sympathisch finden, färbt deren Verhalten auf Sie ab!

Personen, die gerne experimentieren, kommen schneller auf neue gute Lösungen.

3

Was uns antreibt – Motivation, Obsession, Gier und Sucht

Hier erfahren Sie:

1

Was Motivation ist

FRANK ELSTNER

Im Oktober 2003 hatte ich in »Menschen der Woche« den sehr unterhaltsamen ehemaligen Stuttgarter Oberbürgermeister Manfred Rommel zu Gast, der gerade das Buch *Das Land und die Welt* geschrieben hatte. Ich fragte den damals 74-Jährigen, was ihn eigentlich antreiben würde, immer wieder Bücher zu schreiben. Immerhin sind es um die fünfzehn Bücher, die er hinterlassen hat. Und er antwortete spontan: »Vielleicht Geltungssucht?« Ist Geltungssucht ein starker Antreiber?

THORSTEN KIENAST

Ja. Vielleicht auch bei ihm? Ich kann das nicht sagen. Andererseits ist es fast unmöglich, so ein Projekt nur aus Geltungssucht durchzuhalten, wenn da nicht noch ein anderer Motivator in einem steckt. Vielleicht war es bei Manfred Rommel das Interesse an dem Thema, gepaart mit dem Wunsch, anderen eine für ihn wichtige Lehre weiterzugeben, damit bestimmte Ereignisse nicht noch einmal durchlebt werden müssen. Oder vielleicht machte ihm das Schreiben einfach großen Spaß.

🧠 Es stellt sich also die Frage, was Motivation überhaupt ist.

🧠 Motivation ist, biologisch gesehen, der Antrieb in unserem Leben. Psychologisch gesehen, liefern unsere Motivatoren die Gründe dafür, warum wir etwas tun. Motivation hat bei den Menschen meist eine positive Bedeutung – außer man tut etwas, weil man vielleicht einen Wutanfall bekommt oder auch Angst. Unter Motivation wird alles zusammengefasst, was es der Person leicht macht, selbstbestimmt zu handeln, um ein Ziel zu erreichen. Freudig oder ängstlich, je nachdem. Im besten Fall wird das ganze Streben dieser Person wie von einem Magneten angezogen. Wir nennen das in der Psychologie tatsächlich auch »Magnetverhalten«. Verliebtsein ist das klassische Beispiel dafür – das motiviert enorm, wie wir alle wissen, und alle Anstrengungen, der betreffenden Person zu gefallen, fallen uns plötzlich sehr leicht.

🧠 Verliebtsein ist ja nun leider zeitlich begrenzt. Im Alltag muss ich mich eher für meine Arbeit motivieren oder um Sport zu machen oder endlich mal die Garage aufzuräumen. Wann kommt denn da die Motivation ins Spiel?

🧠 Man kann sagen, dass Motivation die Bereitschaft und vor allem auch Ausdauer liefert, die das Verhalten eines Menschen direkt auf das Erreichen eines Ziels ausrichtet. Sie hilft auch dabei, die Kraft aufzuwenden, um die zahlreichen Hindernisse zu überwinden, die auf dem Weg zu diesem Ziel auftauchen.

PLIANCE

Wenn es jemandem wichtig ist, alles zu tun, um Aufmerksamkeit zu bekommen, spricht man von »Pliance« – und Pliance hat es in sich: Wenn es damit übertrieben wird und das Verhalten am Ende nur noch darauf ausgerichtet ist, anderen zu gefallen, dann fördert das den Stress erheblich und raubt nebenbei Kreativität. Das führt eine Person weg von den Dingen, die für sie wirklich wertvoll sind. Es ist dann nur noch ein Kampf um das eigene Ansehen in einer Gruppe. Manche Menschen verlieren sich leider darin.

2
Wie wir Motivation entstehen lassen können

🧠 Und wie verschaffe ich mir Motivation?

🧠 Nun, da gibt es verschiedene Ansätze. Man kann erst einmal »Vermeidungsmotivation« und »Annäherungsmotivation« voneinander unterscheiden. Vermeidungsmotivation bedeutet, dass ich etwas Unangenehmem aus dem Weg gehen möchte, den Preis dafür aber mit gewissen Nachteilen bezahle. Was wir da tun, wollen wir eigentlich gar nicht, machen es aber, um etwas noch Negativeres zu verhindern. Menschen geben das Rauchen auf, was sie eigentlich gar nicht wollen, um eine schwere Krankheit zu verhindern. Oder: Weltweit hielten sich Menschen vielfach freiwillig an einschneidende Ausgangsbeschränkungen, um einer Infektion mit dem Coronavirus zu entgehen, Mitmenschen vor Ansteckung zu schützen und um einem Infarkt des Gesundheitssystems vorzubeugen. Sie mussten also erhebliche Einschränkungen erdulden, um noch Schlimmeres, nämlich eine Ansteckung, zu verhindern.

Die »Annäherungsmotivation« ist dagegen emotional positiv. Da gibt es etwas, das möchten wir tun! Hierzu wird alles gezählt, was Menschen dazu bringt, sich zu entfalten und zu entwickeln. Willst du tiefer in die Materie einsteigen, findest du vier Prinzipien, die zur Entstehung von Motivation führen:

1. Wenn eine Aktivität Spaß macht, dann ist es am einfachsten. Dann läuft alles fast von alleine. Man gerät in einen Flow. Es gibt insbesondere viele Sportler, die das bei ihrem Sport erleben.
2. Arbeiten wir auf ein Ziel hin, das wir mit Freuden anstreben, oder ist unsere Arbeit effektiv, dann trägt uns die Motivation auch über Durststrecken hinweg, hält also auch an, wenn die Aktivität vielleicht kurzfristig mal keinen Spaß macht. Ein gutes Beispiel ist das Sparen auf einen tollen Urlaub mit der Familie zur Ferienzeit, in der alles so viel teurer ist als außerhalb der Ferien. Ein Foto vom Flugticket an der Pinnwand oder auf dem Laptop reicht oft schon, um kurze Durchhänger zu überwinden und zusätzlich noch ein Lächeln auf die Lippen zu bekommen.

3. Wir kommen überdies schneller in die Gänge, wenn wir befürchten müssen, dass sich unsere Komfortzone verringert oder dass lieb gewonnene Privilegien wegfallen. Beispielsweise entfremden sich Bekanntschaften, wenn wir sie nicht pflegen.
4. Wenn eine Strafe droht, weil wir etwas nicht machen, verleiht uns das ebenfalls Flügel. Deshalb raffen wir uns letztendlich doch zur alljährlichen Steuererklärung auf. Oder wir haben uns in Corona-Zeiten nicht in größeren Gruppen im Park oder auf Feiern getroffen, um kein Bußgeld zu riskieren.

LERNEN SIE IHRE PERSÖNLICHEN ANTREIBER KENNEN

Unsere vier Antreiber sind:

1. unmittelbare Belohnung,

2. zielorientiertes Verhalten,

3. drohender Komfortverlust,

4. Bestrafung.

Diese Antreiber sind oft auch die besten Freunde des »inneren Schweinehundes« (über den wir gleich noch reden werden), der von ihnen gefüttert wird und sich genau deswegen nicht antreiben lässt.

Aufgabe 1:
Auf welche der vier Antreiber reagieren Sie am stärksten? In der Beziehung, auf der Arbeit, in der Freizeit, bei allem, was Sie wirklich beschäftigt.

🧠 Wenn ich nun meine Studiogäste der letzten Jahre vor meinem geistigen Auge vorbeiziehen lasse, dann sehe ich zuerst diejenigen, die sehr schwierige Situationen mit viel Kraft und oft enormer Ausdauer durchgestanden haben. Trotz vieler sich fürchterlich lang anfühlender, zermürbender Phasen, in denen anscheinend überhaupt nichts voranging oder sogar heftige Rückschläge auftraten. Was motiviert manche Leute denn dazu, trotz größter Widerstände weiterzumachen, wo andere schon längst aufgegeben hätten?

🧠 Hier hat unsere Psyche ein paar gute Tricks auf Lager. Menschen möchten ja eigentlich unangenehmen Gefühlen aus dem Weg gehen.

Wenn da aber ein tolles Ziel winkt, lohnt es sich zwischenzeitlich sogar, eine schlechtere Lebenssituation in Kauf zu nehmen. Man kann sagen, das Fundament für ein gutes Ziel und den Weg dorthin wird erst einmal spontan im eigenen Kopf gelegt. Beides kann man aber verändern, wenn einem die Mischung nicht zusagt.

🧠 Verrätst du uns die Tricks?

🧠 Zusammengefasst, kann man sagen, Motivation entsteht durch die Hoffnung, Erfolg zu haben, oder aber das Bestreben, einen Misserfolg zu verhindern – hat also etwas mit den Erwartungen der Person zu tun. Sind die aber zu hochgesteckt, wird es schnell de-motivierend. Hilfreich sind dagegen Gefühle wie Neugier und Interesse. Wut und Angst können natürlich auch sehr beflügeln, sind aber von Haus aus ja eher unangenehm. Und zuletzt spielen auch das Selbstvertrauen in die eigenen Fähigkeiten und Erfahrungen, Mut und Zuversicht für die Umsetzung des Projektes eine große Rolle. Ich spreche nicht nur von großen Zielen, sondern auch von den vielen kleinen alltäglichen Aufgaben, die jeder von uns zu bewältigen hat.

🧠 Du hast eben von Tricks gesprochen …

🧠 Die Psyche setzt mehrere davon ein. Wie gesagt: Erstens, sie erzeugt Neugier und Interesse, zweitens, sie ist in der Lage, die Kraft von Wut oder Angst konstruktiv zu nutzen, drittens erinnert sie dich daran, was du im Leben schon alles auf die Beine gestellt hast, und du kannst daraus Selbstvertrauen ziehen.

All dieses mündet in eine entsprechende Zuversicht und verstärkt die grundsätzliche Leistungsbereitschaft der Person. Je größer diese Bereitschaft dann ist, desto motivierter sind wir, etwas zu tun.

Und nicht zuletzt: Auch der Rahmen ist wichtig. Es ist immer gut, wenn man es sich bei der Erledigung einer ungeliebten Arbeit etwas gut gehen lässt.

🧠 Nun kennen wir ja alle den Spruch: »Der Geist ist willig, aber das Fleisch ist schwach.« Wie bekomme ich »mein Fleisch« stark?

🧠 Dazu brauchst du das, was wir in der Psychologie als »Verstärker« bezeichnen, also eine innere Kraft, die deine Leistungsbereitschaft vergrößert. Wie ein Verstärker bei einer Stereoanlage. Gibt es so etwas heute überhaupt noch?

🧠 Stereoanlage und Verstärker? Oh, das fragst du mich? Ich weiß nur, dass mein MP3-Player diesen sogenannten Amplifier besitzt, und erst der erlaubt mir, die Musik darauf zu hören.

🧠 Ja, genau so etwas Ähnliches ist es. Verstärker können bestimmte, ausgewählte Signale lauter machen. Was unsere Leistungsbereitschaft massiv beschleunigt, ist all das, was Not und Elend erzeugt, wenn wir es nicht haben! Also Essen und Trinken, ausreichend Wärme im Winter, komfortable körperliche Lebensbedingungen. Sexualität gehört hier ebenfalls dazu. Dies sind »primäre Verstärker«, weil sie uns erbarmungslos zur Erfüllung menschlicher Grundbedürfnisse treiben. Danach folgen Verstärker für Handlungen, auf die wir zur Not auch verzichten könnten, Antriebe, die sich an den persönlichen Neigungen orientieren. Ein Theaterbesuch, was wir ja einige Zeit vermissen mussten, oder jemandem ein Geschenk machen, über das sich der Beschenkte sehr freut. Diese Art Verstärker nennen wir »sekundäre Verstärker«.

● Die meisten Leute werden motiviert durch die Aussicht auf Geld, Freizeit, Urlaub usw.

● Das sind »generalisierte Verstärker«, die stehen stellvertretend für eine erwartete Belohnung. Dann gibt es Menschen, die reagieren stark auf Lob und Zuwendung, werden also dadurch motiviert, dass sie von ihrer Umgebung regelmäßig positive Rückmeldungen bekommen. Von solchen »sozialen Verstärkern« fühlen sich vor allem auch Menschen angesprochen, die nicht negativ auffallen möchten, die anderen gefallen wollen oder für die es wichtig ist, alles richtig zu machen. Aber auch Menschen, die nach Urkunden, Karriere und Macht streben, werden von sozialen Verstärkern geleitet.

All die bisher genannten Verstärker wirken von außen, also der Umwelt, ein und entscheiden darüber, inwieweit wir uns motiviert fühlen. Oder anders ausgedrückt: inwieweit wir bereit für eine Extraportion Leistung sind. Letztlich ist es eine Typfrage, wer auf welche Variante anspringt.

● Wenn du sagst, diese Verstärker wirken von außen, dann gibt es ja sicher auch welche, die von innen wirken, oder?

● Das ist die letzte Gruppe an Faktoren, die uns Flügel verleihen können und zu Handlungen treiben. Dazu gehören Antriebe, die auf unseren Moralvorstellungen basieren, auf unseren inneren Regeln und Normen. Die haben viel mit unserer Prägung in Kindheit und Jugend zu tun und auch mit der gelebten Kultur, in der wir aufgewachsen sind.

● Die führen dann zu Aktionen wie Greta Thunbergs »Fridays for Future«?

● Genau. Wenn du herausgefunden hast, welche Verstärker dich persönlich am effektivsten motivieren, kannst du genau an den Stellschrauben drehen, die dir den größtmöglichen Antrieb für deine Ziele liefern!

🧠 Klingt erst mal nicht so kompliziert.

🧠 Ist es auch nicht. Im Grunde reicht es, wenn man seine Lieblingsverstärker kennt. Man muss erst mal gar nicht tiefer gehen. Ein Problem, das wir in der Psychotherapie immer wieder haben, ist, dass viele Menschen glauben, dass sie sehr viel denken müssten. Ein bisschen denken reicht dabei vollkommen aus. Nur nichts zu kompliziert machen!

3
Was der »innere Schweinehund« ist und wie er besiegt wird

🧠 Wir haben bisher über Aspekte gesprochen, die uns antreiben können. Ich gehe also frohgemut ans Werk, nehme mir vor, jeden Tag zu joggen, mich gesünder zu ernähren oder tatsächlich die Garage aufzuräumen. Aber schnell kommen erste Zweifel, Durchhänger, Lustlosigkeit. Wer ist daran schuld? Wer oder was hemmt meine Motivation?

◉ Nun, da habe ich eine wirklich große Anzahl an Motivationsbremsen zu bieten. Am häufigsten schwächeln wir, wenn wir unsere Ziele unrealistisch hoch gesteckt haben. Manche haben auch falsche Erwartungen, wie es sich tatsächlich anfühlt, wenn wir endlich starten und etwas anpacken. Viele sagen sich: »Das wird zwar anstrengend, aber ich werde mich im Großen und Ganzen gut fühlen auf dem neuen Weg.« Darin steckt schon die erste Falle. Denn viele rechnen nicht damit, dass sich ein Vorhaben plötzlich neu und damit auch fremd anfühlt, auch weil noch keine routinierten Lösungen für neu auftretende Probleme oder Gefühle gefunden werden konnten. Eine interessante Beobachtung ist, dass die meisten Menschen sich jetzt von den unerwartet auftretenden Gefühlen oder Gedanken sogar bedrängt fühlen. Dabei haben sie doch eigentlich erwartet, dass alles besser wird.

◉ Hast du da ein Beispiel für mich?

◉ Nehmen wir an, jemand hat sich fest vorgenommen, keinen Kaffee mehr zu trinken. In den ersten fünf Tagen geht das ganz gut, weil die Person noch in der Erwartung ist, dass sich der Verzicht irgendwie positiv auf sie auswirken wird. Nach fünf bis sieben Tagen stellt sich aber eine gewisse Routine ein – und schon glaubt sie, sie hätte das Ziel, keinen Kaffee zu trinken, bereits erreicht. Also Grund genug, sich endlich mal wieder eine Tasse zu gönnen, und dann noch eine, und schwups, siegen plötzlich die alten Gewohnheiten über den neuen Plan. Deswegen verpufft das Ziel. Und wer ist schuld daran? Wie du siehst: ganz hinterlistige, aber scheinbar harmlose Gedanken.

◉ Was hilft mir denn, konsequenter zu bleiben, um das Ziel zu erreichen?

◉ Der Trick ist es, die neue Zielaktivität über mindestens acht Wochen tagtäglich zur voll bewussten Chefsache zu machen. Also dir bewusst zu sein, dass deine Absicht sabotiert werden wird. Du musst wissen, dass verunsichernde Gedanken auftauchen werden, dass jeder Vorbeimarsch an der Kaffeemaschine deinen Plan stark gefährden wird und jede Menge vermeintlicher Gründe auftauchen werden, warum du ausgerechnet jetzt ausnahmsweise eine Tasse Kaffee brauchst.

🌐 Und nach acht Wochen konsequenten Verhaltens hat sich das dann eingepegelt?

🌐 Zumindest hast du dann gute Chancen, dass deine Vorsätze mithilfe erster automatisierter Verhaltensroutinen umgesetzt werden. Dazu noch ein wichtiger Tipp: Nimm dir morgens vor dem Aufstehen fünf Minuten Zeit, in denen du dir die Umsetzung des Vorhabens fest versprichst. Dabei stellst du dir die wahrscheinlich zu erwartenden schwierigen Situationen vor, mit denen du an diesem Tag konfrontiert werden könntest. Und danach überlegst du dir, mit welchen Strategien du diesen Versuchungen souverän widerstehen wirst. Am Abend folgen noch einmal in aller Ruhe fünf Minuten Reflexion, in denen du Bilanz ziehst und feststellst, ob alles so geklappt hat. Solch eine kurze Vor- und Nachbereitung ist unfassbar hilfreich! Wie eine gute Freundin einmal sagte: »Morgens an der Bettkante fällt die Entscheidung für den ganzen Tag.«

🌐 Also, du sagst, acht Wochen muss ich das Thema zur Chefsache machen, und danach werde ich beispielsweise ein leidenschaftlicher Sportler sein?

🌐 Zum ersten Teil kann ich klar »Ja« sagen. Aber das mit dem leidenschaftlichen Sportler ist natürlich eine hohe Erwartung, die sehr wahrscheinlich enttäuscht wird. Das ist also keine realistische Zielsetzung, vor allem für Menschen, die schon seit Jahren keine wirkliche Lust auf Bewegung hatten. Vielleicht wirst du also eher ein Sportler mit anfangs begrenzter Leidenschaft. Aber das macht ja erst mal gar nichts, denn mit der Zeit wird sich eine neue Verhaltensroutine aufbauen, erste ungewohnte positive Gedanken und Gefühle werden sich einen guten Platz im Alltagserleben erobern, ohne dass du dich gleich wieder verunsichern lässt und aus deinem Projekt aussteigst. Und eines schönen Tages wirst du merken, dass dir der Sport fehlt, wenn du einmal keinen machst. Bis es aber so weit ist, dauert es ein wenig.

🌐 Ach, schade. Nun dachte ich, du gibst mir den Schlüssel zum schnellen Erfolg …

🌐 Am Anfang empfehle ich, in einer Gruppe Sport zu machen. Das erhöht die Verbindlichkeit und reißt einen aus Motivationslöchern. Die menschliche Natur ist da leider etwas träge. Aber man darf ja nicht vergessen, wir sprechen hier gerade über die Ziele, an denen wir uns die Zähne ausbeißen, und das sind in der Regel nicht so viele. Das meiste läuft doch bereits automatisch ab und fällt uns sogar erstaunlich leicht. Leider registrieren wir die kleinen alltäglichen Erfolge gar nicht mehr. Da sind wir naturgemäß etwas unfair zu uns!

🧠 Also soll man sich ruhig ab und zu selbst auf die Schulter klopfen und sagen, dass man ein toller Kerl ist oder eine tolle Frau. Hauptsache, die ersten acht Wochen sind überstanden?

🧠 Ja, das sollte man tun! Aber Vorsicht: Es lauert noch eine andere Gefahr auf uns, nämlich die eben erwähnten »scheinbar harmlosen Gedanken«, die suggerieren: »Nun warst du so fleißig und hast dir bewiesen, dass du es kannst. Einmal darfst du jetzt eine Ausnahme machen. Das ist nicht so schlimm.« Das klingt harmlos, ist es aber nicht, sondern im Gegenteil, diese Gedanken untergraben unsere Motivation und damit die Chance, unser Ziel wirklich zu erreichen! Quasi durch die Hintertür fordern sie die Rückkehr zu alten Gewohnheiten. Und schon laufen wir ernsthaft Gefahr, zielstrebig in die Motivationslosigkeit zurückzufallen. Deswegen ist es so wichtig, dass wir durch andere Motivatoren oder Verstärker den Plan doppelt und dreifach absichern. Beispielsweise dadurch, dass wir eben in einer Gruppe sind, die uns korrigiert und ermutigt.

🧠 Und so bekomme ich diese Gedanken weg?

🧠 Nein. Die sind hartnäckig und kommen immer und immer wieder! Die gehören halt einfach zu unserem Leben dazu, egal, was man anstellt, man bekommt sie nie ganz weg.

🧠 Das ist ja jetzt nicht sonderlich »motivierend«, Herr Professor! Und was empfiehlt hier der Arzt oder Apotheker?

🧠 Der empfiehlt dir, dafür zu sorgen, dass diese Gedanken weniger wichtig werden und dass du nicht mehr den starken Drang hast, automatisch auf sie zu reagieren. Versuche mal folgende Übung zur Abwehr von Sabotagegedanken: Nimm dir ein lästiges Verhalten vor, das du schon immer mal ändern wolltest. Schreibe dabei über zwei Wochen in ein kleines Tagebuch, wann und wie oft diese »scheinbar harmlosen Gedanken« auftreten. Also, nehmen wir an, du willst künftig auf Süßigkeiten verzichten. Notiere Datum und Uhrzeit, zu der diese hinterlistigen Gedanken auftauchen. Notiere außerdem, mit welcher Stärke sie dich angezogen haben und wie intensiv sie dich aufgefordert haben, deine guten Vorsätze über Bord zu werfen. Am besten eignet sich dafür eine Skala von 0 bis 10! 0 bedeutet keine magnetische Kraft, 10 steht für die stärkste, die du bisher erlebt hast. Nun halte durch, widerstehe den Verlockungen und schaue, wann diese Kraft wieder abflaut. Notiere anschließend erneut die magnetische Kraft zwischen 0 und 10 – am Ende hast du dann also zwei Zahlen für die Anziehungskraft über einen Zeitraum. Wenn du das ein paar Tage hintereinander machst, wirst du eine aufschlussreiche »magnetische« Landschaft in deinem Denken entdecken!

🧠 Gibt es außer diesen tatsächlich ja gar nicht harmlosen Gedanken noch weitere Motivationsbremsen?

🧠 Ja, und zwar, wenn plötzlich zwei Ziele miteinander konkurrieren. Stell dir vor, es ist Freitag, du hast eine harte Woche hinter dir und dir ursprünglich mal vorgenommen, noch die Wäsche zu bügeln, bevor das Wochenende beginnt, weil du unbedingt am Montag wieder in einem ordentlichen Outfit zur Arbeit gehen möchtest. Nun liegt der Montag momentan aber gefühlt noch in einer sehr fernen Zukunft. Prompt meldet sich dein Belohnungszentrum und suggeriert dir: »Bügeln kannst du später immer noch. Mach lieber frei, das hast du dir verdient!« Hier liegt die Belohnung zum Greifen nah. Und dann taucht da noch einer von unseren scheinbar harmlosen Gedanken auf und sagt: »Das mit der Wäsche hat ja bisher auch immer irgendwie geklappt, das wird sich schon erledigen.« Und da kapitulieren die meisten Menschen dann einfach, butterweich schmelzen die guten Vorsätze dahin – sehr zum eigenen Ärger am Sonntagabend, wenn man dann lustlos zur hinausgezögerten Tat schreiten muss.

🧠 Und wie ändere ich das?

◈ Du nimmst eine Bügelhilfe. Wenn nicht, solltest du dich am Freitag bewusst für das eine *oder* das andere entscheiden und für diese Entscheidung und die daraus entstehenden Konsequenzen tapfer die Verantwortung übernehmen. Aber: Am Sonntagabend über ungebügelte Wäsche zu jammern und die ganze Familie damit zu belasten ist unfair. Du hattest dich ja für Ausruhen entschieden.

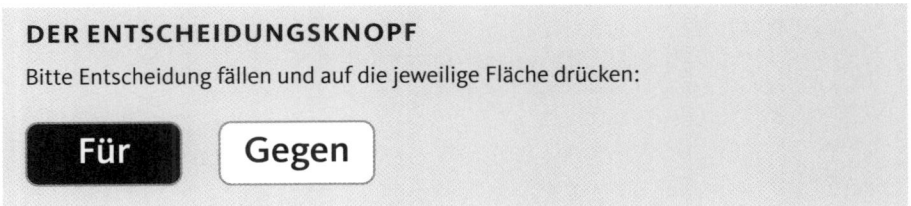

DER ENTSCHEIDUNGSKNOPF

Bitte Entscheidung fällen und auf die jeweilige Fläche drücken:

Für   **Gegen**

◈ Und wenn ich die Wahl zwischen zwei Tätigkeiten habe, die mir beide keinen Spaß machen?

◈ Gleiches Prozedere: Du musst dich ausdrücklich und sehr bewusst für eine der beiden Alternativen entscheiden, und fertig! Entscheiden ist immer ein bisschen wie Heiraten. Wenn du das beherzigst, kannst du dich besser mit einer ungeliebten Situation abfinden, denn die Entscheidung bringt ja genau den Vorteil mit sich, für den du dich entschieden hast. Im Gepäck natürlich die Konsequenz. Das ist, wie wenn du in ein Fitnessstudio gehst, da weißt du auch vorher schon, dass du ins Schwitzen gerätst und vielleicht am nächsten Tag Muskelkater hast. Aber du weißt eben auch, dass es dir langfristig guttut – das ist die Belohnung.

Bei einem psychologischen Training unterliegen viele dem Irrtum, dass es nur wenige oder gar keine unangenehmen Effekte gibt, dass die Übungen nur am Anfang größere Überwindung kosten und bald leicht von der Hand gehen. Das ist einfach eine Fehleinschätzung. Mit dem Fahrrad zur Arbeit zu fahren ist ja auch jedes Mal mit Anstrengung verbunden, ob man nun über gute oder schlechte Kondition verfügt. Es gibt eigentlich gar keinen Unterschied zwischen den Anstrengungen von körperlichem und mentalem Training: Beides macht besser, beides schmerzt oder zermürbt gelegentlich auf dem Weg zum Trainingsziel, und beides dauert!

PRAXISTEST

Was für ein Motivationstyp sind Sie? Kreuzen Sie alle drei Fragekategorien an, ohne allzu lange nachzudenken.

Fragekategorie A:

1. Wenn eine etwas aufwendigere Arbeit von anderen kritisiert und abgelehnt wird, dann ...
   a) habe ich Schwierigkeiten, mich wieder aufzuraffen und aktiv zu werden;
   b) fällt es mir leicht, mich auf andere Dinge zu konzentrieren, und ich lasse mich nicht weiter beirren.
2. Wenn ich einen Tag habe, an dem mir mehrere Dinge nicht gelingen, ...
   a) bin ich wie gelähmt und länger frustriert;
   b) mache ich einfach weiter.
3. Wenn ich entdecke, dass ich in einer langwierigen Arbeit einen Fehler begangen habe, ...
   a) lege ich die Arbeit nieder und brauche lange, um sie wiederaufzunehmen und den Fehler zu korrigieren;
   b) bin ich zwar genervt, korrigiere aber den Fehler umgehend und mache die Arbeit rasch zu Ende.

Fragekategorie B:

1. Wenn eine Tätigkeit zeitnah umgesetzt werden muss, ...
   a) kann ich mich recht bald auf den Weg machen und mit der Umsetzung beginnen;
   b) brauche ich oft erst eine Anlaufzeit, um zu beginnen.
2. Wenn ich einmal nichts zu tun habe, ...
   a) bin ich rasch wieder mit etwas anderem beschäftigt;
   b) überlege ich oft hin und her, wofür ich mich entscheiden soll, und komme erst nach einer ganzen Weile dazu, etwas anzufangen.
3. Unangenehme, aber wichtige Dinge ...
   a) erledige ich meistens recht schnell, damit ich sie hinter mir habe;
   b) verschiebe ich gern und oft.

Fragekategorie C:

1. Wenn ich mit Freunden über ein interessantes Thema spreche, ...
   a) vertiefe ich es gern und lange;
   b) bin ich rasch damit zu Ende und suche mir auch andere Themen aus.
2. Wenn ich ein Erfolgserlebnis bei einer Tätigkeit hatte, ...
   a) dann möchte ich sie gerne fortführen;
   b) dann höre ich gerne damit auf.
3. Wenn ich eine neue Sache lernen muss, ...
   a) bleibe ich lange und konzentriert dabei;
   b) unterbreche ich sie auch mal und mache anderes.

Auswertung

Fragekategorie A erfragt Ihre Handlungsmotivation nach Misserfolg. Ihre Antworten geben Hinweise darauf, ob Sie ein »Stehaufmännchen« sind.

Haben Sie überwiegend »a« angekreuzt, nehmen Sie Misserfolg recht ernst und müssen möglicherweise mehr Kraft aufwenden, um ein schwierigeres Fernziel zu erreichen. Sie sollten darauf achten, dass Sie Ihre Ziele und Erwartungen niedriger stecken, die Etappenziele lieber klein wählen und sich für die Erreichung eine angemessene Zeit geben. Die gute Nachricht: Sind die Ziele gut gewählt, sind Sie genauso schnell wie Menschen, die Rückschläge leichter nehmen. Es fühlt sich lediglich nicht so gut an, denn Sie lassen sich von Enttäuschung mehr lähmen, als es vielleicht nötig wäre.

Haben Sie überwiegend mit »b« geantwortet, haben Sie in der Regel wenig Startschwierigkeiten nach Misserfolgen. Es könnte aber sein, dass Sie manchmal etwas zu schnell bei der Fehlersuche sind und bei der Aufarbeitung ein bisschen gründlicher sein sollten.

Fragekategorie B erfragt Ihre Motivation während der Planungsphase. Ihre Antworten geben Hinweise darauf, ob Sie eher ein Zögerer oder ein Heißsporn sind.

Haben Sie überwiegend mit »a« geantwortet, gelingt es Ihnen, gut mit der Planung und Umsetzung zu beginnen. Andererseits müssen Sie schauen, dass Sie nicht zu rasch zu viele Projekte an Land ziehen und sich damit überfrachten.

Haben Sie überwiegend »b« angekreuzt, wägen Sie sorgfältig ab, es könnte aber sein, dass Sie sich den Absprung in die Umsetzung manchmal etwas schwerer machen, als Sie müssten. Hier wäre es hilfreich, auch mal »fünf gerade sein zu lassen«.

Fragekategorie C erfragt Ihre Motivation während der Ausführung einer Handlung. Ziehen Sie die Dinge durch, oder schauen Sie immer wieder nach rechts und links und lassen sich ablenken?

Haben Sie überwiegend »a« angekreuzt, bleiben Sie in der Regel konzentriert am Ball. Andererseits könnte es sein, dass es Ihnen in solchen Phasen eher schwerfällt, andere, ebenso wichtige, aber themenfremde Dinge abzuarbeiten.

Haben Sie überwiegend mit »b« geantwortet, könnte dies dafür sprechen, dass Sie vielseitig und an vielem interessiert sind. Sie könnten davon profitieren, wenn Sie die Fähigkeit, durchzuhalten beziehungsweise bei einem Thema zu bleiben, trainieren, sonst könnte es sein, dass Sie sich verzetteln, falls Sie nicht auf jedes Ihrer Projekte einen Mitarbeiter setzen können, der für Sie arbeitet.

Bei allen drei Kategorien gilt, dass alles so lange in Ordnung ist, bis man an den Punkt kommt, dass man selbst oder das Umfeld darunter leidet. Hier wäre dann ein gezieltes Fertigkeitentraining eine einfache und wirkungsvolle Methode, um auszugleichen und keine wertvollen Ressourcen zu verschleißen.

4
Wie wir mit unseren Gehirnregionen spazieren gehen können

🧠 Ich habe allmählich den Eindruck, dass nicht nur zwei Seelen in meiner Brust wohnen, sondern auch zwei Gehirnbereiche in meinem Kopf agieren: der eine, der motivieren will, mich etwas anzustrengen, um ein Ziel zu erreichen, und der andere, der genau diese Anstrengungen sabotiert. Was bringt eigentlich diese dauernde Händelei? Du hast lange Jahre Gehirnforschung betrieben – was ist da los in unserem Oberstübchen?

🧠 Grob gesagt, spielen hier sogar vier Bereiche im Gehirn eine Rolle: Nucleus accumbens, Amygdala, präfrontaler Cortex und dorsales Striatum. Aber der Reihe nach: Die Triebkraft der Motivation ist der sogenannte *Nucleus accumbens,* eine Gruppe von Zellen in der Tiefe unseres Gehirns. Er ist der unbestrittene Platzhirsch der Motivation. Sigmund Freud hätte ihn wahrscheinlich als »Vater unserer Triebe« bezeichnet. Normalerweise würzt er unser Leben mit einer angemessenen Prise Antrieb. Aber wenn er zur Höchstform aufläuft, geht es mit uns durch. Im Normalfall sorgt Accumbens dafür, dass wir trotz Kälte und Regen abends zu Fuß nach Hause gehen, statt uns irgendwo unter die Brücke zu legen. Er zwingt uns, zu essen und zu trinken, wenn wir Hunger haben. Accumbens schafft es auch, uns immer wieder zu Höchstleistungen anzuspornen, wieder neu zu beginnen, wenn wir an einer Aufgabe gescheitert sind, und weitere Energie freizusetzen, wenn es darum geht, ein höheres Ziel zu erreichen.

🧠 Klingt ja erst mal recht sympathisch.

🧠 Ja, einerseits schon. Aber Accumbens hat keine Freunde, er denkt nur an sich selbst. Und er hat auch eine dunkle Seite: Er sorgt nämlich für die gefürchteten Heißhungerattacken, wenn wir eine Diät machen, er ist der Vater des berüchtigten Jo-Jo-Effekts und des Kontrollverlusts, wenn das Vorhaben, eine Diät zu machen, allmählich in sich zusammenbricht. Er findet dann nämlich das gesteckte Ziel plötzlich völlig unattraktiv, reißt das Ruder herum und will jetzt und ohne weitere Umschweife nur noch essen, essen, essen. Darüber hinaus erzeugt er den Drang, unsere Sexualität auszuleben, lässt Raucher nicht aufhören zu rauchen, süchtige Menschen nicht aufhören zu konsumieren. Er ist auch verantwortlich dafür, dass wir auf dem Weg schlappmachen und plötzlich keine Lust mehr haben. Accumbens ist der pure Drang im Leben, die Motivation, der Antrieb, der uns zu handelnden Menschen macht. Er ist ein Ego im Hirn, ohne das wir nichts wären. Tiere, denen man diese Struktur chirurgisch zerstört hat, verhungern, verdursten, sorgen nicht mehr für sich.

🧠 Kann man den »Kerl« irgendwie in den Griff bekommen?

🧠 Accumbens lernt, was belohnt wird, und strebt dann ganz einfach danach, diese Belohnung immer wieder zu bekommen. Er lernt, was bestraft wird, und tut alles dafür, es zu vermeiden. Aber manchmal lernt er auch das Falsche und tut trotzdem alles dafür, das Falsche zu wiederholen. Dabei kann er recht eigensinnig werden und sich hartnäckig weigern, eines Besseren belehrt zu werden. Deswegen machen wir Dinge, die uns schaden, selbst gegen den gesunden Menschenverstand und obwohl wir es rational besser wissen. Beispielsweise ernähren wir uns schlecht, obwohl wir eine Fülle besserer Alternativen hätten.

🧠 Bin ich ihm denn wirklich hilflos ausgeliefert, oder kann ich es schaffen, ihn für meine Ziele zu begeistern? Wie entgehe ich der Falle, dass er mich falsch berät?

🧠 Es gibt natürlich ausgefeilte Tricks, diesen Platzhirsch unserem Willen zu unterwerfen, nachdem er mal wieder außer Rand und Band geraten ist oder überhaupt keine Lust hat. Dabei hilft es zu wissen, wie er arbeitet. Zunächst einmal: Es ist immer ein Kräftemessen. Accumbens ist nicht das, was man als »Ich« bezeichnet. Er beflügelt oder treibt nur – nicht mehr, nicht weniger. Man nennt diese Gruppe der Zellen in Nucleus accumbens, die Motivation für Belohnung produzieren, auch das »Belohnungssystem«. Diesen Zellen ist gemeinsam, dass sie alle von unserem Dopaminsystem reguliert werden. Dopamin ist ein Botenstoff, der in unserem zentralen Nervensystem ausschließlich Informationen transportiert, die zu einem Hochgefühl führen. Auf Zellen, die Bestrafung codieren, hat das Dopaminsystem keinen Einfluss. Normalerweise liefert Accumbens also brav den Antrieb oder die Motivation in einer angepassten, sinnvollen Weise. Nur bei Suchtverhalten oder auch bei sehr starkem Hunger oder Durst setzt er sich kompromisslos durch.

🧠 Accumbens ist also der Schlüssel zu einem aktiven Leben. Und letztendlich auch für unser Wohlbefinden?

🧠 Ja, aber er hat eben diese Schwäche, die wir noch vom Bügeln am Wochenende kennen: Er bevorzugt die schnelle Belohnung gegenüber einem später eintreffenden Gewinn.

Glücklicherweise hat er noch eine Schwester. Die heißt *Amygdala,* oder auf Deutsch »Mandelkern«. Die Amygdala ist ebenfalls in der Tiefe des Gehirns beheimatet, etwa fünf Zentimeter von Accumbens entfernt. Sie regelt die (Laut-)Stärke unserer Gefühle und kann uns dadurch vor Gefahren warnen. Auch sie motiviert. Du kennst das sicher aus eigener Erfahrung: Wenn unsere Gefühle stark genug sind, dann machen wir genau, was sie von uns fordern. Das kann selbst dann passieren, wenn dieses Verhalten überhaupt keinen Sinn ergibt. Das sind die Aktionen, über die wir hinterher sagen: »Verdammt! Was hat mich da gerade nur geritten?« Wenn wir vielleicht im Überschwang der Gefühle ein waghalsiges Überholmanöver riskiert haben, in einem Anfall von Ärger und Wut ungerecht mit unseren Liebsten umgegangen sind oder aber im Freudentaumel erheblich mehr Geld ausgegeben haben, als eigentlich gut wäre.

🧠 Soll ja gelegentlich vorkommen. Das heißt, die Amygdala führt gelegentlich ein lustiges Eigenleben in unserem Kopf und spielt mit unseren Gefühlen?

🧠 Lustig nicht unbedingt. Wut, Angst und Freude sind Antreiber, Trauer und Ohnmacht lähmen. Ansonsten hast du recht, sie spielt tatsächlich ein wenig mit unseren Emotionen und entscheidet darüber, wie stark wir sie empfinden. Rational können wir das nicht immer nachvollziehen. Und je lauter so ein Gefühl ist, desto weniger können wir uns gegen den Handlungsimpuls, den es auslöst, wehren. Das ist der Grund, warum wir nach solch einer Gefühlswelle oft Scherben zusammenkehren müssen.

Und noch etwas, eine böse Falle wartet auf uns: Gefühle können manchmal einfach so auftreten, ohne irgendeinen Grund! Weil aber unser Verstand es kaum aushält, wenn er keine Erklärung für bestimmte Gefühle hat, gibt er nicht eher Ruhe, bis er welche findet. Er kann dabei dann auf die absurdesten Gedanken kommen, wie zum Beispiel: »Ich denke, das liegt am Wetter« oder Ähnliches. Und diese Pseudoerklärung wird dann für bare Münze genommen, obwohl die Amygdala einfach nur ein bisschen spielen wollte und das Gefühl, das tatsächlich einfach grundlos gekommen ist, auch einfach wieder verschwinden wird. Das Ergebnis: Viel Lärm um nichts …

🧠 Nun wissen wir, was uns antreibt, was uns zu Handlungen bringt. Oft leiden wir aber eher am Gegenteil: an einer gewissen Unlust, vielleicht an Mutlosigkeit, an einem inneren Drang, aufzuhören und ein gestecktes Ziel nicht weiterzuverfolgen. Welche Gehirninstanz steckt da dahinter?

🧠 Das ist die Fortsetzung der Story. Unsere beiden Antreiber, Accumbens und Amygdala, werden von einer besonderen Struktur im Gehirn beherrscht, nämlich einem größeren Teil der Gehirnrinde, der hinter der Stirn liegt. Die Neurobiologen nennen sie den *präfrontalen Cortex* oder kurz: PFC. PFC ist unser Handlungs- und Planungszentrum, sozusagen der CEO der nüchternen Vernunft. Wenn eine Person nun beispielsweise vorhat, ein Schwimmabzeichen zu machen, ist diese Struktur maßgeblich damit beschäftigt, die Voraussetzungen zu schaffen, um das Projekt zu planen und Schritt für Schritt umzusetzen. PFC teilt Accumbens also mit, dass der gefälligst die Motivation auf das langfristige Ziel lenken soll, und hindert ihn auch daran, uns immer wieder penetrant vorzuschlagen, jetzt lieber zu Hause zu bleiben – sich also eine kurzfristige Belohnung abzuholen. PFC bändigt Accumbens auch dann, wenn er abschweifen will, weil er vielleicht lieber ein Feierabendbier hätte, anstatt sich auf das Schwimmabzeichen zu konzentrieren. Er hat echt einen harten Job. Gelegentlich reagiert Accumbens natürlich etwas zickig auf diese Befehle von oben und lehnt sich gegen die Anweisungen des PFC auf. Das Ergebnis ist ein Phänomen, das wir alle kennen und das man anschaulich als den »inneren Schweinehund« bezeichnet, den es zu überwinden gilt. Was recht harmlos klingt, beschreibt also in Wirklichkeit einen wahren Kampf der Giganten in unserem Hirn. Dieser innere Schweinehund sorgt genau für die Lähmung, die man spürt, wenn diese beiden Hirnregionen streiten. Es gibt aber auch Erkrankungen, bei denen eine Entkräftung von Accumbens und Amygdala zur Antriebslosigkeit führen. Das ist dann vergleichbar mit einem Platten am Fahrrad: Hier muss PFC einspringen und aufpumpen.

🧠 Kann ich selbst da bewusst eingreifen und dem PFC etwas Dampf machen? Welche Tricks gibt es da?

🧠 Die Kernkompetenz des PFC ist es, vorausschauend zu planen. Das kann der Accumbens nicht, der lebt einigermaßen unbeschwert in den Tag hinein. In unserem Beispiel wäre es deshalb eventuell gut, wenn der zukünftige Meisterschwimmer Freunde hätte, mit denen er vorher einen Termin ausmacht und die ihn dann abholen und zum Schwimmen mitschleppen. Die stehen dann unten vor der Haustüre und warten, dass er endlich kommt, damit sie alle zusammen loslegen können. Es wäre jetzt wirklich peinlich und riskant, die Erwartungen der Freunde zu enttäuschen. Weil der PFC dem Accumbens nicht ganz traut, hat er durch diese Planung die Amygdala, den »Turbolader der Emotionen«, auf seine Seite gezogen. Die steigert den Druck des Gefühls »Scham«. Und sollte dieser Druck den Gegendruck von Accumbens übersteigen, geht's ab zum Schwimmen. Falls jedoch Accumbens den Sieg davonträgt, bleibt der Schwimmer zu Hause. Deshalb sind wir oft hin- und hergerissen und entscheiden uns am Ende für das kleinere Übel.

🧠 Und warum gewinnt dieser Schweinehund so oft? Welche Fehler machen wir bei der Dressur dieses Burschen?

🧠 Das hat genau zwei Gründe: Zum einen haben wir oft die falsche Erwartung, dass die Motivation, ein Vorhaben umzusetzen, konstant sei, man sich auf sie verlassen könne, oder dass sie sogar anwachsen würde. Dabei lassen wir außer Acht, dass es auch Tage geben wird, an denen es einfach nicht gut läuft. Viele Personen beschäftigen sich auch zu wenig mit der Frage, wie sie mit dem entstehenden Druck umgehen werden. Oder sie erlauben sich, kurzfristigen Belohnungen nachzugeben, weil sie plötzlich das Ziel doch nicht mehr so wichtig finden. Das alles freut den Schweinehund. Eine solche Kurzsichtigkeit ist aber eine völlig falsche Herangehensweise an ein ambitioniertes langfristiges Projekt.

🧠 Okay, habe ich es richtig verstanden: Um den inneren Schweinehund zu überwinden, benötigen wir eine Charakterstärke, die es uns ermöglicht, einer kurzfristigen attraktiven Belohnung zu widerstehen, wie zum Beispiel den Feierabend auf der Couch zu genießen, statt joggen zu gehen, plus die Kraft, die notwendig ist, uns aus unseren Gewohnheiten herauszuziehen?

🧠 Ja, diese Formel trifft den Nagel auf den Kopf! Wenn man das vor Augen hat, ist man wenigstens nicht überrascht, warum es manchmal so schwer ist, sich für ein weiter entferntes Ziel zu quälen.

🧠 Es gibt aber auch Menschen, die den inneren Schweinehund gebändigt haben. Manche von ihnen vielleicht viel zu sehr, wenn ich beispielsweise an die Superreichen denke, die unendlich motiviert sind, ohne Ende weitere Reichtümer anzuhäufen, und die ihre ganze Energie darauf verwenden, immer mehr Luxusgüter zu besitzen, mit denen sie im Zweifel gar nichts anfangen können.

🧠 Wenn wir Motivation in Extremform begegnen, haben wir es oft mit Gier oder Obsession zu tun. Bei beiden Verhaltensweisen ist auch wieder unser Zugpferd Nucleus accumbens federführend. Beides tritt ein, wenn er außer Kontrolle gerät und zu heiß läuft. Dann geht es ihm nur noch um das Haben um des Habens willen und um das Tun um des Tuns willen. Ein angemessen belohnender Effekt oder ein Fernziel sind dann verloren gegangen.

Gier ist, wenn man von einer Belohnung, ob kurz- oder langfristig, nicht mehr genug bekommen kann, wobei es eigentlich nicht mehr um die Belohnung an sich geht, sondern nur noch um das Anhäufen von Belohnungen. Meist sogar trotz des Wissens um hohe, unnötige Kosten oder Nachteile für andere Bereiche oder Personen. Da ist das eigentliche Ziel bereits aus den Augen verloren.

Obsession ist das zwanghafte Verlangen, etwas zu tun, obwohl man weiß, dass es einem nicht bekommt. So können einige Paare nicht voneinander lassen, obwohl sie wissen, dass sie sich nicht guttun. Oft wird hier Obsession mit Liebe verwechselt. Auch in diesem Fall ist das eigentliche Ziel verloren gegangen, und Accumbens motiviert nur noch um des Motivierens willen.

🧠 Häufig ist es doch so, dass man gute Absichten hat, etwas zu verändern, aber schnell wieder in alte Gewohnheiten verfällt. Wieso haben diese Gewohnheiten eine so große Macht über uns?

🧠 Gewohnheiten zu haben ist ja erst einmal hilfreich, weil man nicht alles immer wieder neu definieren muss. Wenn wir mit einem bestimmten Verhalten eine gute Erfahrung gemacht haben, freut sich unser Gehirn und geht davon aus, dass dieses Verhalten bei ähnlichen Situationen wieder so erfolgreich eingesetzt werden kann und es sich nicht immer wieder neu justieren muss – schließlich will es überflüssige Arbeit vermeiden. Diese Mechanismen haben wir ja auch schon beim »Lernen am Modell« angesprochen. Da denkt das Gehirn allerdings sehr kurzfristig. Kleine Kinder haben diese Routinen naturgemäß seltener, bei ihnen ist es noch normal, dass sie ständig neu lernen müssen. Wir Erwachsenen gehen dagegen gerade bei alltäglichen Dingen davon aus, dass wir es schon können. Und dann drückt »Big Brain« auf einen Knopf, die Gewohnheit wird aktiviert, und alles geht den »gewohnten« Gang, leider jedoch, ohne die spezifischen Eigenheiten der jeweiligen Situation zu berücksichtigen.

🧠 Und welche Gehirnregionen sind für die Gewohnheiten zuständig? Wo muss ich eingreifen, wenn ich aus dem Gewohnten ausbrechen will?

🧠 Unser Speicherchip für Gewohnheiten steckt unter anderem in der Gehirnregion des *dorsalen Striatums*. Das ist vielleicht vergleichbar mit einem extrem fleißigen Arbeitskollegen, der sich aber nicht gerne etwas sagen lässt. Gewohnheiten sind eigentlich nichts anderes als eine immer größer werdende Gruppe von Autopiloten, die bestimmte Standardfähigkeiten mitbringen; fertige Verhaltens- und Gedankenpakete, die meist, wenn sie einmal gestartet sind, auch wieder recht fantasielos nach Schema F ablaufen. Sie sehen nach außen hin durchaus wie motiviertes Handeln oder sinnvolles Denken aus. Auch man selbst glaubt das manchmal. Einige dadurch generierte Verhaltensweisen sind aber längst nicht mehr aktuell, weil sich Ziele oder Lebensumstände verändert haben.

Man könnte es vielleicht mit einem Bild erklären: Eine Person wird mit einem Boot etwas weiter auf einen See hinausgebracht, geht dort ins Wasser und möchte zurück zum Ufer schwimmen. Einmal im Wasser, fängt die Person mit Schwimmbewegungen an, um nicht unterzugehen.

Das ist der Autopilot, die Gewohnheit. Ist in der Situation ja auch unmittelbar sinnvoll, wenn man nicht ertrinken will. Aber das ist noch nicht das ganze Bild. Effektiv und zielführend werden die Schwimmbewegungen erst, wenn sich die Person vorher orientiert hat, in welche Richtung sie schwimmen muss, um ans Ufer zu gelangen, und die eingeschlagene Richtung immer wieder abgleicht. Außerdem gilt es, zu entscheiden, ob es besser wäre, kräfteschonend in Rückenlage oder eher zügig im Kraulstil zu schwimmen. Diese Überlegungen sind ja eigentlich die Kernkompetenz des PFC. Kommt jedoch die Gewohnheit via dorsalem Striatum ins Spiel, ist der PFC außen vor, schaltet sich sogar oft freiwillig in den Entspannungsmodus. Die pure Gewohnheit holt sich keinen guten Rat, sie legt nicht einmal Wert darauf, sich an die tatsächlichen Gegebenheiten anzupassen. In unserem Beispiel paddelt der Mensch dann orientierungslos im Wasser herum und ärgert sich darüber, dass er nirgendwo ankommt.

🧠 Du hast ja vorhin gesagt, dass Gewohnheiten oft hilfreich sind und unseren strapazierten Denkapparat entlasten können, weil wir bei wiederkehrenden Mustern nicht dauernd neu überlegen müssen, wie wir handeln sollen. Wie kann man denn speziell schlechte Gewohnheiten ablegen?

🧠 Der Trick ist folgender: Erst muss man sich über das Ziel und die Frage, wie man es am besten erreichen kann, einig sein. Das macht der PFC. Von ihm werden die Autopiloten sinnvoll instruiert und, wenn nötig, noch einmal angepasst. Das nervt meist ein wenig, weil es ja bequem ist, alles beim Alten zu lassen, aber nur so entsteht ein sensibles und flexibles Zusammenspiel zwischen verschiedenen Autopiloten und dem CEO.

🧠 Nun würde ich ja eigentlich von meinem Gehirn erwarten, dass es mir gelegentlich mitteilt, dass sich die Zeiten geändert haben und überkommene Gewohnheiten abgelegt werden könnten. Warum tut es das nicht? Sind wir zu wenig aufmerksam, was unser Denken und Wollen betrifft?

🧠 Gewohnheit ist eine ganz tief eingeprägte Verhaltensweise, die tatsächlich relativ leidenschaftslos auftritt. Die Leute denken nicht einmal mehr ernsthaft daran, dass sie alte Pfade auch einmal verlassen könnten. Sie registrieren ihre Umwelt kaum, spüren vielleicht noch, dass ihr Leben ereignislos vor sich hin dümpelt, haben aber weder Kraft noch Mut, etwas zu ändern. Gewohnheit ist im weiteren Sinne auch eine Motivation – aber letztlich fehlt oft das Ziel, und wir haben ja gesehen, dass genau das für die Motivation ausschlaggebend ist. Nun wird es sicher so sein, dass manche Angewohnheiten früher einmal sinnvoll waren, nach einigen Jahren kommen sie aber eher merkwürdig daher. Eine Bekannte hatte es sich vor Jahren beispielsweise zur Gewohnheit gemacht, jeden Morgen eine To-do-Liste zu erstellen. Sie musste Haushalt, Halbtagsjob, zwei Kinder, eine kranke Mutter und ihren Tennisverein unter einen Hut bringen, und diese strukturierte Liste half ihr dabei. Mittlerweile ist sie in Rente, die Mutter ist gestorben, die Kinder sind aus dem Haus, und ihren Job als Schriftführerin im Tennisverein hat sie aufgegeben. Dennoch kann sie ohne eine tägliche Liste nicht leben, wird sofort extrem nervös und ärgerlich, wenn sie diese nicht findet. Obwohl kaum noch etwas darauf notiert ist …

Daran siehst du, dass Menschen dazu neigen, altes Verhalten weiterzuführen und nicht mehr zu hinterfragen, selbst wenn das negative Konsequenzen hat. Manche Leute betonen dann, dass das »authentisch« sei und »zu ihnen gehöre«, und behalten Gewohnheiten bei, die mittlerweile mehr schaden als nützen. Das bedeutet, ihr Verhalten wurde längere Zeit nicht mehr aktiv überarbeitet, oder technisch gesagt: Da fehlen die letzten aktuellen Updates.

TREFFEN SIE IHRE »HIRNPROMIS«

Ein Experiment fürs Leben: Verbringen Sie vier exklusive Tage mit den mächtigen Prominenten Ihres Gehirns, und lernen Sie sie kennen:

- Accumbens, der Platzhirsch,

- Amygdala, das olympische Feuer der Gefühle,

- präfrontaler Cortex (PFC), der Regisseur,

- dorsales Striatum, das Basislager der Autopiloten!

Machen Sie sich am Ende jeden Tages Notizen und besprechen diese vielleicht mit einem Freund, einer Freundin. Sie werden staunen, wie gut Sie die Kraft dieser Hirnstrukturen im Alltag erkennen können!

Tag 1: Accumbens

Achten Sie einen Tag lang auf Ihr Magnetverhalten. Wohin zieht es Sie automatisch, ohne dass Sie darüber nachdenken? Und wohin zieht es Sie, ohne dass Sie es eigentlich sinnvoll finden (es passiert einfach mit Ihnen)?

Gehen Sie zum Kaffeeautomaten, ohne wirklich Kaffee zu wollen?

Greifen Sie zu überflüssigem Essen, ohne Hunger zu haben?

Oder zieht es Sie doch zu Dingen, die Sie wirklich mögen? Welche sind das?

Tag 2: Amygdala

Achten Sie einen Tag lang darauf, wie Ihr Verhalten durch Gefühle, nicht durch Fakten, verändert wird. Das kann in zwei Richtungen geschehen:

1. Gefühle sorgen dafür, dass Sie Ihr Verhalten feinfühlig an die Situation anpassen.

2. Gefühle sorgen dafür, dass Sie sich nachteilig in einer Situation verhalten.

Tag 3: Präfrontaler Cortex (PFC)

Achten Sie einen Tag lang auf vier Dinge:

1. Wie viel Mühe gibt sich der PFC dabei, die »Fäden in der Hand« zu halten?

2. Wie oft fordert er zielgerichtetes Handeln?

3. Wie oft wird er immer wieder auch von Accumbens und Amygdala überrascht und überwältigt?

4. Wie viel Kraft muss er aufwenden, um die Motivation immer wieder in die richtige Richtung zu leiten?

Tag 4: Dorsales Striatum

Begegnen Sie Ihrem »Hauptbahnhof der Gewohnheiten« aus zwei Perspektiven:

1. Zählen Sie, wie oft Sie in hinterfragenswerte, automatische Verhaltensweisen fallen. Dazu gehört beispielsweise, wenn Sie Ihr Essen in der Kantine automatisch würzen, ohne es vorher probiert zu haben, oder Dinge von Ihrem Partner verlangen, nur weil Sie es schon immer so gemacht haben, und Ähnliches.

2. Zählen Sie auch positive Autopiloten, wie zum Beispiel Ihre Fähigkeit, auf dem Computer, ohne nachdenken zu müssen, Worte zu schreiben und Ähnliches. Sie sind noch aktuell und bringen Sie hilfreich nach vorne. Sie bedürfen – im Gegensatz zu den Gewohnheiten unter Punkt 1 – meist keiner Überarbeitung.

ERKENNTNISSE AUS DER PSYCHOKISTE

Die meisten inneren Arbeitshemmungen sind bereits fünf Minuten nach Beginn der Ausführung erloschen.

Keine Motivation zu haben ist auch eine Motivation.

4
Wie wir die Macht über unsere Gefühle bekommen

Hier erfahren Sie:

1
Was Emotionen sind und wofür sie gut sind

FRANK ELSTNER

Wir reden in diesem Kapitel über Emotionen, und zu den stärksten Emotionen gehört natürlich das Gefühl, das wir Liebe nennen. Nahezu alle Lieder handeln davon, fast alle Romane und Filme. Dieses Gefühl bringt uns spätestens in der Pubertät fast um den Verstand. Viele haben hoffentlich das Glück, dieses Gefühl intensiv zu erleben, aber es macht auch verletzlich – wenn die Liebe nicht erhört wird oder wenn sie vergeht. Wozu brauchen wir die großen Gefühle eigentlich?

THORSTEN KIENAST

Nicht immer ist unsere Perspektive die einzig wahre, darauf werde ich gleich noch einmal kommen, wenn es darum geht, dass ein Gefühl nicht immer zu der jeweiligen Situation passt. Jeder weiß genau, was Gefühle sind. *Regel Nummer 1:* Je genauer eine Person in der Lage ist, ihr Gefühl zu benennen, desto rascher kann sie die Situation richtig einordnen. Das hat auch sehr viel mit dem Sprachwortschatz, vor allem aber mit dem Training der eigenen Körperwahrnehmung zu tun.

🧠 Während der Corona-Krise haben viele Menschen extreme Ängste verspürt. Politiker, Wissenschaftler und vor allem Mediziner mussten aber »funktionieren«, mussten ihren teilweise deprimierenden Job machen, mussten damit leben, dass ihre Entscheidungen auch Leben oder wirtschaftliche Existenzen kosten würden. Gerade Ärzte können es sich oft nicht leisten, ihren Gefühlen nachzugeben – dabei sind natürlich auch sie nicht frei davon. Kann man Gefühle also nie komplett ausblenden?

🧠 Man kann bis zu einem gewissen Grad lernen, Gefühle laut oder leise zu drehen. Ein bisschen müssen wir sie aber behalten, da sie uns auf bestimmte Situationen vorbereiten. Und Vorbereitung ist Gold wert. Gerade die Ärzte und das Pflegepersonal dürfen sich natürlich nicht von ihrer Angst leiten lassen und hektisch werden, sondern müssen ruhig bleiben und verhindern, dass unnötige Fehler passieren. Das wird ja auch intensiv trainiert und kommt mit der Routine. Routine bedeutet nicht nur, dass wir im Ernstfall genau wissen, was zu tun ist, welche Handgriffe jetzt sitzen müssen und wie damit in diesem Fall Angst reduziert wird. Routine bedeutet auch, dass wir uns nicht übermäßig erschrecken, wenn plötzlich in einer bestimmten Situation ein bedrohliches Gefühl auftritt. Der kalte Schrecken wird abgefangen, wir können klarer denken, uns schneller orientieren und haben die passenden Ideen und Reaktionen parat. Wenn Ärzte merken, dass es brenzlig wird, dann sind sie hoch konzentriert. Und den Hinweis erhalten sie aus einem Gefühl, das ihnen sagt: »Pass jetzt genau auf!«

🧠 Was würde passieren, wenn wir keine Gefühle hätten? Keine schlechte Laune durch den ganzen Ärger auf der Arbeit, durch den Stress oder die vielen anderen Unannehmlichkeiten – nicht einmal, wenn wir abends nach Hause kommen und erst einmal die Rechnungen sichten und dann noch die Wäsche zusammenlegen müssen?

🧠 Ich muss gerade lachen, denn bei allem, was du gerade aufgezählt hast, bekomme ich ein richtig mieses Gefühl – obwohl ich gerade entdeckt habe, dass ich beim Wäschefalten wunderbar Podcasts hören kann. Neulich war ich sogar überrascht, wie rasch ich damit fertig geworden bin. Manchmal wäre es tatsächlich großartig, wenn da nicht so viele negative Gefühle mitkämen. Aber es gibt ja auch noch die schönen Dinge im Leben, die dann fehlen würden.

◉ Gut, also suchen wir einen Schalter, mit dem wir ausschließlich die negativen Gefühle einfach abstellen können – und dann immer glücklich sind. Gibt es den?

◉ Den gibt es schon, aber er hat gravierende Nachteile. Untersuchungen haben nämlich gezeigt, dass Tiere, bei denen wesentliche Gehirnstrukturen, die zur Bildung der Emotionen notwendig sind, ausgeschaltet wurden, kaum noch vernünftige Entscheidungen fällen und nicht mehr angemessen auf eine Situation reagieren konnten. Es ist gesichert, dass wir fühlen müssen, um »normal« funktionieren zu können. Auch wenn es uns manchmal quält. Zu denken, dass wir langfristig glücklich sein könnten, ist sowieso ein großes Missverständnis. Das kann nicht erreicht werden, denn es liegt nicht in der menschlichen Natur. Emotional sind wir als wechselhafte Wesen konzipiert. Da führt nichts dran vorbei. Zufriedenheit ist vielleicht das am ehesten erreichbare Ziel in diesem Zusammenhang. Und Zufriedenheit ist auch alles andere als Stagnation, man muss stetig daran arbeiten, sich diesen Zustand zu erhalten.

◉ Nun ist es aber doch so, dass viele Gefühle auch trügen, uns in eine falsche Richtung drängen, nicht selten auch in die Irre leiten. Viele haben sich in den vergangenen Wochen immer stärker in ihre Ängste vertieft und unter einer übermäßigen Panik gelitten, obwohl sie eigentlich keiner Risikogruppe angehörten. Und auch euphorische Gefühle können uns ja über Gebühr beherrschen – Stichwort: Liebe macht blind …

◉ Das führt unmittelbar zu *Regel Nummer 2*: Gefühle sind Ratgeber. Ob wir wollen oder nicht und leider auch unabhängig davon, ob der Rat gut ist oder schlecht. Taucht ein Gefühl auf, so werden sowohl unsere Gedanken als auch unser Verhalten in seine Richtung gebeugt – und folgen meist dem Rat, den das Gefühl erzwingt. Je stärker das Gefühl ist, desto stärker befinden wir uns in seinem Bann, was bedeutet, dass unsere Vernunft mit steigender Intensität des Gefühls immer weniger Zugriff auf unser Verhalten hat. Das geht sogar so weit, dass wir ab einer bestimmten Stärke einem Gefühl ungefiltert nachgeben und automatisch denken und handeln. Und zwar nicht nur, wenn es um die Liebe geht, das trifft eben genauso auf Panik oder Ärger zu – da ist dann jemand rasend vor Wut beispielsweise. Bei so massiven Gefühlen geraten wir in eine Extremsituation und sind in der Regel nicht mehr in der Lage, angemessen zu reagieren. Manchmal kann eine außergewöhnlich starke Angst zwar beflügeln und gewaltige Kräfte verleihen, die es ermöglichen, sich aus einer sehr schwierigen Lage zu retten. Da es aber häufiger so ist, dass Menschen emotional überreagieren, ist es wichtig, dass die Fähigkeit zur Regulation von Gefühlen nicht verloren geht und ständig trainiert wird.

🧠 Gefühle sind Ratgeber, hast du gesagt – auf die man sich aber nicht immer verlassen kann. Meine Kollegin Marijke Amado, die zahlreiche Fernsehsendungen moderiert hat, ist beispielsweise auf einen Hochstapler hereingefallen, der eigentlich nur an ihr Geld wollte und nebenher Dutzende von weiteren Liebschaften hatte. Sie war hoffnungslos in den Mann verliebt, der sie aber neun Jahre (!) lang nur betrogen und ausgenutzt hat. Sie hat diese Erfahrungen in einem Buch veröffentlicht, weil sie der Meinung ist, dass viele Frauen auf solche Typen hereinfallen. Da setzt dann tatsächlich der Verstand aus – und zwar nicht nur kurzfristig, aus der Situation heraus, sondern über einen langen Zeitraum hinweg.

🧠 Da greift *Regel Nummer 3:* Nicht immer ist das Gefühl in einer für die Situation angemessenen Stärke ausgeprägt. Das muss nicht so dramatische Auswirkungen haben wie in deinem Beispiel, manchmal kann sich ein wichtiges Gefühl in der Gesamtgemengelage des Alltags einfach nicht an die Oberfläche durchkämpfen und spürbar werden. Stell dir zum Beispiel eine Mutter vor, die nach einem anstrengenden Arbeitstag mit vielen Ärgernissen nach Hause kommt. Ihr Mann und die Kinder haben alles getan, um ein gemütliches Zuhause mit einem schönen Abendessen herzurichten. Die Frau steckt gefühlsmäßig aber noch immer in ihrem Jobfrust fest. Und so merkt sie nicht, welche Mühe sich alle um sie herum gegeben haben. Stattdessen findet sie noch ein paar Dinge, die nicht so sind, wie sie sie haben wollte, moniert diese etwas ruppig und geht dann ohne viele Worte zu Bett. Und die anderen Familienmitglieder sind entsprechend enttäuscht. Das Verzwickte bei Gefühlen ist, dass man reflektorisch dem stärksten Gefühl nachgibt, statt es auf seine Stimmigkeit zu prüfen. Das kann man aber lernen. Man sollte es sogar!

🧠 Aber wie könnte das funktionieren? Hast du da eine »Bedienungsanleitung« für mich?

🧠 Sogar mehrere. Ein wirklich guter Schlüssel ist die Anwendung der folgenden Fertigkeiten: »negative oder unangemessene Gefühle abschwächen«, »stimmige Gefühle aufbauen« oder »dem Gefühl entgegengesetzt handeln«. Sie sind konzeptionell sehr gut ausgearbeitet, pragmatisch und einfach zu verstehen. Einige der Übungen in diesem Buch entstammen diesen Konzepten. Sie heißen zum Beispiel Dialektisch-Behaviorale Therapie oder DBT, Akzeptanz- und Commitment-Therapie oder ACT und einige mehr. Sie sind Werkzeugkästen für genau diese Fragestellungen und können von professionell ausgebildeten Trainern oder Therapeuten auf die einzelne Person zugeschnitten werden. Die Schwierigkeit liegt darin, dem ersten Impuls des Gefühls zu widerstehen, also nicht Folge zu leisten. Hier knicken die meisten Menschen ein, weil sie eine falsche Erwartungshaltung an eine Situation haben.

In unserem Beispiel würde es dazu führen, dass die berufstätige Mutter erkennt, dass sie noch Ärger von der Arbeit mit nach Hause gebracht hat, und deshalb um ein paar Minuten Ruhe bittet. Diese wenigen Minuten würden es ihr erlauben, auch mit ihrem Herzen in der Familie anzukommen. In diesen wenigen Minuten könnte sie sich auch klarmachen, dass sie jetzt zu Hause bei ihrer Familie ist und dass das nichts mehr mit dem Job zu tun hat. Mit diesem Vorlauf würde sie dann bewusst entgegengesetzt zu dem mitgebrachten Gefühl handeln, könnte sich an den gedeckten Esstisch setzen und sich auf die Mahlzeit einlassen. Die würde vielleicht immer noch nicht ganz so gut schmecken, weil ihre Gedanken und Gefühle noch einmal zu dem anstrengenden Tag abschweifen, aber immerhin würde sie eine Schadensbegrenzung erreichen und so ihre unschuldige Familie schützen.

🧠 Das stelle ich mir nicht einfach vor. Und braucht sicherlich etwas Training.

🧠 Das stimmt. Glücklicherweise sind es aber fast immer dieselben Situationen, in denen eine Person ihre Schwierigkeiten mit Gefühlen hat. Und wer diese Situationen bei sich kennt, hat eine sehr gute Chance, sich gezielt darauf vorzubereiten. Im Übrigen können Menschen sich eher vorstellen, was es bedeutet, einen Kartoffelsack mit dem Gewicht von 75 Kilogramm über 500 Meter zu tragen, ohne abzusetzen, als die Aufgabe umzusetzen, das Gefühl von starker Wut oder großer Ungeduld für zwei Stunden *nicht* auszuleben. Beides entspricht ungefähr derselben

Anstrengung! Bei beidem ist dasselbe gefordert, um gut zu performen: Training! Wobei man beachten sollte: langsam anfangen, keine Verrenkungen machen, damit man sich keine bleibenden Schäden einhandelt. Das geht am besten mit einem guten Trainer.

🧠 Wie wird denn »Gefühl« wissenschaftlich definiert?

🧠 Obwohl jeder intuitiv weiß, was ein Gefühl ist, und wir alle ganz selbstverständlich mit diesem Wort umgehen, hat es die wissenschaftliche Psychologie bis heute nicht geschafft, eine klare Definition zustande zu bringen. Und Definitionen sind in der Wissenschaft sehr wichtig, denn sie sind ja die Grundlage für alle weiteren Forschungen. Nur wenn man präzise benennen kann, was man da eigentlich untersucht, kann man kluge Fragestellungen entwerfen. Somit ist Emotionsforschung zwar unglaublich interessant, aber auch sehr kompliziert.

🧠 Aber wie bekomme ich denn dann diese Gefühle in den Griff, wenn selbst die Wissenschaft nicht so recht weiß, womit sie es da zu tun hat?

🧠 Da gibt es, wie so oft im Leben, unterschiedliche Herangehensweisen. Fangen wir ganz einfach an: In *Herangehensweise 1* tun wir so, als wäre ein Gefühl das, was wir alle zu kennen glauben – ein Gefühl eben. Ohne wissenschaftliches Gedöns. Es kommt in einer bestimmten Situation über uns und ist dann unvermeidlich da. Es verändert unser Empfinden, unsere Gedanken, unsere Aufmerksamkeit, unser Verhalten. So weit, so gut. Meistens passt das Gefühl ja zur Situation: Du triffst dich zum Beispiel mit einer Person, die dich neugierig macht, sie findet dich auch interessant – perfekt! Oder aber dir ist ein Missgeschick passiert, du fühlst dich schuldig und bittest um Entschuldigung. Auch stimmig. Das Gefühl »Schuld« gibt da den passenden Verhaltensimpuls, Kontakt aufzunehmen, statt sich schamhaft zu verbergen und so den Versuch zu machen, die Situation zu bereinigen. Wenn es so läuft, können wir mit dieser Herangehensweise gut arbeiten.
   Aber es gibt eben auch diese anderen Situationen, in denen das Gefühl zu negativ oder nicht stimmig ist. Hier benötigen wir dringend Distanz, um vom Gefühl nicht verschluckt zu werden, was dazu führen könnte, dass wir uns unpassend verhalten. Das macht *Herangehensweise 2:* Hier treten wir gedanklich einen Schritt zurück – das benötigt

allerdings auch Übung – und begeben uns zum Beispiel in eine naturwissenschaftliche Beobachterposition. Wir bringen das Gefühl in einen anderen Bezugsrahmen und betrachten es nun nicht mehr auf der inhaltlichen Ebene, beispielsweise als scheinbar sinnvolles Erleben, sondern reduzieren es ganz bewusst auf das, was es wirklich ist: die Summe neuronaler Impulse, die in den verschiedensten Regionen unseres Gehirns produziert werden! Wir beobachten also, dass unser Gehirn gerade elektrisch aktiv ist, und lassen uns nicht vom Strudel des Gefühls aufsaugen und manipulieren. Herangehensweise 2 ist übrigens genauso wahr wie Herangehensweise 1.

🧠 Da muss ich schon sagen, das ist recht ungewohnt, so zu denken, aber in der Tat eine neue Perspektive. Welche Herangehensweise verspricht denn mehr Erfolg?

🧠 Probleme, die bisher nicht bewältigt wurden, können oft durch ungewohnte Gedanken gelöst werden. Weil sie uns noch nicht vertraut sind, wirken diese Lösungswege anfänglich etwas merkwürdig, aber diese Vorgehensweise ist neurowissenschaftlich belegt. Jemand, der es schafft, eine distanzierte, sachliche neurobiologische Perspektive gegenüber einem problematischen Gefühl einzunehmen, kann sich deutlich leichter von dem eigentlichen Gefühl trennen als in Herangehensweise 1.

🧠 Wenn mich ein Gefühl überfällt, das ich nicht haben will, muss ich eine Distanz zu ihm schaffen? Leichter gesagt als getan …

🧠 Du kannst diese neuronalen Impulse deines wahrgenommenen Gefühls beispielsweise in ein Bild verpacken. Wenn du sehr aufgewühlt bist, betrachte es beispielsweise als »biologischen Wirbelsturm«, der gerade über dich hinwegfegt. Dann kannst du dem Gefühlssturm zusehen, wie er kommt und geht, mit all seinen Böen und Verwirbelungen. Du bekommst es eventuell mit der Angst zu tun und willst dich verstecken – das ist der erste Impuls, der eine Handlung auslösen will. Aber: Du bist nicht im Wirbelsturm, sondern du blickst auf ihn. Das ist der wichtige Unterschied. Und nach einigen so überlebten Wirbelstürmen kennst du diesen Gefühlsorkan schon besser, weißt vielleicht, wie lange er dauert, wie er sich im Detail verhält und so weiter. Gut ist es auch, wenn du dabei erfährst, dass sich dieser erste Impuls mit der Zeit wieder ändert. Und weil du das alles weißt, folgst du dem allerersten Verhaltensimpuls künftig nicht mehr. Du hast nämlich erlebt, dass der immer die unangenehme Eigenschaft hat, die Situation zu verschlimmern. Diese Erfahrung im Beobachten von schwierigen Gefühlen ist unbezahlbar. Man kann sie etwa vergleichen mit einem Hungergefühl, das erst langsam kommt, dann eine Weile eher stark ausgeprägt ist und sich, so nach einer Dreiviertelstunde, plötzlich wieder für eine Weile zurückzieht, um später wiederzukommen.

🧠 Gibt es denn hierfür eine medizinische Erklärung?

🧠 Beim Hungergefühl ist dieses An- und Abflauen medizinisch, auf physiologischer Ebene geklärt. Das hat etwas mit der Insulinausschüttung aus der Bauchspeicheldrüse zu tun, die nach solch einer Zeit die Zuckerreserven aus den Speicherzellen mobilisiert hat und so den Blutzuckerspiegel ansteigen lässt. Dadurch schwächt sich das Hungergefühl erst einmal ab.

🧠 Und warum »kopiert« unser Gehirn dieses Verhalten? Gerade die Tatsache, dass der erste Impuls ein Gefühl wie die Angst eher unnötig verstärkt, ist ja nicht gerade beruhigend.

🧠 Eine genaue Erklärung, warum sich Impulse, die wir als Gefühl wahrnehmen, über die Zeit verändern, gibt es hier noch nicht. Es bleibt aber die praktische Erkenntnis, dass es sich durchaus lohnt, dieses biologische Phänomen »Gefühl« tatsächlich als das zu behandeln, was es wirklich ist: Stromimpulse im Gehirn, die sich über die Zeit verändern. Und diese Impulse kannst du bewusst verändern!

🧠 Wie denn?

🧠 Beispielsweise durch Musik. Du gehst ja oft joggen. Wenn du mal eine große Unlust dazu verspürst, hilft es, beim Laufen deine Lieblingsmusik anzuhören. Und bei der richtigen Auswahl bekommst du Flügel …

🧠 … oder durch die richtigen Freunde, die mitlaufen.

112

🧠 Ja, genau! Das ist ein Effekt, der auch gezielt von vielen Menschen angewendet wird. Ein sehr erfolgreicher Trick, der vor allem dazu dient, die Schwelle zur Umsetzung zu senken – wir haben das ja eben am Beispiel des Schwimmabzeichens besprochen. Im Prinzip kannst du in jeder Lebenslage unendlich viel tun, um dein aktuelles Gefühl zu ändern: Du kannst Gerüche bewusst wahrnehmen, eine scharfe Chilischote kauen, einen bewegenden Film schauen und so weiter … In der Psychotherapie werden diese Perspektivenwechsel dazu genutzt, Klienten eine für sie naheliegende Möglichkeit aufzuzeigen, wie sie sich von dem übermächtigen Druck zerstörerischer Gefühle befreien können und so verhindern, dass sie ihr Leben, oder Teile davon, in eine Abwärtsspirale hineinmanövrieren. Das Geheimnis ist, die jeweils passende Perspektive für die betreffende Person auszuwählen.

2
Wie wir Ordnung in den Gefühlsdschungel bringen

🧠 Nun ist der Umgang mit meist zerstörerischen Gefühlen Alltag in der psychotherapeutischen Behandlung. Wie geht man denn vor, um den Menschen Wege zu einem besseren Leben aufzuzeigen? Ich denke mal, dass da viele unterschiedliche Störungen zu behandeln sind.

🧠 Ein guter Psychotherapeut ist in der Lage, die Arbeit mit Gefühlen so aufzubauen, dass sie genau zu der Person passt, die er gerade berät. Im Übrigen wird ein guter Psychotherapeut auch immer vorher erklären, was er gerade mit dem Klienten vorhat und welches Modell er für die weitere Arbeit wählen wird – denn davon gibt es einige. Allerdings ist mir im Laufe meiner Zeit als Hochschullehrer ein Modell besonders ins Auge gefallen, weil es so schön praktisch ist und man daran sehr gut Tools, also Trainingswerkzeuge, entwickeln kann, die zur Bearbeitung von schwierigen Gefühlen hilfreich sind. Dieses Modell ist mittlerweile in einer Reihe psychotherapeutischer Bücher verschiedener Autoren publiziert.

🧠 Und die wirst du uns jetzt nahebringen …

🧠 Genau. Also: Gefühle beeinflussen bei einem Menschen …
1. die *Gedanken,*
2. die *Wahrnehmung,*
3. die *vegetativen Körperreaktionen* (wie zum Beispiel Herzfrequenz, Blutdruck, Muskelanspannung, Gänsehaut und viele mehr),
4. die *Körperhaltung* (zum Beispiel gebeugt oder aufrecht gehend),
5. die *Gestik und Mimik,*
6. das *Verhalten.*

Interessant ist, dass dieses Wirkprinzip auch in die andere Richtung funktioniert, das heißt, dass wir durch unsere Gedanken, Wahrnehmung, vegetative Körpersituation, Körperhaltung, Gestik, Mimik und unser Verhalten auch unsere Gefühle beeinflussen können. Wir können diese Faktoren auch »Kanäle« nennen. Und aus diesem Modell können wir bereits die meisten Werkzeuge ableiten, die uns für die gezielte Veränderung von Gefühlen zur Verfügung stehen. Wir können uns dann, wenn wir ein Gefühl verändern wollen, genau das Tool heraussuchen, das in diesem Moment den größten Einfluss hat. Wenn du dich in einem Gespräch unwohl fühlst, kannst du nur durch eine betont aufrechte Haltung deine Stimmung verbessern. So wird es zum Beispiel auch viel einfacher, einen negativen Impuls – wie bei einem Wutausbruch – abzuschwächen. Weil wir nun wissen, was wir tun. Noch besser ist es, wenn dadurch der Wutanfall komplett verhindert und somit auch kein Schaden angerichtet wird.

Auch hier gilt wieder: Langsamkeit ist Trumpf! Ein starkes negatives Gefühl ruft häufig sofort eine Art Verhaltensexplosion hervor. Explosionen laufen jedoch immer Gefahr, Schaden anzurichten. Sie führen zu riskantem Autofahren, zerstörerischem Schimpfen oder dazu, dass wir Personen und Beziehungen verletzen, aber auch zu viel Geld ausgeben, zu großzügig sind, nicht »Nein« sagen können und so weiter. Jetzt gilt es erst einmal, alles in der Macht Stehende zu tun, um Zeit zu gewinnen. Und zwar genug Zeit, um die Verhaltensexplosion wie bei einem Überdruckventil langsam und geordnet entladen zu können. So ist es beispielsweise oft sinnvoll, mit einer verärgerten Mailantwort einen Tag zu warten, bevor man eine wütende Stellungnahme absendet. Oder in einem heiklen Gespräch mindestens zehn Sekunden abzuwarten, bevor eine verletzende Antwort herausgeschossen wird. Wenn das gelingt, dann sind hinterher die Wiedergutmachungsarbeiten nicht ganz so aufwendig. Es sollte also alles getan werden, den Druck des unguten Gefühls langsam abfließen zu lassen.

🧠 Okay, das kann ich nachvollziehen, denke aber, dass es tatsächlich nicht immer einfach ist, dem ersten Impuls zu widerstehen. Vor allem dann nicht, wenn es sich vielleicht um gravierende Gefühle handelt, wenn ich mich fürchterlich über ein Missgeschick aufrege oder auch große Angst habe oder in tiefer Trauer bin wie viele Menschen, die in den vergangenen Wochen ihre Angehörigen verloren haben.

🧠 Trauer ist tatsächlich ein Gefühl, das sich nicht so einfach abschalten lässt, und das ist gut so. Denn Trauer um Verstorbene ist ja ein wichtiger Prozess, um den Verlust zu verarbeiten. Natürlich kann Trauer auch ausarten und krankhaft werden, in den meisten Fällen aber kann man mit ihr leben.

Ein vielleicht etwas flaches, aber populäres Beispiel für die Veränderung von Gefühlen durch Gedanken ist das geflügelte Wort: »Wer mit seinem Schuh in einen Hundehaufen tritt, auf den wartet Glück.« Wir nennen diese Art der Umwidmung »Reframing«, wir verpassen einem Gefühl also einen anderen Bezugsrahmen. Ein Beispiel für die Beeinflussung von Gefühlen durch eine Veränderung der Wahrnehmung: Auf einer Fahrt im Riesenrad bekommt eine Person ganz oben in der Gondel plötzlich Höhenangst. Um diese Angst zu verringern, beginnt sie ein belangloses Gespräch mit ihrer Nachbarin, auf das sie sich stark konzentriert. Oder: Eine Person geht nach einem stressigen Arbeitstag spontan in die Sauna und ruht nach drei Gängen wohlig ermattet im Liegestuhl. Ein Beispiel für eine mögliche Veränderung eines Gefühls durch eine andere Körperhaltung, Gestik und Mimik wäre ein Schaffner im Zug, der von einem bedrohlichen Fahrgast angepöbelt wird und sich, statt in sich zusammenzusinken, nun vor ihm aufbaut und ihn mit grimmiger Miene energisch zur Ordnung aufruft. Und als Letztes noch ein Beispiel, wie eine Verhaltensänderung auch Gefühle umwandeln kann: Stell dir eine Person vor, die gerade eine schlechte Erfahrung mit einem Hund gemacht hat und sich nun nicht mehr traut, auf dem Bürgersteig zu gehen, wenn ihr irgendein Hund entgegenkommt. Sie sollte in der nächsten Zeit vermehrt Kontakt zu friedlichen Hunden aufnehmen, sie streicheln und womöglich auch ausführen, damit sie diese Angst wieder verliert.

🧠 Na, das wird sie schon einiges an Überwindung kosten. Aber das Prinzip ist klar geworden und letztlich auch einleuchtend. Es verlangt etwas Fantasie, immer eine Idee zu haben, wie ich von ungewollten Gefühlen ablenken kann. Die Erkenntnis, dass die Gedanken durch solche Verhaltensweisen manipuliert werden können, ist schon interessant.

🧠 Gut, dann machen wir dort weiter. Was passiert, wenn du dich riesig freust?

🧠 Das kennt man ja aus allen Liebesromanen … Das Herz schlägt höher, der Puls steigt, der Körper bekommt Spannung. Manche Menschen springen vor Freude auf, andere umarmen wahllos alle Personen, die in der Nähe stehen. Denk nur mal an die Freudentänze nach dem erlösenden Tor von Mario Götze im WM-Finale 2014.

🧠 Die Gedanken sind bei Freude auf »andere teilhaben lassen« eingestellt. Menschen, die fröhlich sind, finden in unserer Gesellschaft schnell einen Platz. Allerdings sollte man genau wissen, wie viel man mit anderen wirklich teilen möchte, sich eine Grenze setzen und die auch kommunizieren. Wenn du beispielsweise in fröhlicher Gesellschaft in einem guten Restaurant bist, ist es schon sinnvoll, frühzeitig zu klären, wie später mit der Rechnung verfahren wird – dann gibt es hinterher keinen Ärger, falls etwa beschlossen wird, die Rechnung einfach durch die Zahl der Personen zu teilen. Wie würde deine körperliche Reaktion bei Ärger oder Wut aussehen?

🧠 Ähnlich, bei Wut schlägt mein Herz auch höher, mein Puls steigt ebenfalls, und der Körper bekommt Spannung.

🧠 Aber die Körperhaltung ist eher aufgerichtet und auf Angriff gerichtet, klassischerweise zeigt man die Zähne. Die allgemeine Wahrnehmung bei Wut ist leider sehr eingeschränkt, der Verhaltensimpuls ist auf Zerstörung ausgerichtet. Ich finde übrigens, dass der Schauspieler Michael Douglas das in seinen filmischen Wutausbrüchen brillant dargestellt hat, etwa in »Der Rosenkrieg«.

🧠 Was löst eigentlich Wut aus? Wofür ist die gedacht? Irgendeinen Sinn muss sie ja haben, außer dass man irgendetwas demoliert. Meist geht

Wut ja übel aus … Wie kann man verhindern, dass man quasi »blind vor Wut« um sich schlägt?

🧠 Wut ist ein sehr intensives Gefühl, das oft dann entsteht, wenn uns nahestehende Personen oder unsere persönlichen Ziele bedroht werden. Wir fühlen uns in die Ecke gedrängt und schalten auf Aggression. Ist das Gefühl stark ausgeprägt, passt der Ausdruck »blind vor Wut« nur zu gut. Wenn Menschen öfter starke Wut empfinden und darunter leiden, dass sie diese oft auch hemmungslos ausleben, ist es ratsam, dass sie sich vorab, in einer »wutfreien« Zeit, geeignete Gegenmaßnahmen überlegen. Also, wohin sie sich beispielsweise zurückziehen könnten oder wie sie verhindern könnten, der Wut freien Lauf zu lassen. Meist sind nämlich die »Kollateralschäden«, also die Verletzungen, die dabei entstehen, tatsächlich recht teuer. Daher der Tipp an diese Personengruppe: Suchen Sie sich einen Ort oder eine Tätigkeit, bei der das Gefühl verrauchen kann! Betreten Sie das Schlachtfeld erst wieder, wenn Sie in der Lage sind, sich angemessen und mit strategisch günstiger Perspektive zu verhalten. Gegebenenfalls beraten Sie sich mit einem Freund oder einem Profi. Das hilft, solche Situationen besser zu entschärfen. Mit dem richtigen Trainer oder Therapeuten und einem festen Willen kann man es durchaus schaffen, seine Wut in den Griff zu bekommen, man kann nicht von anderen Menschen erwarten, dass sie solche Wutausbrüche aushalten. Nur in wenigen Fällen ist hier eine intensivere psychiatrisch-psychotherapeutische Behandlung notwendig. Allerdings können Änderungen der Persönlichkeit, die auch mit starken oder zu geringen Emotionen zusammenhängen, auf eine körperliche oder psychische Erkrankung hinweisen.

Nächste Frage: Wie reagierst du bei Angst?

🧠 Ich glaube, ähnlich wie bei den anderen beiden Gefühlen. Die körperlichen Anzeichen sind fast identisch. Aber das Gefühl ist natürlich völlig anders.

🧠 Stimmt genau. Die drei Gefühle Freude, Angst und Wut sind unsere stärksten Antreiber. Sie können enorme Kräfte in uns freisetzen. Bei Angst ist die Wahrnehmung außerordentlich fokussiert auf das, was die Angst auslöst. Die Körperhaltung springt auf Abwehr, die Augen sind weiter geöffnet: Angst will uns schützen und tut alles dafür, Gefahren rasch zu erkennen, um darauf reagieren zu können. Die Verhaltensimpulse können variieren, von »schnell in Sicherheit bringen« über »einfrieren« bis hin zu »angreifen«.

🧠 Nun gibt es ja sicher Situationen, in denen Angst berechtigt und sinnvoll ist. In vielen Fällen ist Angst aber eher unbegründet – in den Nachbarländern amüsiert man sich über die »German Angst«, weil sie unsere Furcht und Panik und die weitverbreiteten Existenzängste nicht nachvollziehen können.

🧠 Angst ist immer dann zu stark, wenn eine Person eine sehr negative Lebenserfahrung gemacht hat oder bei Panikstörungen. Das Gefühl »Angst« möchte für Schutz sorgen, merkt aber nicht, dass es dabei über das Ziel hinausschießt. Die Person reagiert daher übervorsichtig und schätzt Dinge als riskant ein, die eigentlich harmlos sind. Und dadurch kommt es nicht selten zu einer überhaupt nicht notwendigen Einschränkung des normalen Lebens. Die Kunst ist also, zu unterscheiden, wann eine Angst gerechtfertigt ist und wann nicht, beziehungsweise wann sie zu stark oder zu gering ausgeprägt ist.

🧠 Wenn man das kann, hat man die Angst sicher besser im Griff, aber ich glaube, dass Menschen, die beispielsweise unter Panikattacken leiden, das nicht so einfach hinbekommen. Wie gehen die »Profis« vor?

🧠 Reine Angststörungen wie Panikattacken oder Phobien sind im Fachbereich der Psychotherapie die Symptome, die man sehr gut behandeln kann. Meist verwendet man das verhaltenstherapeutische Konzept der »Exposition«. Hier setzen sich die Betroffenen systematisch und fachlich angeleitet dem Angst machenden Reiz gefahrlos aus, bis sie das Gefühl in den Griff bekommen und die Angst kaum noch eine Rolle für sie spielt. Der Lebensraum ist zurückerobert.

🧠 So eine Erfahrung habe ich auch schon gemacht. Für eine Folge meiner Sendungen »Elstners Reisen« fuhren wir zu den Haien. Nun denke ich, haben die meisten Menschen großen Respekt vor diesen Tieren und gehen ihnen am liebsten aus dem Weg, vor allem, wenn es sich um ausgewachsene Exemplare handelt. Es hat mich schon ordentlich viel Überwindung gekostet, zu den Fischen zu tauchen, aber als ich nach mehreren Annäherungen die Angst immer mehr überwunden hatte, konnte ich das einmalige Erlebnis tatsächlich genießen. Also, Angst ist beherrschbar, ich bin der lebende Beweis! Aber natürlich gibt es noch andere Gefühle, die einem ordentlich zusetzen können – die bereits erwähnte Trauer beispielsweise. Menschen, um die getrauert wird, sind oft dann ein Thema in den Medien, wenn sie im Zusammenhang mit Katastrophen wie Flugzeugabstürzen oder Naturgewalten wie der Corona-Pandemie stehen oder in tragische Unfälle verwickelt wurden. Wenn man dadurch völlig unerwartet einen nahen Angehörigen verliert, ist das ja ein deutlich gravierenderer Einschnitt, als wenn jemand stirbt, der lange krank war oder ein »gesegnetes« Alter erreicht hat, wie es dann oft heißt. Ich erinnere mich da an viele Beispiele, unter anderem an ein besonders tragisches Unglück, von dem Katharina Körner aus Baden-Baden betroffen war. Sie bereitete gerade die Tauffeierlichkeiten für ihre drei Kinder vor, als sie erfuhr, dass ihr Lebensgefährte mit dem Auto tödlich verunglückt ist. Mit ihrem Bruder. Und ihrem dreijährigen Sohn Karl. Alle drei sind verbrannt.

Oje, was für ein schreckliches Schicksal! Bei Trauer ist die vegetative Reaktion den drei oben besprochenen Gefühlen entgegengesetzt. Puls und Blutdruck gehen runter. Der Muskeltonus erschlafft. Die Gedanken werden träge, und es dominiert der Gedanke: »Etwas ist für immer verloren.« Der Verhaltensreflex bei Trauer ist Rückzug. Und das ist gleichzeitig das soziale Signal dieses Gefühls. Die meisten Freunde, Verwandten und Bekannte reagieren darauf mit Trost und Fürsorge. Ein gesundes Umfeld kommt also auf die trauernde Person zu. Es ist normal, dass Trauerphasen Zeit in Anspruch nehmen. Die Dauer ist auch abhängig davon, wer verloren wurde. Wenn sie unverändert stark deutlich länger als drei Monate andauert, dann wäre es ratsam, einmal mit einem Profi zu sprechen. Manchmal verhakt sich Trauer ein wenig und bleibt dann länger als notwendig. Trauer kann lähmen, kann aber auch später das Gegenteil erzeugen und eine Energie freisetzen, die Menschen dazu bringt, etwas völlig Neues zu beginnen unter dem Motto: »XY soll nicht umsonst gestorben sein.«

Das beste Beispiel dafür ist sicher die Björn Steiger Stiftung. Ute und Siegfried Steiger verloren 1969 ihren achtjährigen Sohn Björn durch einen Unfall – er wurde von einem Auto angefahren. Der Rettungsdienst wurde verständigt, aber es dauerte eine Stunde, bis er endlich eintraf. Möglicherweise hätte der Junge gerettet werden können, wenn professionelle Hilfe schneller vor Ort gewesen wäre. Die Eltern nahmen den tragischen Tod ihres Sohnes schließlich zum Anlass, sich für einen effektiveren Rettungsdienst einzusetzen – und haben dadurch sicher viele Leben gerettet. Katharina Körner hat sich nach dem Tod von Lebensgefährte, Bruder und Sohn fortgebildet und hilft heute als Therapeutin anderen Menschen, die ein ähnliches Schicksal erlitten haben.

🧠 Das habe ich gemeint mit »Energie freisetzen«. Das ist sicher nicht jedermanns Sache, aber für einige Menschen tatsächlich ein starker Antrieb, nicht in eine andauernde Lethargie zu verfallen. Und es geht auch nicht darum, die Trauer durch Aktionismus zu überspielen, sondern tatsächlich darum, einem tragischen Geschehen noch einen Sinn zu geben.

🧠 Ein weiteres Thema, das mich beschäftigt, wenn es um Gefühle geht, ist die Frage nach Schuld und wie man damit umgeht. Viele Überlebende des Holocaust haben gesagt, sie fühlen sich schuldig, weil sie überlebt haben. Ähnliches sagten auch Menschen, die den verheerenden Tsunami 2004 in Asien, der über 200 000 Todesopfer forderte, miterlebt und dabei Angehörige verloren haben. Was passiert da?

🧠 Einige Psychologen unterteilen Schuld in begründetes Schuldgefühl und irrationale Schuld. Letztere entsteht, wenn man faktisch keine Schuld auf sich geladen hat, sich aber trotzdem so fühlt. Hier hilft es, die Sachverhalte noch einmal genau anzuschauen und sich einzugestehen, dass man keine Schuld trägt. Wenn das nicht gelingt, eignen sich die Tools, die wir nachher noch besprechen werden. Schuld geht übrigens oft mit Scham einher.

🧠 Scham ist ja mittlerweile eher ein altmodischer Begriff … Ich glaube, das Schamgefühl hat in den vergangenen Jahren abgenommen. Es gibt viele prominente Personen, die Dinge tun, für die sie sich eigentlich schämen müssten, sei es in Politik oder beim Sport, speziell beim Fußball.

🧠 Scham und Schuld sind soziale Gefühle. Scham ist eine Form der Angst, die aber nur in Bezug auf Lebewesen, vor allem Menschen, auftritt. Es ist eher unwahrscheinlich, dass man sich gegenüber einer Wiese oder einem Haus schämt. Ein Leitgedanke bei Scham ist: »Ich werde aus meiner sozialen Gruppe ausgeschlossen.« Eine Besonderheit ist, dass wir uns auch für andere schämen können: das sogenannte Fremdschämen. Der Handlungsimpuls von Scham ist, sich zu verstecken, weil wir so verhindern wollen, dass wir unsere Schwächen zeigen oder dass andere erkennen, dass wir etwas nicht geschafft haben. Ausgelöst wird sie beispielsweise bei Demütigung oder Erniedrigung, entweder durch einen selbst oder durch andere. Weil Scham so ein quälendes Gefühl ist, flüchten sich viele Personen in Wut und Ärger. Das fühlt sich stärker an, führt aber dazu, dass sie statt vielleicht ratsamer Zurückhaltung eher ein ungehobeltes Verhalten an den Tag legen.

Bei Schuldgefühlen ist es etwas anders. Schuld geht mit der Erkenntnis einher: »Ich habe gegen die Regeln meiner Gruppe verstoßen.« Und der natürliche, automatische Verhaltensimpuls ist Wiedergutmachung. Kurz vor dem Gefühl der Schuld, die durch die Tat einer Person ausgelöst wird, tritt oft Scham auf. Somit führen beide Gefühle zur Korrektur eines durcheinandergeratenen sozialen Gefüges.

🧠 Du sagst, eine Begleiterscheinung des Sichschämens kann sein, dass man sich zurückzieht. Das ist dann natürlich oft ein trauriger Weg in die Einsamkeit.

🧠 Einsamkeit ist auch ein soziales Gefühl und geht oft mit einer lähmenden Gefühlsleere einher. Ein nahestehendes Gefühl ist die Hilflosigkeit, auch sie kann lähmen. Das vegetative Nervensystem ist in beiden Fällen ruhig. Die Gedanken kreisen um das Problem, keinen Anschluss an andere Menschen zu finden. Es ist sogar möglich, sich unter Menschen sehr einsam zu fühlen, selbst inmitten einer fröhlichen Gesellschaft. Es fehlt dann die emotionale Verbundenheit. Und wir sprechen dabei übrigens nicht von Alleinsein. Alleinsein kann man genießen – bei Einsamkeit fehlt das.

🧠 Wie kann man das ändern?

🧠 Recht einfach. Der wichtigste Schritt ist es, die selbst gewählte Isolation aufzugeben, gemeinsame Erlebnisse mit anderen zu schaffen, zu versuchen, neugierig und offen andere Menschen kennenzulernen.

In jedem Fall nicht davor zurückzuschrecken, dass es sich am Anfang oder vielleicht sogar etwas länger nicht mehr so geschmeidig anfühlt wie vielleicht früher, als man noch selbstbewusst unter Menschen gegangen ist. Nicht selten hat Einsamkeit etwas damit zu tun, dass etwas fehlt, was in unserem früheren Leben einmal vorhanden war. Eine weitere Erklärung könnte darin liegen, dass wir zu hohe Erwartungen an unsere Kontakte haben, die diese nicht einlösen können, und wir lieber alleine sind als mit Menschen zusammen, die unsere Ansprüche nicht erfüllen. Die meisten von Einsamkeit betroffenen Menschen haben im Laufe ihres Lebens verlernt, sich auf andere einzulassen – oder diese Fähigkeit noch nie beherrscht. Aber sie kann jederzeit aktiviert oder neu entwickelt werden. Wie gesagt, echte Neugier und wahres Interesse an anderen spielen hier eine große Rolle. Aber nicht wundern: Manchmal muss man das erst wieder trainieren, und das geht nicht auf Knopfdruck.

BEOBACHTEN SIE, WIE HANDLUNGEN UND GEDANKEN IHRE GEFÜHLE BEEINFLUSSEN

Nehmen Sie sich 15 Minuten Zeit für diese Übung.

Übung 1: Testen Sie, ob Sie Ihre Gefühle durch bewusste Handlungen verändern können

Schritt 1: Beobachten Sie Ihr aktuelles Gefühl, und bewerten Sie die Schwere Ihrer Gedanken. Nehmen Sie hierzu eine Skala von 1 (sehr leicht) bis 5 (sehr schwer).

Schritt 2: Nun bringen Sie sich mit einer kleinen Aktivität in eine andere Emotionslage. Telefonieren Sie zum Beispiel mit einem sehr guten Freund oder einer Freundin.

Schritt 3: Nach der Aktivität gewichten Sie erneut die Schwere Ihrer Gedanken nach der oben genannten Skala und schauen, ob und wie stark sie sich verändert hat.

Variieren Sie diese Übung mit unterschiedlichen Aktivitäten. Führen Sie diese Übung innerhalb der nächsten zwei Tage mindestens fünfmal durch.

Übung 2: Testen Sie, ob Sie Ihre Gefühle durch Gedanken beeinflussen können

Schritt 1: Versuchen Sie, Ihre aktuelle Gefühlslage nach der obigen Skala zu erfassen.

Schritt 2: Erinnern Sie sich an eine dem Gefühl entgegengesetzte Situation (zum Beispiel ein schönes Abendessen im Urlaub), und spielen Sie diese vor Ihrem inneren Auge noch einmal durch.

Schritt 3: Messen Sie anschließend noch einmal die Intensität und Qualität des gegenwärtigen Gefühls. Hat es sich verändert?

3
Wo uns Gefühle »auf die Nerven« gehen

🧠 Eine Besonderheit von negativen Gefühlen ist ja leider, dass sie uns richtig quälen können. Dass sie uns permanent in die Mangel nehmen. Dass man oft nicht glaubt, dass es jemals wieder besser werden könnte. Und ganz unfair finde ich, dass man negative Gefühle viel intensiver wahrnimmt als positive. Wenn du nach einer Fernsehsendung fünfzig tolle Kritiken bekommst und eine schlechte, nagt die schlechte oft mehr an dir, als du dich über die vielen guten Kritiken freust.

🧠 Das Problem bei der Bewältigung von schwierigen Gefühlen ist, dass der Weg dahin immer zermürbend wirkt. Dagegen kann man etwas unternehmen, beispielsweise mit Übungen, die wirklich sehr wirksam sind. Da die Ausgangssituation aber so quälend ist, kommt man während jeden Trainings immer wieder an den Punkt, an dem Enttäuschung und Hoffnungslosigkeit versuchen, die Führung zu übernehmen. Und weil es so anstrengend ist, brechen viele das Training zu früh ab. Ein schlimmes Gefühl im Schwierigkeitsgrad um 90 vollständig ungeübt bewältigen zu wollen ist, wie aus dem Stand eine 50-Meter-Strecke tauchen zu dürfen. 40 Prozent entspricht einer Tauchstrecke von immer noch 25 Metern.

🧠 Wo kommen eigentlich die elektrischen Impulse der Nervenzellen her, die wir am Ende Gefühl nennen? In den Achtziger- und Neunzigerjahren gab es doch die Theorie, dass die rechte Gehirnhälfte eher die emotionale Seite betont und die linke eher die rational-logische. Hat sich das erhärtet?

🧠 Nein. Es hat sich nicht bestätigt, dass die rechte Gehirnhälfte mehr für Gefühle zuständig ist als die linke. Ebenso wenig die Theorie, dass Gefühle nur in einer entwicklungsgeschichtlich sehr alten Gehirnregion, dem »limbischen System«, entstehen. Es gibt aber eine uns mittlerweile wohlbekannte Struktur, über die wir uns schon im Motivationskapitel unterhalten haben, nämlich die Amygdala. Die scheint tatsächlich der wichtigste Knotenpunkt für Gefühle zu sein. Ein Hauptbahnhof für diese Impulse sozusagen. Hier liegt auch der Ursprung des vegetativen Nervensystems, des Systems also, das beispielsweise Puls, Blutdruck, Gänsehaut, Muskelanspannung und Schreckhaftigkeit steuert. Die Amygdala wandelt die elektrischen Impulse von Gefühlen um in eine körperliche Empfindung. Darüber hinaus hat sie noch zwei weitere wichtige Funktionen. Die erste hatte ich schon erwähnt: Sie reguliert die Stärke eines Gefühls. Von kaum merklich bis sehr dominant, sodass sie alles andere in ihren Bann zieht, nichts neben sich bestehen lässt. Eine weitere Funktion: Die Amygdala ist der Sitz der Angst. Kein weiteres Gefühl ist so stark auf eine einzige Struktur im Gehirn konzentriert wie die Angst.

Daneben gibt es weitere Regionen im Gehirn, die an der Entstehung einer Emotion beteiligt sind. Zum Beispiel der Teil der Hirnrinde, der direkt über den Augen liegt: der *orbitofrontale Cortex*. Dieser Teil des *präfrontalen Cortex* (PFC) bewertet speziell Situationen oder Erlebnisse emotional. Er stellt zum Beispiel nach dem Mittagessen fest, dass es uns sehr gut geschmeckt hat. Die sogenannte *Insula*, ein in der Tiefe des Schläfenlappens liegender Teil der Großhirnrinde, ist mitverantwortlich für Intuition und Bauchgefühl. Hier treffen die Informationen aus unseren Organen aufeinander, also beispielsweise von Herz und Darm. Hier kommen auch viele andere Botschaften aus den Hirnbereichen an, die unsere Gedanken formulieren und auch die Erinnerung beeinflussen. Diese Botschaften werden dann quasi in Gefühlen oder Intuitionen zusammengefasst. Damit ist beispielsweise auch das berühmte Bauchgefühl gemeint, das unserem Verhalten eine Richtung gibt, ohne dass wir eigentlich wissen, warum wir handeln, wie wir handeln. Als letzte interessante Region soll noch das *dorsale Cingulum* genannt werden, beheimatet im hinteren

Teil des *Gyrus Cinguli,* genau in der Mitte über einer Struktur, die »der Balken« genannt wird. Diese Region hat sich nach heutigem Wissen auf moralisches Denken und Empfinden spezialisiert.

Am interessantesten ist für uns aber nach wie vor die Amygdala. Sie müssen wir bremsen, wenn ungute Gefühle zu stark werden, und anfeuern, wenn positive Gefühle zu schwach ausgeprägt sind. Sie lässt uns aber auch feinfühlig sein oder einen unkontrollierten Impulsdurchbruch haben.

SCHAUEN SIE IHRER AMYGDALA BEIM ARBEITEN ZU

Nehmen Sie sich 15 Minuten für die Vorbereitung dieser Übung. Sie benötigen einen kleinen Notizblock und einen Stift oder aber die Notizfunktion Ihres Smartphones.

Aufgabe 1: Nehmen Sie sich eine Skala von 0 bis 5 vor.
0 bedeutet: »Ich fühle gerade nichts«, was in der Regel kein Problem ist.
1 bedeutet: »Ich fühle den Hauch eines Gefühls.«
2 bedeutet: »Ich spüre ein deutliches Gefühl.«
3 bedeutet: »Ich spüre ein starkes Gefühl.«
4 bedeutet: »Ich spüre ein sehr starkes Gefühl.«
5 steht für ein Gefühl, das mein Handeln ganz und gar bestimmt. (Ein Beispiel für eine Wertung 5 der Skala ist: Jemand hat mir den einzigen Parkplatz vor der Nase weggeschnappt, und ich habe ihn laut hörbar mit einem hier an dieser Stelle nicht zitierbaren Kraftausdruck beschimpft.)

Aufgabe 2:
Nehmen Sie sich vor, in den nächsten zwei Tagen bewusst die Stärke Ihrer Gefühle wahrzunehmen. Die Stärke macht sich als Druck bemerkbar, der Ihre Gedanken und ihr Verhalten ändern möchte. Dabei ist es nicht wichtig, welches Gefühl Sie gerade haben. Notieren Sie nun immer, wenn Sie daran denken, die Stärke in Ihrem Notizbuch mit der entsprechenden Zahl, zumindest aber alle zwei Stunden während Ihres Wachseins. (Stellen Sie sich einen Wecker oder nutzen Sie die Alarmfunktion Ihres Handys.)

Auswertung:
Schauen Sie sich nach zwei Tagen Ihre Liste an. Wenn Sie Ihre Gefühle auch nur mäßig wahrnehmen können, sollten sich hier durchaus Unterschiede auf der Bewertungsskala abgezeichnet haben. Diese Unterschiede der Gefühlsstärke sind Spuren der Arbeitstätigkeit Ihrer Amygdala. Sie dreht laut, und sie dreht leise. Übrigens spiegelt der Druck eines Gefühls nicht unbedingt 1:1 den Druck wider, den die Realität tatsächlich auf Sie ausübt ...

4
Wie wir unsere Emotionen bändigen können

🧠 Nun ist es ja nicht möglich, immer und überall seinen Gefühlen freien Lauf zu lassen. Du hast ja auch im Zusammenhang mit der Wut gesagt, niemand darf erwarten, dass andere die eigenen Wutanfälle ertragen. Aber es gibt ja immerhin ein Genre, das nach großen Gefühlen geradezu schreit – nämlich die Oper! Da kann man sich genüsslich sämtliche Gefühlsregungen, emotionalen Auswüchse und Irrungen anschauen. Die Oper lebt zu einem großen Teil davon, dass die Charaktere ihre Gefühle rücksichtslos ausleben – oft bis zum bitteren Ende. Im richtigen Leben ist das ja nicht unbedingt eine schlaue Taktik. Wie verhilft man denn dem Choleriker, dem Aufbrausenden, dem Schreihals zu einem pfleglicheren Umgang mit seiner Gefühlswelt – und hilft damit auch seinen leidgeprüften Mitmenschen …?

🧠 Beim Umgang mit Gefühlen starten wir Psychoexperten erst einmal mit dem Thema »Emotionale Verwundbarkeit verringern«. Die entscheidende Frage ist: Wann und warum sind wir in bestimmten Situationen nicht mehr Herr oder Frau unserer Gefühle. Im Gegensatz zur Oper kann man im Alltag nicht jedem Gefühl nachgeben – eher im Gegenteil, man sollte sich seine Gefühlswallungen häufiger verkneifen. Und das ist auch nicht schädlich, wie manch einer argumentiert. Es fühlt sich nur erst einmal nicht so gut an.

🧠 Wie kann man denn seine emotionale Verwundbarkeit verringern? Gibt es denn so was wie Erste-Hilfe-Maßnahmen, falls die Emotionen mit uns durchgehen wollen?

🧠 Viele entsprechende Strategien dürften bekannt sein. Hierzu gehören:
1. das Übernehmen von Verantwortung,
2. ein guter, erholsamer Schlaf – der wirkt nämlich Wunder,
3. gute Ernährung,
4. Krankheiten behandeln statt verschleppen,
5. ein professioneller Umgang mit Stressauslösern,
6. regelmäßige Bewegung auf Ausdauerebene und
7. … jetzt kommt es: das Vermeiden von Alkohol und Drogen.

Je mehr dieser Punkte beachtet werden, desto größer wird die Widerstandsfähigkeit gegenüber Gefühlsattacken sein!

❀ Was kann man noch tun, um störende Gefühle zu entschärfen?

❀ Da steht »Zeit gewinnen« ganz weit vorn. Am besten ist es, bei einer Auseinandersetzung, gleich welcher Art, das Feld zu verlassen, bevor man großen Schaden anrichtet. Eine Stufe drunter ist Ablenkung angesagt. Hier ist es gut, wenn man vorher schon einmal ein paar Ablenkungsvariationen ausprobiert hat, damit man nicht lange suchen muss.

❀ Steht man im Stadion seiner Lieblingsmannschaft, und die vergeigt wieder einmal eine hundertprozentige Torchance …

❀ … könnte man beispielsweise auch hier wieder eine Chilischote der Marke »Extrascharf« zerkauen.

❀ Der Chilikonsum wird dann wohl in absehbarer Zeit drastisch zunehmen …

❀ Aber der Trick wirkt sofort: Für die nächsten Minuten hat man nämlich ein ganz anderes Problem als eine verpasste Torchance – der Mund brennt. Vielleicht schießt deine Mannschaft gerade dann das entscheidende Tor, wenn nicht, dann noch eine kauen! Aber mehr als vier Stück würde ich aus anderen gesundheitlichen Gründen nicht empfehlen. Personen, deren Gefühlsaufwallungen einem Wasserkessel mit Überdruck gefährlich nahekommen, sollten etwas anderes machen. Sitzen die beispielsweise bei der Arbeit in einer hitzigen Vorstandsbesprechung, und die aufgestauten Gefühle wollen gerade durchstarten, hilft vielleicht ein stiller Blick auf das Bild der Familie auf dem Bildschirm des Smartphones und erwärmt das Herz. Das könnte das Gefühl auch positiv verändern, weil man wieder daran erinnert wird, warum man eigentlich diesen aufreibenden Job macht. Hier gibt es unendlich viele Möglichkeiten, um sich kurzfristig ein wenig Luft zu verschaffen. Das muss man also einfach ausprobieren.

❀ Das war die Erste Hilfe, aber wie werde ich grundsätzlich etwas souveräner im Umgang mit störenden Emotionen?

🧠 Da kann es in der Tat hilfreich sein, einen Blick in die eigene Vergangenheit zu werfen. Aber auch dieses Tool benötigt etwas Vorbereitung in ein paar ruhigen Stunden. Denn bei starken Emotionen, die immer in ähnlichen Situationen auftauchen und für mächtig Unordnung sorgen, hat es sich bewährt, zu schauen, ob das Gefühl nicht schon ein seit Jahren oder Jahrzehnten bekannter Begleiter ist. Fakt ist, oft melden sich in unserem aktuellen Alltag negative Gefühle, die schon viel früher entstanden sind. Zum Beispiel eine Angst, die im frühen Kindesalter entstanden ist, als ein Elternteil wiederholt laut wurde. Die hat sich im Kopf festgefressen, und dreißig Jahre später wird dieser Person endlich bewusst, dass sie einen unverhältnismäßig großen Respekt vor ihren Vorgesetzten hat. Sie traut sich aus »Angst vor dieser Angst« nicht einmal, in einen konstruktiven, wohlwollenden Konflikt zu gehen. Und weil diese häufige Angst da ist, tut die Person stets, was von ihr verlangt wird. Selbstverständlich, ohne Überstunden aufzuschreiben.

🧠 Da schleppt man also solche Altlasten durch sein Leben?

🧠 Jeder von uns. Deshalb ist es wichtig, sie zu erkennen. Denn entdeckt man bei sich das Schema dahinter, registriert, dass sich hier ein altes Gefühl in den aktuellen Alltag des Erwachsenen hineingemogelt hat und fast genau dasselbe Verhalten wie vor dreißig Jahren hervorruft. Da kann man dann wenigstens bewusst gegensteuern und zumindest vom Kopf her einsehen, dass das Gefühl überzogen ist und man durchaus mutiger auch mit seinen Forderungen werden könnte. Natürlich bleibt die Angst am Anfang als Begleiter. Aber die fühlt sich mit etwas Übung später nicht mehr so stark an. In der »Dialektisch-Behavioralen Therapie« nach Marsha Linehan (geb. 1943), die sehr viel zum Thema Gefühlsregulation geforscht hat, nennt man dieses Tool »Vorsicht Falle«. Diesen deutschen Begriff haben Martin Bohus und Martina Wolf-Arehult geprägt. Beides Verhaltenswissenschaftler und Psychotherapeuten.

🧠 Wir reden hier über negative Gefühle, die uns den Alltag zwar vermiesen können, aber quasi mit »Bordmitteln« entschärft werden können. Bei gravierenden Ängsten und Panikattacken wird man stärkere Geschütze auffahren müssen, dabei ist es sicher wertvoll, wenn man erkennt, dass man bestimmte Verhaltensweisen über Jahrzehnte hinweg mitschleppt, obwohl sie schon lange nicht mehr sinnvoll sind.

🧠 Ein erstaunlich mächtiges Tool ist das faire und genaue Hinschauen. Jeder weiß: Wenn ein Gefühl sehr intensiv ist, ist unsere Aufmerksamkeit sehr stark eingeschränkt. Bei starken Emotionen sehen wir nur noch, was uns dieses Gefühl erlaubt zu sehen, und interpretieren die Welt durch diesen Blickwinkel. Stell dir vor, du fährst die schnellste Achterbahn auf einem Rummel. Der Wagen ist ganz langsam oben, an der höchsten Stelle, angekommen, wird nun allmählich immer schneller und stürzt rasend schnell in die Tiefe. – Was denkst du, bekommst du jetzt noch mit?

🧠 Wenn ich das erste Mal mit dieser Bahn fahre und die Strecke anspruchsvoll ist, wahrscheinlich nicht mehr viel …

🧠 Aber sicher noch die schöne Landschaft, die Kühe auf der Weide gegenüber, das Paddelboot im Fluss und die hübsche Rothaarige zwei Reihen vor dir?

🧠 Die Rothaarige vielleicht, aber den Rest ganz bestimmt nicht. Es gibt Achterbahnen, da ist man froh, wenn man den Höllenritt einfach nur irgendwie übersteht. Wenn es sein muss, mit geschlossenen Augen.

🧠 Mit geschlossenen Augen? Das ist lustig. Das würde bei mir alles nur noch schlimmer machen, obwohl ich Achterbahnen liebe. In dem Moment, wo der Wagen den Berg hinabrast, nimmt man Details nicht mehr wahr. Erst gegen Ende, wenn die stärksten Überraschungen der Fahrt vorbei sind, stellt sich wieder ein Bild ein. Aber dann ist die Fahrt schon nicht mehr so wild.

🧠 Ich verstehe. Am Anfang beherrscht so ein starkes Gefühl einfach alles, erst gegen Ende kommen dann wieder andere Eindrücke zum Vorschein.

🧠 Je gewohnter die Situation ist, desto besser schafft man es, auch in den schwierigen Passagen den Blick schweifen zu lassen. Allerdings nur, wenn man es sich fest vornimmt! Es kostet schon Kraft, die Aufmerksamkeit zu halten. Je häufiger man beispielsweise den Versuch wiederholt, auch bei emotionalen Auseinandersetzungen den Blick für Details nicht zu verlieren, umso besser wird man darin. Das kann man gut bei

Paarbeziehungen oder im Umgang mit Kollegen, die einem nicht so wohlgesonnen sind, üben …

🧠 Nun gelingt es mir vielleicht aufgrund dieser Tipps, unpassende Gefühle in den Griff zu bekommen! Aber, wie mehrfach erwähnt, neigt man ja dazu, schnell wieder in den alten Trott zu verfallen. Also – was tue ich, um weiter die Kontrolle zu behalten?

🧠 Da kommen wir zu dem »Emotionssurfing«. Auch hier geht es darum, ein Gefühl, das eventuell zu stark ausgeprägt ist, zu kontrollieren und ihm nicht sofort nachzugeben. Das bedingt, den zeitlichen Verlauf des Gefühls genau zu beobachten und zu »erleben«. Wohlgemerkt »zu erleben« – nicht, »danach zu handeln«. Wie einen guten Whiskey, der im Abgang noch weitere Geschmacksnoten entwickelt, die man nie erfahren würde, wenn man nicht darauf achtet. Oder aber, um beim Beispiel Achterbahnen zu bleiben: Kennst du diese traditionellen US-amerikanischen Achterbahnen auf den Holzgerüsten?

🧠 Klar! Ich bin da oft genug durchgeschüttelt worden. Manche sind aber ganz geschmeidig und angenehm konstruiert.

🧠 Exakt! Genau darauf wollte ich hinaus! Wer viele davon gefahren ist, weiß, dass Achterbahnfahren nicht nur für Loopings und Bauchgruseln steht, sondern auch eine äußerst kunstvolle Komposition aus harmonischen Schwüngen bieten kann. Eine Sinfonie der Fahrkunst zur Anregung des Bauchgefühls … Ich bin davon begeistert, wie du merkst, und habe auf meinen Reisen keine ausgelassen, die ich besuchen konnte. Hier geht es letztendlich nur darum, ganz sinnlich das Gefühl in seiner Reinform genau zu erleben, das sich während der Fahrt einstellt – von Anfang bis Ende. Und hat man eine Bahn erlebt, ist man gespannt auf die nächste. Genau das ist mit »Emotionssurfing« gemeint. Das Reiten auf der Welle der Emotion. Die hundert Facetten der Wut, der Freude und so weiter kennenzulernen – »kennenlernen« ist übrigens etwas anderes als »gut finden«. Man wird schnell herausbekommen, dass es viel mehr Emotionen und Schattierungen gibt, als wir Worte dafür haben. Und wenn du den Bogen raushast, kannst du plötzlich eine völlig andere Story erzählen. Nicht mehr nur die immer wiederkehrende Geschichte von Gefühlen, die uns nur fertigmachen wollen …

🧠 Also schickt ihr eure Patienten auf den Jahrmarkt?

🧠 Natürlich nur im übertragenen Sinn. Wir machen den Rummel in unserer Praxis. Aber erst mal schneidern wir, wenn das Leben durch sinnlos bremsende Gefühle beeinträchtigt wird, ein maßgerechtes Paket für die Patienten, das einen cleveren Umgang mit schwierigen Gefühlen erlaubt. Und dann geht es ans Trainieren. Weil Emotionen aber so einnehmend sind, fällt es vor allem in der Anfangsphase der Trainings vielen Menschen schwer, ohne gute Führung durch einen Trainer in einen alltäglichen »Surfmodus« zu kommen. Man lernt eben in diesen Trainings einen völlig anderen Umgang mit Gefühlen, als wir es gewohnt sind. Das zu beherrschen macht die Sieger aus und steigert die Lebensqualität ungemein.

PRAXISTEST

Gefühle geben Ihrem Verhalten eine klare Richtung vor, klären Ziele, und viele Ziele schenken Kraft. Allerdings rauben sie im gleichen Moment auch Flexibilität und sabotieren die Selbstbestimmtheit. Man könnte sagen, Gefühle sind kraftvolle Ratgeber, allerdings nicht immer gute. Ist ein Gefühl zu stark oder zu gering ausgeprägt oder sogar unangemessen platziert, ist es hilfreich, mit einem für die Situation angemessenen Verhalten gegen den Impuls dieses Gefühls zu reagieren. Das können einige Menschen besser, anderen fällt es schwerer. In jedem Fall kann man es lernen wie das Luftanhalten beim Streckentauchen im Schwimmbad. Testen Sie hier, wie flexibel Sie mit Ihren Emotionen umgehen können.

Beantworten Sie die unten folgenden sechs Fragen, indem Sie Ihr Ergebnis auf einer Skala von 1 (stimmt überhaupt nicht) bis 5 (stimmt völlig) ankreuzen.

Frage 1:
Wenn ich unter hoher Spannung stehe, ist es mir möglich, das vor anderen zu verbergen.

☐ ☐ ☐ ☐ ☐
1   2   3   4   5

Frage 2:
Ich zeige meinen Mitmenschen offen meine Gefühle oder die daraus entstehenden Verhaltensweisen, auch wenn ich es eigentlich nicht möchte.

☐ ☐ ☐ ☐ ☐
1   2   3   4   5

Frage 3:
Ich lasse mich auch durch intensive negative Gefühle nicht von einem guten Plan abbringen.

☐ ☐ ☐ ☐ ☐
1 2 3 4 5

Frage 4:
Mir wird öfter gesagt, dass ich launisch bin.

☐ ☐ ☐ ☐ ☐
1 2 3 4 5

Frage 5:
Ich weiß genau, was ich zu tun habe, um mich wieder ins Lot zu bringen, wenn ich unausgeglichen bin.

☐ ☐ ☐ ☐ ☐
1 2 3 4 5

Frage 6:
Ich weiß, dass meine Gefühle durch einen passenden Lebensstil (Schlafen/Ernährung/Bewegung usw.) auch in Stresssituationen gut abgepuffert werden können und dadurch gar nicht erst so stark werden. Um das beizubehalten, gehe ich in solchen Phasen gezielt sorgsam mit mir um.

☐ ☐ ☐ ☐ ☐
1 2 3 4 5

Auswertungsschlüssel
Die erreichte Punktezahl entspricht in den Aufgaben 1, 3, 5 und 6 der von Ihnen angekreuzten Zahl. Beachten Sie: Die Fragen 2 und 4 werden invers (I) gezählt, also 5 Punkte für Ihr Kreuz bei 1; 4 Punkte für Ihr Kreuz bei 2, usw. Zählen Sie die erreichten Punkte zusammen.

Auswertung

30–18 Punkte:
Sie haben keinen unkontrollierten Umgang mit Gefühlen. Sie scheinen durchaus in der Lage zu sein, sich von ihnen nicht überwältigen zu lassen. Sie haben ausreichend Mittel, sie zu regulieren. Bleiben Sie aber am Ball, und schauen Sie, in welchen Situationen Sie vielleicht das ein oder andere noch feinjustieren können. Als Daumenregel sollte man einmal jährlich schauen, ob die Kombination von Lebensqualität, Gefühlen und Zielen noch funktioniert. Einige Personen in diesem Punktebereich profitieren von der Frage, ob sie nicht gelegentlich zu kühl auf andere wirken. Sollte das ungewollt so sein und Sie damit beispielsweise in der Familie oder bei Freundschaften als gefühlskalt wahrgenommen werden, lohnt es sich, ein, bisschen darauf zu achten.

17–12 Punkte:

Ihnen ist das Regulieren von Gefühlen nicht fremd. Dennoch fällt es Ihnen in einigen Situationen nicht leicht, sie unter Kontrolle zu bekommen, und Sie bezahlen gelegentlich einen höheren Preis. Entweder Sie fühlen sich gepeinigt, oder aber Sie überlassen den Gefühlen mehr Gestaltungsmöglichkeiten, als es gut ist. Das kann auf Dauer viel Kraft kosten. Eine gute Idee wäre es, den Umgang mit Gefühlen zu trainieren. Experimentieren Sie mit den oben beschriebenen Tools! Fragen Sie andere Personen, wie die es schaffen, auch in schwierigsten Situationen gut mit sich umzugehen und umsichtig zu bleiben. Sammeln Sie neue Strategien, und probieren Sie sie aus. Suchtmittel natürlich ausgeschlossen.

11–5 Punkte:

Es sieht so aus, als würden Gefühle in Ihrem Kopf gelegentlich die Oberhand übernehmen. Möglicherweise spüren Sie bereits, dass Sie bisweilen einen recht hohen Preis dafür zahlen, wissen aber nicht, wie Sie die Kontrolle über diese Situationen erlangen können. Sollten Sie es wollen, wäre hier durchaus eine gezielte Beratung zum Thema Emotionsregulation bei einem Verhaltenstherapeuten ein guter Start in einen reibungsärmeren Alltag.

ERKENNTNISSE AUS DER PSYCHOKISTE

Jemand sucht den verbalen (nicht körperlichen) Streit? Stellen Sie sich ruhig neben ihn, nicht vor ihn, dann beruhigt er sich schneller!

Gruß von der Amygdala! Eine Person, die weiß, wie lange ihre Gefühle andauern, handelt weniger impulsiv.

Gefühle leben ist teuer und nicht selten gegen das gerichtet, was uns wirklich wichtig ist.

5
Wie wir die Macht über unsere Gedanken bekommen

Hier erfahren Sie:

1
Was der Verstand so alles macht

FRANK ELSTNER

🧠 Ein Kollege von mir, der mit seinen neuen Projekten mehrmals auf die Nase gefallen ist, hat in einer meiner Sendungen einmal gesagt: »Mein Verstand arbeitet gelegentlich gegen mich!« Ich fand den Satz damals originell, aber wenn man genauer darüber nachdenkt, ist das doch merkwürdig: Was veranlasst denn den Verstand, gelegentlich gegen uns – und damit ja auch gegen sich selbst – zu arbeiten?

THORSTEN KIENAST

🧠 Im Prinzip ist es so: In Dingen, mit denen du sehr viel praktische Erfahrung hast, leitet dich dein Verstand in der Regel recht zielsicher und trifft oft ins Schwarze. Nicht immer, wohlgemerkt. Aber oft.

🧠 Gut, da entwickelt sich ja auch eine gewisse Routine. Gefährlich wird es erst, wenn man – wie in Zeiten der Corona-Pandemie – aus dieser Routine ausbrechen will oder muss. Und plötzlich vor anscheinend unlösbaren Problemen steht!

🧠 Wenn wir unseren Denkapparat mal ganz analytisch betrachten, stellen wir fest, dass er im Umgang mit Problemen nach bestimmten Regeln arbeitet.

Regel Nummer 1: Ein Problem entsteht dann, wenn du mit deinem bisherigen Denken und deiner bisherigen Erfahrung keine Lösung findest. Die Corona-Pandemie ist dafür ein gutes Beispiel. In unserem Alltag waren uns die alltäglichen Anforderungen klar, was bedeutet: Die Suche nach einer Lösung für auftauchende Probleme folgte einem professionellen und im Kern meist recht emotionslosen Ablauf. Bei neuen Problemen schaute man vielleicht zuerst in einer gut sortierten und glaubwürdigen Datenbank nach, ob es hier passende Vorschläge gab. Wenn nicht, befragte man vielleicht Kollegen nach ihrer Meinung, im dritten Schritt bat man eventuell externe Experten um Rat. Wer ein Problem hatte, konnte also so viele unterschiedliche Quellen zur Problemlösung heranziehen wie nur möglich. Und musste nur offen für völlig andere Ansätze sein.

Regel Nummer 2: Eine Problemlösung erscheint oft so lange unmöglich, bis es klappt.

Ein Beispiel: Man bekommt auf der Arbeit eine Aufgabe, die unmöglich zu lösen scheint – und urplötzlich ist die Lösung dann sonnenklar! Diese Erfahrung hat wahrscheinlich jeder schon einmal gemacht. Was hier dahintersteckt, ist das Wechselspiel zweier tief greifender Gedanken: »Das ist nicht möglich« und »Das Problem müsste ich eigentlich lösen können, ich bin ja schließlich Experte«. Beide Ansichten verhaken sich oftmals miteinander und erzeugen so eine Endlosschleife der überzeugten Ratlosigkeit. Wir unternehmen immer wieder neue Versuche, allerdings auf eine gewohnte Art, mit den gewohnten Werkzeugen, nach den gewohnten Mustern. Das erzeugt oft ein Gefühl der Ausweglosigkeit, das nicht selten zur Resignation führt.

🧠 Nun gibt es ja solche Probleme auch im ganz normalen Alltag. Woran liegt es beispielsweise, wenn man nach der Arbeit dauernd Stress im Privatleben hat? Selbst wenn man eine kluge und verständnisvolle Person ist?

🧠 Umsichtige, aufmerksame, konfliktfähige, aber wenig impulsive Menschen haben grundsätzlich gute Karten im zwischenmenschlichen Bereich. Trotzdem haben wir alle unsere ganz persönlichen Schwächen. Das heißt, einige nützliche Fähigkeiten sind nicht so gut ausgebildet, sodass wir immer wieder in dieselben Fallen tappen. Eine ganz entscheidende ist diese hier: Wir neigen dazu, unbewusst Regeln und Erfahrungen, die wir auf einem Gebiet, zum Beispiel in unserer Berufstätigkeit, gemacht haben, auf Lebensbereiche zu übertragen, von denen wir kaum Ahnung haben. Wir haben diese Problematik ja schon kennengelernt, als wir über das abgeschleppte Auto gesprochen haben. Da hat der Mann im häuslichen Bereich so agiert wie im beruflichen, was bei der Partnerin gar nicht gut ankam. Oder stell dir eine exzellente Facharbeiterin vor, die in der Lage ist, die kniffligsten Probleme in ihrem Job zu lösen. Weil sie aber so viel Zeit an ihrem Arbeitsplatz verbringt, ist sie selten bei ihrer Familie zu Hause. Wenn sie hier mit Problemen konfrontiert wird – nach welchen Mustern wird sie die wohl angehen?

🧠 Na ja, nach denen, die sie in ihrem Job eingesetzt hat.

🧠 Und genauso ist es. Aber es ist gefährlich, Regeln unkontrolliert auf andere Lebensbereiche zu übertragen – egal, in welche Richtung. Die Wahrscheinlichkeit, dass man falschliegt, ist ziemlich hoch!

ÜBERWINDEN SIE DEN GEDANKEN »DAS GEHT NICHT«

Lernen Sie die Kraft des Gedankens »Das geht nicht« kennen! Lösen Sie die folgenden Aufgaben, ohne aufzugeben:

1. Nennen Sie in 10 Minuten 20 Möglichkeiten, wie man unter Wasser eine Kerze anzünden kann.

2. Nennen Sie in 10 Minuten 20 Möglichkeiten, wie man im Kopfstand ein Glas Wasser trinken kann.

3. Nennen Sie in 10 Minuten 20 Möglichkeiten, wie Sie ein Auto in einen Kühlschrank bekommen.

Lernen Sie, auch mal von Ihrem Idealbild loszulassen! Entscheidend ist zunächst, die Barriere des reflexhaften Gedankens »Das geht nicht« zu überwinden. Dann wird deutlich, dass es notwendig ist, die Erwartung an eine geniale Lösung zu kippen und stattdessen einen Kompromiss zu finden. Der letzte entscheidende Schritt besteht darin, mit den drei besten Antworten zu versuchen weiterzuarbeiten.

🧠 Du sagst, unser Verstand hält sich an gewisse Regeln. Wo werden unsere Gedanken und Regeln eigentlich produziert?

🧠 Es ist ein bisschen so wie bei den Gefühlen. Wissenschaftlich gesehen, ist bisher kein neuronales Zentrum gefunden worden, in dem Gedanken hergestellt werden. Es ist daher anzunehmen, dass hier verschiedene Gehirnregionen beteiligt sind beziehungsweise sein können. Eine sehr wichtige Rolle spielen dabei der präfrontale und der dorsolateral-präfrontale Teil der Hirnrinde, wie die Neurowissenschaftler sagen. Aber mit diesen Begrifflichkeiten möchte ich dich gerne verschonen. Ich möchte diese Region für unser Gespräch lieber anders benennen, um es etwas einfacher zu machen.

🧠 Vielen Dank für die Rücksichtnahme!

🧠 Nehmen wir doch ganz einfach den Begriff »Verstand«. Darunter fassen wir alle Gehirnteile zusammen, die an der Produktion und Verarbeitung von Gedanken beteiligt sind. So eine nüchtern-wissenschaftliche Betrachtung des Phänomens »Gedanke« hat mehrere Vorteile. Es wird vor allem deutlich, dass Gedanken tatsächlich nichts anderes als elektrische Ereignisse im Gehirn sind – was wir ja genauso auch schon für die Gefühle festgestellt haben. Beobachtet man aus dieser Perspektive das Gedankengewusel, das sich über den Tag hinweg im Gehirn abspielt, fällt es einem leichter, sich vorzustellen, dass der Verstand häufig auch Gedanken aufs Geratewohl produziert; ungefragt und einfach so. Mal passend, mal nicht passend und recht oft knapp daneben – er produziert also auch Irrtümer.

🧠 Wie menschlich!

🧠 Ja, und der Verstand schafft noch etwas: Oft versieht er bestimmte Gedanken mit dem Gütesiegel »wahr«. Und damit erhält dieser Gedanke Durchschlagskraft, wobei das Entscheidende daran ist, dass dieses Gütesiegel vor der Vergabe gar nicht ernsthaft geprüft wurde und sich nie als »wirklich wahr« beweisen musste.

🧠 Das bringt Licht in so einiges. Wenn ich mir überlege, wie oft ich mich schon geirrt habe in meinem Leben … Dabei haben sich diese Vermutungen vorher überzeugend echt angefühlt. Und im Nachhinein, als ich den Fehler gefunden hatte, fand ich es erstaunlich, dass ich den vorher nicht bemerkt und etwas Unsinniges gedacht habe. Alles Folge der Biologie?

🧠 So funktioniert der Verstand eben. Es empfiehlt sich also, immer aufmerksam zu bleiben, wenn du dich auf unbekanntes Terrain begibst und auf einmal neue Gedanken auftauchen. Nicht alles, was du denkst, ist auch wahr!

🧠 Wenn mein Gehirn nun aufgrund von Gedanken, die gar nicht stimmen, eine neue Regel konstruiert, bin ich ja völlig aufgeschmissen ...

🧠 Besonders gemein ist es, wenn wir im Laufe unseres Lebens immer wieder unnötige Regeln konstruieren, die uns letztlich mehr behindern als voranbringen. »Zu Hause kann ich mich nur erholen, wenn die Wohnung aufgeräumt ist«, ist so eine Regel. Diese Regeln werden zur eigenen Wahrheit, und man vergisst alle anderen Möglichkeiten. Stell dir einen Mann vor, der mit dieser Regel im Kopf Vater von Zwillingen wird. Der hat spätestens dann ein ernsthaftes Problem, wenn die Kinder drei Jahre alt sind und anfangen, die Wohnung zu erobern. Der Vater wird sich mit seiner Einstellung die nächsten Jahre nicht mehr erholen. Solche ungeschickten Regeln engen uns sehr ein. Lösungen werden aber vielfältiger, wenn wir uns radikal über unsinnige Begrenzungen, die vielleicht vor Ewigkeiten einmal hilfreich gewesen sind, hinwegsetzen.

🧠 Nun wäre es gut, wenn du einen Tipp geben könntest, wie man sinnvolle und weniger sinnvolle Gedanken unterscheiden kann.

🧠 Dafür gibt es ein ganz einfaches Erkennungsmerkmal. Immer wenn etwas trotz mehrfacher Versuche nicht gelingt, lohnt es sich, sein eigenes Denken infrage zu stellen.

Hier greift *Regel Nummer 3:* Du bist nicht deine Gedanken und auch nicht dein Verstand – du *hast* lediglich Gedanken, die dein Verstand produziert. Vergleiche es mit E-Mails: Du bekommst permanent E-Mails, wirst also zugeschüttet mit allen möglichen Informationen. Die wenigsten davon sind sinnvoll.

Daraus folgt die überraschende *Regel Nummer 4:* Du musst nicht immer alles glauben, was du denkst. Oder, im Bild der E-Mails beschrieben:

Sortiere die Mails aus, die nicht zur Sache gehören. Und du wirst feststellen, dass die meisten Nachrichten in den Spamordner gehören. So verhält es sich mit einem Großteil der Gedanken, die unablässig durch deinen Kopf schießen – sie gehören in den Papierkorb.

Die Schwierigkeit beginnt schon mit der Art, wie wir uns ausdrücken. Wir verinnerlichen Sätze wie: »Ich bin hässlich«, »Ich bin ängstlich«, »Ich bin schlecht in Chemie« und so weiter. Diese Botschaften verkleben dann sehr unglücklich die Gedanken mit demjenigen, der sie denkt – weil er sie einfach zu ernst nimmt.

🧠 Auf der anderen Seite können solche Selbsteinschätzungen oft ganz nützlich sein. Sie bewahren mich beispielsweise vor der häuslichen Küchenarbeit. Ich kann nämlich nicht kochen!

🧠 Klar sind sie gelegentlich nützlich, aber die Spielregeln des Lebens verändern sich mit der Zeit. In anderen Lebensphasen können dieselben Erkenntnisse viel Leid und Ärger verursachen. Zum Beispiel, wenn du eine Frau hast, die keine Lust hat, immer alles alleine in der Küche zu machen. Oder nimm einen Informatiker, der davon gelebt hat, tolle Programme zu schreiben, aber immer eine gewisse Scheu vor Menschen hatte. Der geht nun in Rente und wird gefragt, ob er denn nicht mit auf eine Feier gehen möchte. Nun kann es sein, dass der Verstand des Informatikers suggeriert: »Ich bin gut in Informatik, aber kann nicht gut mit Menschen«, und der Betreffende hört auf seinen Verstand und lehnt solche Einladungen dankend ab. Wie tragisch in dieser Lebenssituation.

🧠 Das führt zu Einsamkeit.

🧠 Genau. Wohl dem, der sich in so einer Situation aus möglichen Verstrickungen lösen und von überkommenen Gedanken distanzieren kann. Hoffen wir, dass unser Informatiker beispielsweise den Gedanken »Ich kann nicht gut mit Menschen« einfach mal infrage stellt.

🧠 Also eine Art Notausgang aus der Gewohnheit?

🧠 Seinen alten Gedanken und Regeln automatisch zu folgen ist in der Tat eine Gewohnheit. Die zu verändern ist ein wertvoller Schlüssel zur Lösung vieler schwieriger Situationen.

🧠 Aber bestimmt wieder einmal auch unbequem.

🧠 Meistens schon, aber eben auch sehr lohnend. Unser Verstand hat nämlich noch andere Hobbys, als nur von morgens bis abends Gedanken zu produzieren. Er verknüpft zum Beispiel auch noch Gedanken und Gefühle miteinander. Er registriert beispielsweise: »Es ist schön, im Sommer im Freibad zu sein.« Davon unabhängig erkennt er auch: »Es ist schön, mit einem netten Bekannten etwas zu unternehmen.« Sehr schön ist es demnach, beides zu koppeln, nämlich im Sommer mit einem Bekannten ins Freibad zu gehen. Ist das geschehen und geht der Mensch nun das nächste Mal alleine ins Freibad, stellt sich eine nette Erinnerung an den gemeinsamen Ausflug ans Wasser ein. Sommer, Freund und Bad sind nun miteinander verknüpft. Das macht er ungefragt und auch nicht immer so intelligent wie in unserem Beispiel. Wie in einer Fabrik ist hier oft eine Menge Ausschuss dabei!
Darüber hinaus speichert unser Verstand all die Regeln, mit denen wir unseren Alltag bestreiten. Und außerdem ist es eine der Haupteigenschaften unseres Verstandes, wirklich immer zu allem einen Kommentar abzugeben. Er konstruiert Geschichten aus allem, was wir erleben, und leider sind viele davon frei erfunden.

🧠 Erinnert ein wenig an die Einstellung von Pippi Langstrumpf, die sich die Welt auch so macht, wie sie ihr gefällt. Ich muss schon sagen: In Sachen Gehirn, Gefühle und Regeln bin ich allmählich ziemlich desillusioniert. Auf unsere inneren Stimmen scheint ja recht wenig Verlass zu sein. Nicht einmal auf unseren Verstand!?

🧠 Zumindest manchmal. Er leistet überwiegend sehr gute Arbeit. Aber von dem Moment an, wenn wir morgens aufwachen, beginnt der Verstand mit seiner Vorstellung und sondert Eindrücke ab. Das macht er automatisch, wie die Lunge, die Atemluft wechselt und das Blut mit Sauerstoff anreichert. Unter uns gesagt: Dieses Geschichtenerzählen ist eigentlich ein stumpfer, unintelligenter Mechanismus. Es passiert einfach.
Lass uns ein kleines Experiment machen, und denk einmal an deine mathematischen Fähigkeiten in der Grundschulzeit zurück.

🧠 Mathematik gehörte jetzt nicht unbedingt zu meinen Kernkompetenzen …

🧠 Ich hab's geahnt. Kam es denn vor, dass du ab und zu eine Aufgabe falsch gerechnet hast, aber fest überzeugt warst, alles korrekt gelöst zu haben?

🧠 Immer!

🧠 Ist das nicht überraschend, wie überzeugt der Verstand von seinen eigenen, gelegentlich aber falschen Lösungen ist?

🧠 Ja, das ist schon erstaunlich. Ich war fast immer absolut sicher, dass mein Ergebnis stimmt. So ging es mir aber auch in anderen Bereichen. Das hat beispielsweise dazu geführt, dass ich mich bei der Fahrt zu irgendeinem Ort, an dem ich schon einmal war, verfranzt habe, obwohl ich sicher wusste, dass der Treffpunkt nach der zweiten Autobahnausfahrt hinter der dritten Abzweigung links sein musste. Am Ende war er dann rechts, und manchmal musste ich lange suchen!

🧠 Und so passiert es auch im zwischenmenschlichen Bereich immer wieder. In der Mathematik bekommt man den Irrtum seines eigenen Verstandes ja in der Regel schnell hieb- und stichfest bewiesen. Im zwischenmenschlichen Bereich ist das bedeutend schwieriger. Gedankenlesen geht nicht. Allenfalls aufmerksam sein. Aber statt an einer Anweisung seines Verstandes zu zweifeln, glaubt man stur: »Ich kann mich auf mein Urteil verlassen.« Und dann haben wir den Salat. Das ist manchmal banal, etwa wenn man vom Liegenlassen der Socken im Wohnzimmer auf mangelndes Interesse des Partners an der Familie schließt. Kann aber ziemlich dramatische Auswirkungen haben, wenn es durch solche zweifelhafte Informationen zu einer zerstörerischen Eifersucht kommt.
Fazit: Wir sind nicht unser Verstand. Der Verstand ist letztlich auch nur ein fehlbares Organ, dessen Arbeit oft schon durch die einfachste Qualitätskontrolle fallen würde. Das Mittel, um die Fehler des Verstandes aufzudecken, lautet schlicht: »Aufmerksam bleiben!« Die Schlagworte heißen heute »Mindfulness« oder auch »Achtsamkeit«.

2
Welche Strategien hinter unserem Denken stehen können

🧠 Und nun lass uns mal über die verschiedenen Strategien sprechen, mit denen der Verstand Gedanken bearbeitet. Du wirst sehen, jede Strategie führt bei denselben Gedanken zu anderen Ergebnissen. Vier Strategien sind besonders häufig: Lösungsorientiertes Denken, (innere) Ordnung schaffendes Denken, Grübeln und Sich-Sorgen-Machen.

🧠 Ich kenne alle vier!

🧠 Das ist schon mal gut. Der Clou liegt nun aber darin, sich immer bewusst zu sein, welche Art von Denken man gerade anwendet.

🧠 Am besten klingt für mich: »lösungsorientiertes Denken«.

🧠 Das ist immer zielgerichtet und sucht nach Impulsen von außen, die behilflich sind, Lösungen für Aufgaben, Probleme oder Herausforderungen zu finden. Lösungsorientiertes Denken zeichnet sich dadurch aus, dass man – nach reiflicher Überlegung – zu dem Schluss kommt, dass es vielleicht gar keine Lösung gibt oder man extrem ungewöhnliche Wege beschreiten müsste, um doch noch eine zu finden. Das ist vielen Menschen aber zu anstrengend, sie haken das Problem ab und gehen dann zum nächsten Thema über.

🧠 Gut, dann machen wir uns daran, eine »innere Ordnung« zu schaffen. Wie löst diese Strategie meine Probleme?

🧠 Hier geht es gar nicht darum, Lösungen zu finden, sondern die Gedanken über eine gewisse Zeit hin und her zu schieben, bis sie irgendwann einen Sinn ergeben oder einen Zweck erkennen lassen. Sie werden sortiert und in verschiedene Hirnschubladen verstaut, und damit ist der Ordnungsprozess erst mal beendet. Manchmal bleiben einige Gedanken auch ohne Zuordnung. Nach einer Weile ist uns das aber egal, und wir lassen das Thema auf sich beruhen. Wenn wir uns während des Gedankenordnens mit jemandem unterhalten, der gerade lösungsorientiert denkt, kann es schnell zu Missverständnissen kommen. Denn Lösungen sind bei uns im Augenblick gar nicht gefragt. Eher Zuhören. Hier sollte der Lösungsorientierte nicht enttäuscht sein, wenn er irgendwann gebeten wird, einfach mal den Mund zu halten.
Das ist übrigens ein häufiges Problem in Beziehungen: Der eine Partner will nur mal über seine Probleme und Gedanken reden, der andere will sofort helfen und macht eifrig Lösungsvorschläge, was aber gar nicht notwendig ist – du erinnerst dich an das abgeschleppte Auto. Dann sagt die Ordnung suchende Person so etwas wie: »Sag mal, kannst du nicht einfach mal nur zuhören?« Die Gefahr ist dann, dass sich die Person, die gerade noch nach Lösungen gesucht hat, gekränkt zurück-

zieht. Hier hilft es, über den eigenen Schatten zu springen und einfach mal ruhig zu sein, auch wenn's schwerfällt. Aber dieses Gefühl des Ärgerns dauert meist nicht länger als fünf bis zehn Minuten an. Das ist immer noch kürzer als eine handfeste – und unnötige – Auseinandersetzung am wohlverdienten Feierabend.

🧠 Also müsste ich beim abendlichen Plaudern mit meiner Frau erst einmal abklären, ob ich Lösungen für eventuell angefallene Probleme suchen oder lieber nur ruhig zuhören soll?

🧠 Genau. Aber ich denke, dass du mittlerweile weißt, in welchem Modus sie sich jeweils befindet. Aber im Ernst: Wer das beherrscht, kann sogar in einer jahrzehntealten Beziehung Reibereien verhindern und wieder für die notwendige Harmonie sorgen. Liebevolles Schweigen kann Gold wert sein.

🧠 Und nun das Grübeln. Was ist denn der Unterschied zwischen Grübeln und dem »innere Ordnung schaffenden Denken«? Vielleicht, dass Grübeln noch länger dauert?

🧠 Das ist ein Unterschied. Grübeln dauert auch deutlich länger als lösungsorientiertes Denken. Grübeln möchte eigentlich überhaupt nicht aufhören. Und die Gedanken tauchen immer wieder von vorne auf. Grübeln macht keinen Spaß, sondern ist eine Garantie dafür, dass man sich danach nur noch schlechter fühlt. Ein wesentlicher Unterschied ist auch, dass Grübeln ein in die Vergangenheit gerichtetes Denken ist und deshalb nie dazu führt, dass der Verstand eine Lösung findet, obwohl er sich selbst dauernd einredet, dass er eine Lösung finden würde, wenn er sich nur genug Gedanken macht. Er denkt dasselbe immer und immer wieder neu durch und kommt zu keinem Endergebnis.

🧠 Lieber Thorsten, so eine Dauerschleife müsste unser Verstand doch irgendwann einmal erkennen und dann auch korrigieren können?

🧠 Interessanterweise ist der Verstand auch hier wieder ziemlich beratungsresistent. Gute und machbare Lösungen werden oft sogar abgelehnt. Es wird nicht wirklich um Rat gefragt, sondern die Gedanken kreisen immer wieder um die Frage, warum etwas nicht gelingt oder aussichtslos ist. Grübeln ist eine Denkstrategie des Verstandes, die wie ein freudloses, endloses Spiel wirkt, mit dem ausschließlichen Ziel, die Zeit mit Gedanken zu verbringen. Eine Daumenregel ist: Wenn man über vierzehn Tage länger als insgesamt eine Stunde täglich immer wieder dieselben Gedanken hin und her wälzt, ohne dass man dabei in irgendeiner Weise neue Wege geht oder erste Teillösungen erreicht, dann ist die Grenze vom konstruktiven Denken zum unnützen Grübeln überschritten.

🧠 Außer man sitzt in Quarantäne … Aber das klingt in der Tat freudlos. Gibt es denn kein »positives« Grübeln?

🧠 Wenn man so möchte, schon. Es gibt einige Menschen, die haben die Gewohnheit, sich ganz bewusst solche Endlosgedanken zu machen, quasi als permanenten Zeitvertreib. Das können spannende Gedanken, Fantasien oder schöne Erinnerungen sein, beispielsweise an den letzten Urlaub. Darüber denken die Betroffenen dann immer und immer wieder nach. Im Grunde ist es dasselbe, wie eine DVD einzulegen oder Musik zu hören. In der Psychologie nennen wir diese Denkstrategie aber nicht Grübeln, es ist eher ein bewusster Zeitvertreib mit Gedanken. Ich persönlich würde von dieser »Denkleidenschaft« aber abraten, da sie in schwierigen Zeiten eher schwer abzustellen ist.

🧠 Eine Lieblingsbeschäftigung der Deutschen ist es, sich Sorgen zu machen, also die vierte Strategie, die du genannt hast, zu verfolgen. Was steckt denn hier dahinter?

🧠 Sich Sorgen zu machen ist die Schwester des Grübelns. Es ist ebenfalls eine Denkstrategie, die nie zu einer Lösung führt, allerdings sind hier die Inhalte im Gegensatz zum Grübeln nicht in die Vergangenheit, sondern in die Zukunft gerichtet.

🧠 Aber manchmal ist es doch auch sinnvoll, sich Sorgen zu machen, das haben wir ja in naher Vergangenheit sehr leidvoll erfahren müssen. Manche hatten eher das Gefühl, sie hätten sich zu wenig Sorgen gemacht und waren deshalb der Pandemie schutzlos ausgeliefert.

🧠 Natürlich. Es ist gut und wichtig, sich Sorgen machen zu können. Wenn es wirklich sinnvoll ist, sich auf die Zukunft vorzubereiten, kön-

146

nen Sorgen den nachhaltigen Druck ausüben, endlich mit einer guten Planung zu beginnen. So helfen Sorgen dabei, sich zielgerichtet auf bestimmte Schwierigkeiten vorzubereiten und automatisch auf die richtigen Punkte zu achten. Danr. sind Sorgen tatsächlich der Zünder für lösungsorientiertes Denken, das auf eine eventuelle Erkenntnis folgen muss beziehungsweise sollte. Das bloße Sich-Sorgen-Machen ist für sich alleine gesehen aber eine andere Strategie. Hier eine Kette, auf der sich Sorge hinter Sorge, hinter Sorge reiht. Die Stimmung sinkt, die Erschöpfung steigt, und es gibt wenig, was diesen Kreislauf durchbrechen kann. Das Schlimme dabei: Es existiert gar keine Lösung. Hätte die Person das lösungsorientierte Denken verwendet, hätte sie vielleicht mit denselben Ansätzen eine Lösung oder Strategie gefunden. Aber so bleibt die Person im Ungewissen, meist ohne tragfähigen Plan, und oft steigen Angst und Anspannung immer weiter an. Auch hier gilt dieselbe Daumenregel wie beim Grübeln.

🧠 Also aufpassen, wenn man sich über zwei Wochen eine Stunde pro Tag sorgt. Was können Menschen denn machen, wenn sie anhaltend grübeln und sich Sorgen machen?

🧠 Bewusst die Gedankenschleifen unterbrechen, indem sie sich ganz gezielt ablenken. Mit allem, was einem dazu einfällt. Zum Beispiel ein Rätselheft bearbeiten, einen Spaziergang unternehmen, ein Puzzle machen, zur Arbeit gehen und vieles mehr.

🧠 Chilischoten kauen hilft auch, nehme ich an. Oder wieder einmal etwas mit einer Liste?

🧠 Nicht ganz. Stattdessen gehen wir auf eine *metakognitive* Ebene.

🧠 Klingt ja recht wissenschaftlich. Was verbirgt sich dahinter?

🧠 Das bedeutet, quasi von außen auf die Gedanken draufzuschauen und sich nicht darin zu verstricken. Wie gesagt, die Denkstrategien »Grübeln« oder »Sich Sorgen machen« führen zu keinem Ergebnis. Wer diese Strategien anwendet, kann sicher davon ausgehen, dass keine konstruktive Lösung entsteht und das Befinden danach noch elender ist.

◈ Wie kommt man aus dieser deprimierenden Tretmühle wieder heraus?

◈ Bei hartnäckigen Gedankenschleifen gibt es sehr gute Untersuchungsergebnisse für eine Technik aus der Metakognitiven Therapie, die sogenannte Attention Training Technique (ATT). Die macht es möglich, sich mithilfe einfacher Video- und Audioaufnahmen mental so zu trainieren, dass es leichter wird, sich aus den Gedankenkreisen zu lösen. Das muss jedoch über einen Zeitraum von mindestens acht Wochen regelmäßig und mehrmals täglich geübt werden. Viel hilft hier viel. Es gibt aber auch noch eine Reihe anderer Übungen, die hier gut helfen können.

Nach dem Überschreiten der oben genannten Daumenregeln, also der 14-Tage-Frist, vor allem aber dann, wenn der Schlaf, der allgemeine Antrieb oder die allgemeine Stimmung schlechter werden und auch das allgemeine Interesse an vielen Dingen des Alltags abnimmt, sollte auf jeden Fall der Gang zum psychiatrischen Facharzt oder mindestens zum Hausarzt erfolgen, um rechtzeitig eine ernsthafte Depression zu erkennen. Dazu können diese beiden Denkstrategien nämlich führen.

ENTKOMMEN SIE DER MAGNETISCHEN ANZIEHUNGSKRAFT VON SORGEN UND GRÜBELEI

Folgende 12-Minuten-Übung der Attention Training Technique kann Ihnen beim Umgang mit Gedankenschleifen und hartnäckigem Grübeln helfen.

Schritt 1: Setzen Sie sich drei Minuten auf einen Stuhl, und konzentrieren Sie sich auf mindestens drei Geräusche. Eines je Minute.

Schritt 2: Bleiben Sie in derselben Sitzposition, und wechseln Sie die Aufmerksamkeit: Konzentrieren Sie sich auf drei andere Geräusche – ebenfalls wieder drei Minuten, jeweils eines je Minute.

Schritt 3: Bleiben Sie in derselben Sitzposition. Spielen Sie jetzt für weitere drei Minuten mit den sechs Geräuschen: Konzentrieren Sie sich auf jeweils eines und springen danach schnell zum nächsten.

Schritt 4: Am Ende versuchen Sie für erneut drei Minuten, alle Geräusche gleichzeitig zu registrieren.

Tipp: Sollten Sie unter aufsässigen Gedankenschleifen leiden, führen Sie diese Übung täglich über acht Wochen durch. Ihr Gehirn transportiert die Fähigkeit von alleine und erlaubt das Abspringen von klebrigen Gedankenschleifen.

3
Welche Denkfallen es gibt

🧠 Der Philosoph Immanuel Kant forderte: »Sapere aude! Habe Mut, dich deines eigenen Verstandes zu bedienen!« Du scheinst nicht unbedingt dieser Ansicht zu sein …

🧠 Doch, doch. Auch ich bin in Wahrheit dankbar, dass ich einen Verstand habe. Aber wir sprechen ja hier über eine Art Bedienungsanleitung, und die wird spannender und greifbarer, wenn die Perspektive auch auf die Eigentümlichkeiten des Denkens gelegt wird. Unser Verstand ist unermüdlich dabei, Lösungen zu finden, und dreht sich dabei oft im Kreis. Und das müssen wir erkennen, um aus dieser Tretmühle herauszukommen.

🧠 Wie in dem Beispiel mit meinen mathematischen Fähigkeiten?

🧠 Ja, genau. Einer der wegweisenden kognitiven Verhaltenstherapeuten, Aaron T. Beck (geb. 1921), hat in den Siebzigerjahren in mehreren seiner Arbeiten »Denkfallen« postuliert. Damit sind Denkvorgänge gemeint, die sich vollkommen stimmig anfühlen, allerdings den Nachteil haben, dass sie komplett falsch sind. Jeder von uns tappt täglich vielfach in solche Denkfallen, allerdings meist ohne dass es unangenehme Nebenwirkungen hat, denn wir machen das so häufig, dass die Gesamtrichtung Pi mal Daumen irgendwie dann doch wieder passt. Und wir sind ja nicht alleine. Die anderen korrigieren ja auch mit.

🧠 Welche Fallen gibt es denn überhaupt, und wie kann man ihnen entkommen?

🧠 Lass uns doch einfach die elf wichtigsten dieser Fallen gemeinsam durchgehen, und du kannst dir dann deine Lieblingsfalle aussuchen. Wer die nämlich für sich erkennt, kann sich selbst beim Denken beobachten und vieles im Leben deutlich entspannter sehen.

🧠 Gerne. Aber: elf Fallen? Wenig ist das ja nicht gerade.

🧠 Ja, das ist schon recht viel. Aber sie alle zu kennen erleichtert uns den Alltag, insbesondere den Umgang mit uns selbst und uns nahestehenden Menschen. Die erste Falle ist beispielsweise sehr beliebt, wenn uns starke Gefühle überkommen, sie heißt: *dichotomes Denken*.

🧠 Was so viel bedeutet wie?

🧠 Nur das eine oder das andere sehen. Die K.-o.-Runde der Denk-WM: Eine Zwischenlösung wird nicht in Betracht gezogen, es gibt nur Sieg oder Niederlage. Dichotomes Denken ist auch bekannt als »Schwarz-Weiß-Denken«! Grautöne kommen dabei nicht vor.

🧠 Also zum Beispiel: »Wenn ich keine Eins aus der Schule mit nach Hause bringe, bin ich kein guter Schüler.«

🧠 Genau. Oder aber, wenn die Ehefrau glaubt: »Falls er in diesem Jahr nicht an unseren Hochzeitstag denkt, dann liegt ihm nichts mehr an unserer Ehe.«

🧠 Ich glaube, in diese Denkfalle tappen viele, nach dem Motto: »Ganz oder gar nicht!«

🧠 Eine weitere beliebte Denkfalle ist das sogenannte *Katastrophisieren*.

🧠 Da sind wir Journalisten wahrscheinlich ganz vorne mit dabei, beim Entwickeln von Katastrophenszenarien. Kürzlich ist bei einem Flugzeug ein Triebwerk ausgefallen, was mal vorkommen kann. Die Maschine ist sicher und problemlos gelandet. Aber dann ging es los: »Was hätte alles passieren können?«, »Was wäre, wenn der Jet über bewohntem Gebiet abgestürzt wäre?« und so weiter. Journalisten jedenfalls leben ganz gut von einem solchem Katastrophisieren. Besonders, wie gesehen, im Zeichen einer Pandemie …

🧠 Das kommt aber auch in den besten Familien vor, beispielsweise, wenn jemand befürchtet, dass die eigenen Kinder, wenn man ihnen immer das kauft, was sie haben wollen, kein Gefühl für den Wert von Geld entwickeln, sie deshalb später nicht eigenständig leben können und sich einen Partner wählen, von dem sie abhängig sind, was letztlich dazu führt, dass sie ein unglückliches Leben deutlich unter ihren wirklichen Fähigkeiten führen müssen.

🧠 Oder aber: »Wenn ich nicht alles schaffe, was mir mein Chef aufgetragen hat, dann werde ich entlassen, verarme und gehe elend zugrunde.«

🧠 Ich sehe schon, du hast Erfahrungen mit dieser Denkfalle. Aber es ist natürlich fürchterlich, wenn man diesen Eingebungen wirklich glaubt, schließlich kommt es, objektiv betrachtet, extrem selten vor, dass solche Katastrophen tatsächlich eintreten.

Übrigens gibt es auch eine Denkfalle, die genau in die andere Richtung geht, nämlich die *Grandiositätsfalle*. In die tappt, wer eigene Ideen, Eigenschaften und seine Wirkung auf andere völlig überschätzt.

🧠 Meist landen die Personen relativ schnell wieder auf dem Boden der Tatsachen. Ich denke da an die vielen Castingshows, die neue Stars hervorbringen sollen. Allerdings habe ich auch eine Menge Menschen getroffen, von denen ich glaubte, sie würden sich gnadenlos überschätzen – und die mich dann eines Besseren belehrt haben. Beispielsweise Elon Musk, der Elektroautos entwickelt hat und die erste »private« Rakete ins All schickte. Von dem haben auch viele andere Menschen geglaubt, dass er sich einfach nur gnadenlos überschätzen würde, mittlerweile mussten sie dieses Urteil jedoch revidieren. Solche »Macher« schwanken zwar sehr oft zwischen Enttäuschung und Hoffnung, aber sie hören nie auf, an ihre Idee oder Vision zu glauben. Das ist oft sehr beeindruckend.

🧠 Kommen wir zum *Wunschdenken* – das ist die vierte Denkfalle.

🧠 Meinst du, wenn man sich eine Sache zu rosig ausmalt?

🧠 Ja. Wenn ein Ausgang positiv vorausgesagt wird, ohne dass Risiken und Probleme angemessen bedacht werden.

🧠 Das ist bei mir schon etwas stärker ausgeprägt. Ohne mein Wunschdenken wäre ich wahrscheinlich auch nicht so weit gekommen. Beispielsweise durch den Wunsch, mit einem kleinen Sender aus Luxemburg die Radioszene in Deutschland etwas aufzumischen. Oder eine

Show mit dem Thema »Wetten« zu machen. Das Gute beim Wunschdenken ist ja eigentlich, dass man erst mal die negativen Seiten des Projekts ausblendet und nur das Positive sieht. Wenn man von Anfang an wüsste, welche Steine einem in den Weg gelegt werden, würde man sonst wahrscheinlich gar nicht erst beginnen. Also sind Denkfallen nicht automatisch negativ?

🧠 Im normalen Leben sind Denkfallen erst einmal nur Denkfallen. Darin ist der Ausgang des Ganzen noch nicht enthalten, und eine Wertung auch nicht. In der Psychotherapie dagegen ist es sinnvoll, wenn wir uns auf das Aufspüren von solchen Denkfallen konzentrieren, um ein wiederkehrendes Verhalten, das immer wieder zu denselben Problemen führt, zu entschärfen. Zum Beispiel die Frage: »Warum gerate ich nur immer an Partner, die nicht wirklich zu mir passen?«, oder Ähnliches.

🧠 Also ist es nicht grundsätzlich ein Problem, wenn man hin und wieder auf dem Holzweg ist?

🧠 Nein, ist es in den meisten Fällen nicht. Manchmal ist es sogar ganz gut, wenn man sich irrt, getreu dem »Trial and Error«-Prinzip. Man merkt es oft nur nicht.

🧠 Hast du noch weitere Denkfallen parat?

🧠 Eine der Lieblingsfallen vieler Menschen heißt *Abwertung des Positiven*. Tritt man in diese Falle, hat man hauptsächlich das im Fokus, was nicht gut läuft. Alles Positive wird verdrängt und zählt nicht mehr. Man kann es auch »Schwarzsehen« nennen.

Und jetzt kommt meine persönliche Lieblingsdenkfalle: die *emotionale Beweisführung*. In der steckt man, wenn man eine Vermutung, eine Hypothese, eine Intuition, ein Gefühl oder ein Gefühl-Gedanken-Paket mit Fakten verwechselt. Emotionale Beweisführung ist oft die Ursache für psychisches Leid.

Ein hervorragendes Beispiel ist der Gedanke: »Ich fühle mich dick, also bin ich dick.« Oder: »Ich habe das Gefühl, dass ich zu wenig Geld auf der Bank habe, also bin ich bald mittellos.« Dadurch entstehen emotionale, oft aber eben nur scheinbare Wirklichkeiten, die von den Betroffenen wie die Realität behandelt werden. So entstehen »alternative

Fakten«, wie in der Politik gerne gesagt wird. Bei einem Satz wie »Ich fühle mich dick, also bin ich dick« kann es sein, dass die betroffene Person beginnt, sich zurückzuziehen, sich vielleicht nicht mehr so gerne schöne Kleidung kauft oder sich aber genau umgekehrt verhält, obwohl es eigentlich nichts zu korrigieren gibt.

🧠 Davon lebt eine ganze Industrie, die den Leuten immer beibringen will, dass sie körperliche oder geistige Defizite haben, obwohl eigentlich alles in Ordnung ist. Diese Industrie produziert Pillen, um das Gehirn zu stärken, entwirft eine Idealvorstellung des menschlichen Körpers, die schlichtweg unsinnig ist, wirft angebliche Wundermittel auf den Markt, die die großen Versprechen nicht annähernd einhalten können. Ich denke dabei gerade an die übertriebene Behauptung von der Wirkung von Faltencremes usw.

🧠 Es gibt noch ein paar andere bekannte Denkfallen. Zum Beispiel die *Etikettierung,* bei der Charaktereigenschaften als unveränderbar definiert werden. Ein typisches Beispiel ist die Überzeugung: »Ich habe keinen grünen Daumen.« Dadurch erlischt fast sofort jede eigene Anstrengung, sich bei der Pflege und Aufzucht von Pflanzen etwas Mühe zu geben.

Eine weitere Falle ist *abergläubisches Denken,* bei dem beispielsweise Ereignisse, die völlig unabhängig voneinander eintreten, aber zeitlich zusammentreffen, auch inhaltlich miteinander verbunden werden. Aus purem Zufall wird dann ein Zusammenhang von Ursache und Wirkung konstruiert. Von diesem Denken haben wir die ganze Palette, beginnend bei Freitag, dem 13., bis hin zu Ansichten wie »Wer einen Spiegel kaputt macht, der hat sieben Jahre Pech« und ähnlichen Humbug.

🧠 Du weißt, dass Künstler sehr häufig extrem abergläubisch sind. Ich kenne kaum einen, der nicht auf seine teilweise recht kuriosen Rituale verzichtet. Lustig finde ich beispielsweise den Fußballtrainer Giovanni Trapattoni.

🧠 »Ich habe fertig!«

🧠 Genau der. Seine Schwester, eine Nonne, versorgte ihn angeblich mit Weihwasser, das er vor jedem wichtigen Spiel auf dem Spielfeld verteilt haben soll. Und Heidi Klum, heißt es, hat immer ein Täschchen dabei, in dem sie ihre ausgefallenen Zähne aufbewahrt. Wer jede Menge Aberglauben auf einem Haufen sehen will, sollte mal in Baden-Baden ins Spielcasino gehen. Die meisten Spieler glauben, mit ihren Geburtstagszahlen zu gewinnen oder wenn sie eine bestimmte Hose anhaben oder als Letzter an den Roulettetisch gehen oder, oder, oder …

🧠 Das ist schon interessant, was für Verhaltensmuster da entstehen. Eine weitere Denkfalle ist nicht so weit entfernt davon: die sogenannte *selektive Abstraktion*. Dabei greift eine Person ein einziges Detail eines Sachverhalts heraus und verallgemeinert dieses. Das macht Halbwissen manchmal so gefährlich: Man spricht über einen vermeintlich gesicherten Sachverhalt oder denkt darüber nach, aber die »Fakten« beruhen auf unzulässigen Rückschlüssen und Verallgemeinerungen.

🧠 Wie es bei heißen Debatten manchmal der Fall ist.

🧠 Und in den Schlagzeilen der Boulevardpresse. Gerade der Mechanismus einer Schlagzeile ist beeindruckend einfach und beeindruckend effektiv. Deshalb wird er schon so lange genutzt.
Zwei weitere Fallen möchte ich noch erwähnen, weil sie so häufig auftauchen. Zum einen das *unflexible Anwenden von Regeln*. Ein Beispiel hierfür ist, wenn jemand sehr umständlich zu Werke geht und guten Ratschlägen gegenüber nicht zugänglich ist, mit der Begründung, dass er es schon »immer so gemacht« hat. Und last, but not least die Falle, deren Titel selbsterklärend ist: *alles auf sich zu beziehen*. Wer in dieser Falle steckt, kommt gar nicht mehr auf die Idee, dass es auch noch andere Möglichkeiten gibt, überraschende Ursachen und Ereignisse zu erklären.

🧠 Meist fällt man ja in diese Denkfallen, ohne dass man es bemerkt. Wie schütze ich mich denn davor? Das ist doch sicher ein komplizierter Prozess?

🧠 Im Gegenteil, es ist ganz einfach: Du musst sie auswendig lernen und dir dann den Spaß machen, sie im Alltag aufzuspüren. Mit etwas Übung erkennt man sie spätestens nach vierzehn Tagen Training automatisch. Allein durch das Beschäftigen mit ihnen kannst du sie entdecken.

4
Welche Tricks und Kniffe wir für einen kreativen Gedankenflow nutzen können

🧠 Ich habe einmal ein Buch von Rolf Dobelli gelesen: »Die Kunst des klaren Denkens«. Eine seiner Theorien: Konstruktives Denken und Experimentieren sind wichtige Voraussetzungen dafür, dass wir »kreativ« sind. Nun ist das gar nicht so einfach, wenn man sich auf Neuland begibt. Welche Instrumente sind da sinnvoll, welche Strategien helfen uns, abseits ausgetretener Pfade zu wandern? Du nennst das ja gerne auch »sich neu erfinden«.

🧠 Du hast ja einige Erfahrungen gemacht beim Erfinden und Experimentieren. Und ein Wesenszug von dir ist die Neugier, die einen großen Stellenwert einnimmt. Damit hätten wir schon einmal die besten Grundlagen. Der Trick beim Erfinden und Produzieren von wirklich guten, neuen Gedanken ist es, zu wissen, dass das eigene Denken den vier Prinzipien unterliegt, die wir in Kapitel 5.1 kennengelernt haben. In dem Rezept für den großen, kreativen Befreiungsschlag befinden sich neben der Neugier folgende Zutaten: die Fähigkeit zum Brechen von Regeln sowie zum Hinterfragen von Bewertungen und die Fähigkeit, sich mit anderen Menschen auszutauschen und dabei so viel Informationen wie möglich aufzunehmen. Um spannende Ergebnisse zu erzielen, muss man nicht nur mit den gerade genannten Zutaten experimentieren, sondern man braucht auch den Mut zum Querdenken und die Fähigkeit zum Perspektivenwechsel. All dies lässt sich regelrecht trainieren. Neugier bleibt aber die wichtigste Eigenschaft, sie ist ein freudig interessiertes Interesse gegenüber Unbekanntem. Neugier verblasst jedoch oft, wenn sich Menschen lange in eingefahrenen, routinierten Welten bewegen. Das spüren sie, wenn sie nach langen Jahren der Monotonie plötzlich den Impuls haben, etwas ganz Neues auf die Beine stellen zu müssen. Neugier macht offen, aufmerksam und stärkt die Merkfähigkeit spielerisch. Und die Kommunikationsfähigkeit! Sie ist ein hervorragendes Mittel gegen ganz viele schlechte Gefühle. Nicht zuletzt auch gegen Einsamkeit!

🧠 Aber ist das nicht angeboren? Entweder man ist ein neugieriger Mensch oder eben nicht?

🧠 Nein, das stimmt so nicht. Neugier kann man lernen. Sie entsteht automatisch, wenn man aus seinen alten Bewertungsmustern herausklettert, über den berühmten Tellerrand hinausschaut. Wenn jemand beispielsweise sagt: »Mich persönlich interessiert beim Fußball eigentlich nur das Ergebnis – nichts anderes«, dann hat diese Person kaum die Chance, die interessanten Facetten von zum Beispiel strategischem Teamplay und den Einfluss einzelner Spieler auf eine Mannschaft zu verstehen. Spannend wäre es doch, diese Einschränkung einmal beiseitezuschieben und einfach mal zu schauen, was der Fußball außer Sieg und Niederlage und Unentschieden noch so alles zu bieten hat.

Oder nimm Smartphonenutzer, die von sich behaupten: »Ich kann damit telefonieren, das reicht mir.« Mit ein wenig Neugier und Geduld könnte man aber unzählige Features entdecken, die spannend und auch unterhaltsam sind, die lehrreiche und überraschende Erkenntnisse mitbringen und teilweise sogar eine echte Lebenshilfe bieten. Das ist dann plötzlich möglich, wenn man offen ist für das, was sich in so einem Gerät alles versteckt – der von dir erwähnte Schimpanse hat diese Eigenschaft sicher verinnerlicht.

🧠 Tiere sind in der Regel immer neugierig. Bei »Elstners Reisen« sind wir den unterschiedlichsten Tieren begegnet, aber neugierig waren sie fast alle, nicht nur unsere engsten Verwandten, die Affen, sondern selbst Haie waren sehr interessiert, wenn sich in ihrem Umfeld etwas Neues getan hat.

🧠 Bei Tieren spricht man von »Erkundungsverhalten«, das vor allem die Jungtiere an den Tag legen.

Neugier lässt sich auch lernen, indem man Bewertungen wie »Das finde ich langweilig« oder »Das ist mir jetzt zu doof« in seinem Kopf eliminiert. Bewertungen sind Folgen von Regeln … Um neue Gedanken denken zu können – wir haben es mehrfach erwähnt –, muss man Regeln brechen. Natürlich ohne die Gesellschaft oder sich selbst dabei zu schädigen. Ich kann dir deshalb nur empfehlen: Sei weiterhin mutig! Brich ab heute viermal täglich eine Regel, indem du eine Bewertung beiseiteschiebst. Du wirst überrascht sein, was sich hinter den Kulissen auftut. So erlebst du Neues – und dein Verstand hat die Chance, auf nie gekannte Gedanken zu kommen.

REGELN BRECHEN: DAS NEUN-PUNKTE-RÄTSEL

Verbinden Sie die unten stehenden Punkte mit maximal vier Strichen, ohne dabei den Stift abzusetzen oder eine Linie auch nur teilweise doppelt zu fahren. Wenn Sie eine Lösung finden, sind Sie bereits sehr gut. Wenn Sie drei und mehr Lösungen finden, dürfen Sie sich lächelnd auf die Schulter klopfen. (Eine mögliche Lösung finden Sie am Ende des Buches.)

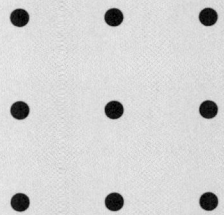

Suchen Sie weitere solcher Dilemmata, und üben Sie damit, Grenzen und Regeln Ihres Denkens zu sprengen. Je häufiger, desto besser.

🧠 Leichter gesagt als getan. Aber ich glaube schon, dass das funktioniert, wenn man tatsächlich den Mut hat, Regeln zu brechen. Auch wenn man am Anfang vielleicht etwas schief angeschaut wird.

🧠 Ich möchte hier noch einmal betonen, dass es sich nicht um Regelbrüche handelt, die das eigene Wohl oder das Wohl der Gemeinschaft schädigen. Aber es müssen ja auch nicht immer revolutionäre Veränderungen sein, die du durch diese Übung erreichst. Ein Bekannter hat mir erzählt, dass er es nicht erträgt, wenn Leute sich nicht schnell entscheiden können. »Ich hasse das Herumeiern!«, meinte er dazu. Deswegen habe er aufgehört, mit solchen Menschen Zeit zu verbringen. Wir haben dann folgendes Experiment beschlossen: Er soll erst einmal aufhören, diese Menschen zu meiden, und im Gegenteil jedes Mal, wenn er mit einer solchen Person spricht, eine Viertelstunde länger im Gespräch bleiben, als er es ursprünglich getan hätte. In diesen 15 Minuten soll er neugierig Fragen stellen, um dem Denken der »langsamen« Entscheider auf die Spur zu kommen. Dabei stellte er schließlich fest, dass seine Gegenüber allesamt bei ihren Entscheidungsfindungen mehr Rücksicht auf andere Meinungen nahmen als er oder aber Überlegungen anstellten, die meinem Bekannten völlig neu waren. Wirklich interessant war auch, dass dieselben Personen in anderen Lebensbereichen auch ruck, zuck Entscheidungen fällen konnten. Einige Ergebnisse waren am Ende deutlich erfolgversprechender, sodass mein Bekannter tatsächlich ins Nachdenken kam, ob seine Strategie wirklich immer die beste war.

Es ist tatsächlich so, dass »Schnellentscheider« oft einen hohen Preis zahlen. Sie werden als weniger einfühlsam wahrgenommen und müssen aufpassen, dass wohlwollende Kontakte durch die vorgelegte Geschwindigkeit nicht überstrapaziert werden. Ich denke, die Wahrheit liegt in der Mitte: Zügiges Entscheiden ist gut, aber gelegentlich muss man auch schon mal etwas gründlicher nachdenken.

🧠 Bewusst andere Sichtweisen einzunehmen ist also immer wieder sinnvoll. Das ist ja eigentlich die Kernkompetenz deiner Arbeit und auch die wichtigste Voraussetzung für einen Talkmaster.

🧠 Ja, das ist aus meiner Sicht ein wirklich interessanter Teil unserer Arbeit: Wir dürfen die Art und die Inhalte des Denkens anderer Menschen kennenlernen. Und von einem solchen Informations- und Gedankenaustausch können alle anderen auch profitieren, weil dadurch neues Denken entstehen kann. Das ist eigentlich eine uralte Tradition. Jede Berufsausbildung, jede Beratung vermittelt neues Denken. Neugierige Menschen hören anderen Menschen zu, versuchen mit echtem Interesse, sich in diese hineinzuversetzen, um so deren Perspektive wahrzunehmen und sich einzufühlen – natürlich nicht grenzenlos und vor allem nicht, ohne sich auch wieder distanzieren zu können. Aber genau darum geht es im Kern.

🧠 Natürlich braucht man die Anregungen, die durch die Neugier befördert werden, aber auch dann sprudeln die neuen genialen Ideen nicht nur so heraus, manchmal gleicht dieser Denkprozess eher der sprichwörtlich schweren Geburt! Dazu kommt, dass sich auch meine Sichtweise, was die Ergebnisse einer kreativen Phase angeht, erstaunlich schnell ändern kann: Was ich abends noch toll fand, landete oft schon am nächsten Morgen im Papierkorb. Das ist merkwürdig. Wie kann denn das sein? Woher kommt diese Ernüchterung?

🧠 Menschen denken ihre Gedanken immer in einem bestimmten Bezugssystem und in einem bestimmten Kontext. Beispielsweise wählst du deine Gäste unter dem Gesichtspunkt aus, ob sie für deine Zuschauer und damit deine Sendung passen. Das ist eine ganz bestimmte Zielsetzung. Außerdem bist du in der Rolle des Moderators, und aus dieser Perspektive stellst du Fragen und erhältst auch (hoffentlich) spannende Antworten. Wenn du aber abends zu Hause bist und aus der Moderatorenrolle geschlüpft bist, tickst du komplett anders – deine Rolle ändert sich zum Ehemann und Familienvater. Das ist wie Zauberei, hervorgerufen einfach nur durch den Kontextwechsel. Weil aber zwei Rollen nicht immer perfekt miteinander kommunizieren, ist auch die Frage so schwer zu beantworten, wo man authentisch ist. Oder anders formuliert: Obwohl man sich in unterschiedlichen Kontexten meist grundverschieden verhält, fühlt und denkt, ist man jedes Mal authentisch. Wenn du vielleicht einen emotionalen »Hangover« aus einer Sendung mit nach Hause bringst, bist du zu Hause nicht der Familienvater, sondern noch der Showmaster. Und das merken natürlich alle und schlagen vor, dass du erst mal ankommst. Dann sagst du vielleicht: »Was wollt ihr denn, ich bin doch zu Hause?« Aber deine Familie erlebt dich nicht als Vater und Ehemann. Und wenn sie den Berufs-Elstner jetzt nicht wollen, na ja, dann spürst du vielleicht die Enttäuschung. Und was die kreativen Ideen angeht – am Abend sind sie neu und unverbraucht für dich, und du bist in der Rolle des kreativen Erfinders. Am nächsten Morgen sind die Ideen allerdings schon nicht mehr so neu, und du bist vielleicht in der Rolle des Fernsehzuschauers, der nur noch müde gähnt … Aber möglicherweise ist eines Tages die Zeit reif, und ein »altes« Konzept bekommt seine Chance. Und bis dahin: abwarten und Tee trinken und entspannen.

🧠 Ich habe mir oft besondere Mühe gegeben abzuschalten, aber das fällt ja nicht immer leicht. Umschalten zu lernen braucht seine Zeit, nicht nur bei Showmastern, vermute ich.

🧠 Stimmt, so etwas ist völlig normal. Aber es ist auch ein Zeichen dafür, dass du dich in solchen Momenten noch in der Rolle und im Bezugssystem des Moderators im Kontext des Jobs befunden hast. Diese Systeme sind wie verschiedene Realitätsblasen, in denen man auf seine eigene Weise denkt, fühlt und hört und Erfahrungen verwertet. Umgekehrt natürlich genauso in der Blase des Familienlebens. Es gibt eben nur begrenzt Überlappungen.

Kommen wir noch einmal zu dem Gefühl am Abend, an dem du deine »tolle« Idee hast, zurück. Stell dir vor, du liest einen Text, der dich sehr interessiert, und du markierst eine bemerkenswerte Passage mit einem gelben Textmarker. Ein Jahr später brauchst du die Informationen in einem anderen Zusammenhang und markierst – diesmal mit einem orangen Textmarker – die Passagen, die dich jetzt beschäftigen.

🧠 Es sind wahrscheinlich völlig andere Stellen, die beim zweiten Mal markiert werden.

🧠 Genau. Weil du die Perspektive beziehungsweise den Bezugsrahmen gewechselt hast. Früher hast du den Text aus der Rolle des Inhaltsinteressierten gelesen, später vielleicht aus der Rolle eines Autors. Das bedeutet: Neue Ideen kommen auch, wenn dieselben Fragen mit denselben Menschen in unterschiedlichen Kontexten und unterschiedlichen Bezugsrahmen diskutiert werden. Aber Neugier und Offenheit ermöglichen noch eine weitere Art des Denkens: das sogenannte *laterale Denken,* besser bekannt als »Querdenken«. Auch hier ist die Voraussetzung, dass man mit den Regeln bricht. Kennst du Brian Eno? Ein britischer Künstler, der über viele Jahre hinweg sehr innovativ elektronische Musik gemacht hat.

🧠 Den kenne ich noch von Roxy Music, mit extrovertiertem Outfit samt Federboa und hohen Schuhen! Der hat damals auch die Erkennungsmusik von Windows 95 komponiert.

🧠 Wow, das wusste ich nicht. Jedenfalls ist er einer *der* Pioniere der elektronischen Musik. Er sagte einmal einen Satz, der den berühmten Nagel auf den Kopf trifft: »Innovation is not so much inventing something new – it is more noticing when something is going to happen.« Innovation muss nicht unbedingt bedeuten, dass man etwas völlig Neues erfindet, sondern dass man bemerkt, wann etwas Neues beginnt. Eno selbst war eigentlich Maler. Zu dem Zeitpunkt, als er sich Gedanken über seinen weiteren beruflichen Werdegang machte, kam in der Musikbranche der Synthesizer auf. Das war neu, es gab also keine Vorbilder, nichts, woran man sich orientieren konnte. Und weil er ein Ziel hatte – nämlich seine berufliche Situation zu verändern –, darüber hinaus aufmerksam und offen war, verschmolzen zwei Gedanken ineinander: Er hatte den Einfall, mit Musik zu malen. Das war die entscheidende Idee für seine sehr erfolgreiche Karriere als Musiker. Neu. Nie da gewesen.

🧠 Zum Querdenken muss man sich also aufrappeln und sich den Auftrag dazu bewusst erteilen?

🧠 Gewürzt mit Aufmerksamkeit und Interesse auch für vermeintlich weit abgelegene Gebiete. Wer einen neuen Markt entdecken möchte, sollte deshalb zum Beispiel auch regelmäßig das Feuilleton oder die Sportseiten einer Zeitung lesen und nicht nur den Wirtschaftsteil. In aller Bescheidenheit: Warum ist es dir gelungen, die Fernsehunterhaltungsbranche zu revolutionieren?

🧠 Weil ich die Idee hatte, die Zuschauer an der Sendung stärker zu beteiligen. Ich habe an deren Kreativität geglaubt, war mir sicher, dass bei dem Brainstorming mit Millionen Menschen bessere Ideen herauskommen als beim Zusammensitzen mit einer Handvoll Unterhaltungsredakteuren – wobei da auch gelegentlich innovative Ideen auftauchen.

🧠 Und du denkst, dass das der Erfolg von »Wetten, dass …?« war, oder?

🧠 Genau. Die Kombination aus spektakulären Wetten und interessanten Studiogästen war sehr reizvoll und neu. Und es war live, alle konnten mitfiebern. Meine Ursprungsüberlegung war: »Warum wird eigentlich im Fernsehen nicht gewettet?« Und dieses Manko habe ich behoben …

5
Wie wir aufdringliche Gedanken und lästiges Grübeln loswerden

🧠 Jetzt haben wir darüber gesprochen, wie wir unseren Gedanken mehr Kreativität verleihen können, damit sie uns inspirieren. Manchmal aber wäre das Gegenteil hilfreich, nämlich Tipps, wie man immer wiederkehrende und oft negative Gedanken beenden kann. Das bereits angesprochene Grübeln ist da ja ganz vorne mit dabei.

🧠 Wege aus dem Hamsterrad negativer Gedanken zu finden gehört zum täglichen Brot von uns Psychotherapeuten und Psychiatern. Der Verstand selbst ist da eher unbelehrbar und kommt immer wieder mal ins Stottern. Beim Grübeln wie auch bei unbegründeten Angst- oder Zwangsgedanken könnte man sagen, es handelt sich um »Softwaredefekte« des Verstandes, die man aber fast immer gut behandeln kann. Grübeln und Sich-Sorgen-Machen sind, wie wir gesehen haben, nichts anders als spezielle Strategien, die der Verstand gerne anwendet. Er beschäftigt sich mit gedanklichen Fragen, die aber nicht gelöst werden, sondern im Gegenteil zu einer Handlungslähmung führen. Wir nutzen diese Strategien deshalb, weil sie uns von unserem Verstand angeboten werden und wir leider gewohnt sind, seinen Vorschlägen zu folgen, statt sie infrage zu stellen. Da sind wir einfach unaufmerksam und folgen schlichtweg einer alten Gewohnheit. Das kann man aber ändern.

🧠 Ich glaube, solche Situationen haben wir alle schon erlebt – nur, wie löst man das Problem? Wenn man auf die Befindlichkeiten jedes Einzelnen dauernd Rücksicht nimmt, kommt man ja auch nicht voran. Der eine will Pizza, der nächste Döner, einer will Salat, der andere Fisch – das führt ja dann bei jeder Mittagspause zu endlosen Diskussionen ... Und alte Gewohnheiten zu ändern ist auch nicht gerade einfach, wie ich dir aus meinem langen Leben berichten kann!

🧠 Das ist immer so, wenn man spontan mit etwas konfrontiert ist, womit man noch kaum Erfahrung hat. Stell dir vor, jemand muss von heute auf morgen Fahrrad fahren können, hat es aber niemals gelernt. Der wird sich schnell überfordert und verzweifelt fühlen, obwohl Radfahren wahrlich kein Hexenwerk ist. Es fehlt einfach die Übung.

🧠 Das leuchtet mir ein. Also wäre eine Vorbereitung in guten Zeiten hilfreich?

🧠 Genau das ist der Trick. Im Grunde wie beim neuen Berliner Flughafen, auf dem lange kein Flugbetrieb stattfand. Trotzdem müssen auch alle fertigen Einrichtungselemente wie Wasserhähne, Klimaanlagen oder S-Bahn-Schienen immer wieder genutzt werden, damit sie nicht ihre Funktionsfähigkeit verlieren. Deshalb macht man ja auch die

Brandschutzübungen im Büro: Man braucht Übung in guten Zeiten, damit man im Notfall gerüstet ist. Und so ist es auch mit der Psyche. Also nichts Besonderes. Nur ein bisschen Übung und Pflege. Das ist aber nicht jedermanns Sache und leider vielerorts kein fester Bestandteil der Verhaltenskultur.

🧠 Und wie ist das nun, wenn jemand unter Zwangsgedanken leidet? Wie definiert ihr in der Psychologie dieses Phänomen?

🧠 Das sind Gedanken, die sich immer wieder aufdrängen und die einen Handlungsimpuls setzen, dem der Betroffene kaum widerstehen kann. Dabei sind diese Gedanken oft so plump, dass die betroffenen Personen schon spüren, dass sie unsinnig sind, und sich wundern, warum sie darauf überhaupt reagieren. Beste Beispiele sind Kontrollzwänge, wenn also Menschen viele Male etwas kontrollieren müssen, von dem sie bereits sicher wissen, dass es in Ordnung ist. Die prüfen zum Beispiel permanent, ob die Tür abgeschlossen ist, oder leiden unter »Kontaminationszwängen«, müssen also dauernd sich und ihre Wäsche waschen, weil sie Angst vor Bakterien und Viren haben. Hier gibt es sehr viele verschiedene Zwangsgedanken. Die Betroffenen erkennen zwar, dass sie meist keinen Sinn ergeben, können sich aber dennoch nicht gegen den Impuls dieser Gedanken wehren. Darin liegt übrigens der Unterschied zu »zwanghaften« Menschen, die zwar in vielen Lebensbereichen in überzogener Weise akkurat und perfektionistisch sind, aber voll dahinterstehen. Die wollen das so! Das ist bei einem Menschen mit Zwangsgedanken nicht der Fall. Aber natürlich gibt es auch Mischformen.

🧠 Karl Lagerfeld hatte immer Angst vor Schmutz. Bei ihm mussten jeden Tag die Bettwäsche gewechselt werden, die Handtücher, natürlich die Kleider und die Nachthemden, die er zu Hause meistens trug. Nun gibt es sicher noch eine ganze Palette von Ängsten, die die Leute so mit sich herumschleppen. Häufig kommt ja die Angst vor dem Fliegen oder dem Aufenthalt in geschlossenen Räumen vor.

🧠 Die meisten unbegründeten Angstgedanken tauchen immer wieder in denselben Situationen auf. Beispielsweise wenn Betroffene sich in größeren Menschenansammlungen befinden, in engen Räumen wie

Aufzügen oder in der Nähe von bestimmten Tieren wie Spinnen oder Hunden. Auch hier wundern sich die Leute oft darüber, welche unverständlichen Signale ihr Verstand aussendet, weil doch nach ihren Erfahrungen überhaupt keine reale Gefahr besteht, sie aber diese Angst nicht abstellen können. Wenn diese auftritt, bestimmt sie die komplette Gefühlswelt, und zwar völlig unabhängig davon, ob es in der konkreten Situation nachvollziehbare Gründe dafür gibt oder nicht. Und, wie gesagt, im Gegensatz zu den Betroffenen mit einer Angsterkrankung glauben Menschen mit einer ängstlichen Persönlichkeitsstruktur fälschlicherweise, dass ihre Ängste berechtigt sind.

🧠 Was ist die Ursache dieser Zwangsgedanken? Wo kommen die her?

🧠 Diese Gedanken sind ebenfalls meist nur vorübergehende Defekte in der Software des Verstandes. Sie können einfach so im Leben auftreten. Bei jedem. In der Regel ist das nichts Schlimmes, für die Betroffenen allerdings ziemlich prägend, weil sie die Person über diese Zeitspanne gnadenlos in eine Gedanken- und Gefühlssklaverei hineindrängen.

🧠 Was kann man denn tun, wenn Grübeln, Sich-Sorgen-Machen, Angst und Zwangsgedanken überhandnehmen?

🧠 Hier sollte man unbedingt einen Experten aufsuchen. In erster Linie muss ein Psychiater eine Depression, Angst- oder Zwangsstörung ausschließen können oder aber eine solche Erkrankung diagnostizieren und behandeln. In zweiter Linie kann ein Psychotherapeut hinzugezogen werden. Bei Angst- oder Zwangsstörungen ist eine stringente Verhaltenstherapie die Methode der Wahl und hat die besten Heilungsquoten.

PRAXISTEST

Es ist gut, dass wir häufig unseren Gedanken vertrauen können. Es gibt jedoch Situationen, in denen sie überhaupt nichts Sinnvolles zu unserem Befinden und Verhalten beitragen. Sei es, wenn unsere Gefühle zu stark sind, wenn wir mitten in der Nacht aufwachen und über ein Thema grübeln, wenn wir mit Menschen streiten, die uns lieben und die wir lieben. Mit diesem Test können Sie herausfinden, wie Sie mit Ihren wenig hilfreichen Gedanken umgehen.

Kreuzen Sie Ihr Ergebnis auf einer Skala von 1 (stimmt überhaupt nicht) bis 5 (stimmt völlig) an.

Frage 1:
Ich kämpfe oft mit meinen Gedanken.

  ☐   ☐   ☐   ☐   ☐
  1   2   3   4   5

Frage 2:
Ich nehme solche kraftvollen Gedanken wahr, kann aber verzichten, darauf zu reagieren.

  ☐   ☐   ☐   ☐   ☐
  1   2   3   4   5

Frage 3:
Wenn ich denke, dass ich nichts tun kann, tue ich auch nichts!

  ☐   ☐   ☐   ☐   ☐
  1   2   3   4   5

Frage 4:
Meine Gedanken kommen und gehen. Ich verstricke mich nicht in ihnen.

  ☐   ☐   ☐   ☐   ☐
  1   2   3   4   5

Frage 5:
Selbst wenn ich sehr schlimme Gedanken habe, weiß ich, dass sie wieder verschwinden und sich auflösen.

  ☐   ☐   ☐   ☐   ☐
  1   2   3   4   5

Frage 6:
Ich kann mir sagen: »Ich sollte nicht denken, wie ich gerade denke«, und mich vom Einfluss schlechter Gedanken distanzieren.

  ☐   ☐   ☐   ☐   ☐
  1   2   3   4   5

Frage 7:
Ich erschrecke mich, wenn ich bestimmte Gedanken habe.

☐ 1 ☐ 2 ☐ 3 ☐ 4 ☐ 5

Frage 8:
Ich kann meinen Gedanken aus der Distanz zuschauen und werde nicht in ihren Strudel hineingezogen.

☐ 1 ☐ 2 ☐ 3 ☐ 4 ☐ 5

Frage 9:
Wenn ich in destruktiven Gedanken gefangen bin, kann ich nicht mehr tun, was mir wichtig ist.

☐ 1 ☐ 2 ☐ 3 ☐ 4 ☐ 5

Frage 10:
Ich mache mir viele Gedanken über vergangene Ereignisse.

☐ 1 ☐ 2 ☐ 3 ☐ 4 ☐ 5

Auswertungsschlüssel

Bei den Fragen 1, 3, 7, 9 und 10 entspricht die erreichte Punktezahl der angekreuzten Zahl. Die Fragen 2, 4, 5, 6 und 8 werden invers gezählt, also 5 Punkte für Ihr Kreuz bei 1, 4 Punkte für Ihr Kreuz bei 2 usw. Zählen Sie die erreichten Punkte zusammen, und lesen Sie Ihr Testergebnis.

Auswertung

50–34 Punkte:

Sie vertrauen Ihrem Verstand, und das ist gut so. Aber vergessen Sie nicht: Es gibt hilfreiche und weniger hilfreiche Gedanken. Die weniger hilfreichen Gedanken sollten natürlich eine geringere Rolle in Ihrem Leben spielen, sodass Sie von ihnen nicht zu sehr gebremst werden. Es könnte entweder sein, dass Ihnen die Unterscheidung zwischen diesen beiden Kategorien nicht ganz leichtfällt, oder aber Sie können zwar gut unterscheiden, werden aber von bestimmten Gedanken, die Sie selbst als wenig hilfreich erkennen, überfallen und nicht selten überwältigt. Eine dritte Möglichkeit besteht darin, dass Sie einfach gerne nachdenken und sich dabei in die Gedankenfluten stürzen. Sollten Sie jedoch den Wunsch haben, sich etwas mehr von einigen klebrigen Gedanken zu entfernen, um etwas mehr Leichtigkeit zu gewinnen, können Sie dies systematisch trainieren. Ihre Stichworte sind dann Metakognitive Therapie, siehe das Beispiel Attention Training Technique in Kapitel 5.2. Einfach zu lernen, praktisch anzuwenden und wissenschaftlich bewiesen. Trainieren Sie acht Wochen, machen Sie den Test noch einmal, und messen Sie Ihre Fortschritte.

33–17 Punkte:
Sie sind durchaus in der Lage, Einfluss auf Ihre Gedanken zu nehmen. Sie können auch hilfreiche von weniger hilfreichen Gedanken unterscheiden. Manchmal werden Sie dennoch von ihnen in die Knie gezwungen und grübeln zu viel, sind vor wichtigen Entscheidungen hin- und hergerissen, obwohl es Ihnen in anderen Situationen eigentlich ganz leichtgefallen ist, sich zu entscheiden. Für Sie wäre es ganz interessant, einmal die verschiedenen im Text genannten Werkzeuge für den Umgang mit Gedanken auszuprobieren.

16–5 Punkte:
Sie sind gut aufgestellt. Gedanken sind für Sie nicht die dominierende Instanz über die Welt, in der Sie leben. Starke negative Gedanken blockieren Ihr Leben nicht unbedingt. Sie haben das Potenzial, den Fängen selbst schwieriger Gedanken gut zu entkommen, und werden nicht von ihnen dominiert.

ERKENNTNISSE AUS DER PSYCHOKISTE

Das eigene Denken gleicht sich dem der Personen an, mit denen man sich häufig umgibt.

Reagieren Sie mal mit Schweigen, wenn jemand eine allzu forsche Forderung an Sie stellt. Das wird das Gegenüber verunsichern und wahrscheinlich dazu bewegen, die Forderung zurückzuziehen.

Gedanken lieben es, sich wichtigzumachen – auch wenn sie völlig unsinnig sind.

6

Wie wir Energiequellen erschließen, Kraft bekommen und uns neu erfinden

Hier erfahren Sie:

1
Warum wir uns verändern müssen, um uns treu zu bleiben

FRANK ELSTNER

⚙ In Talkshows werden gerne Gäste eingeladen, die ihr Leben komplett verändert haben. Oft sind Schicksalsschläge, wie der Verlust von engen Angehörigen, Krankheiten oder Arbeitslosigkeit, die Auslöser. Einige dieser Menschen schaffen es, aus diesen Erfahrungen ungeheure Kräfte zu entwickeln, lang gewünschte Veränderungen anzugehen, und berichten dann, wie sie solche Krisen bewältigt haben. Andere gehen daran eher zugrunde, und die tauchen naturgemäß seltener in Fernsehsendungen auf. Über eine der ungewöhnlichsten und radikalsten Lebensgeschichten habe ich mit dem Schweizer Markus Studer gesprochen. Der hat im Jahr 2000 beschlossen, Lkw-Fahrer zu werden. Damals war er 57 Jahre alt. Nun ist es an sich schon ungewöhnlich, in diesem Alter etwas völlig Neues zu machen. Im Fall von Studer kommt noch ein weiterer überraschender Aspekt dazu, denn bis zu diesem Zeitpunkt war er ein erfolgreicher Herzspezialist und Chefarzt am Herzzentrum in Zürich! Aber einen Lkw zu lenken war so etwas wie sein Jugendtraum. Und weil er es gewohnt war, alles entweder richtig zu machen oder gar nicht, zog er ein eigenes Speditionsunternehmen auf. Einige seiner Medizinerkollegen waren natürlich der Meinung, der tickt nicht mehr richtig – aber die Entscheidung, einen lang gehegten Traum zu verwirklichen, hat ihm Kraft gegeben, anfängliche Widerstände zu überwinden.

THORSTEN KIENAST

🧠 Bei den meisten Menschen, die ihr Leben radikal verändern, kommt diese Entscheidung nicht aus freiem Willen zustande, sondern weil sie in ihrem Leben an einen Wendepunkt gekommen sind, der etwas Neues einfordert. Das muss gar nicht immer dramatische Auslöser haben wie die Corona-Pandemie, oft reicht schon die Erkenntnis: »Mir fällt nichts ein, was ich noch tun könnte.« Oder Fragen wie: »Woher soll ich neue Kraft nehmen?«, »Wo ist meine Leidenschaft geblieben?« Wenn als einzige lustvolle Aktivität das Zählen der noch ausstehenden Arbeitsjahre bis zur Rente bleibt, dann tauchen solche Fragen natürlich häufiger auf. Wie oft hast du denn an dir gezweifelt?

🧠 Na ja, manchmal gab es schon Hängepartien. Da wollte mir nichts so richtig einfallen. Oder keine meiner für mich so guten Ideen stieß auf Zustimmung. Manchmal kamen die Selbstzweifel aber auch wie aus heiterem Himmel, meist übrigens, wenn zuvor etwas sehr gelungen war. Einen großen Erfolg zu wiederholen ist nämlich oft schwer. Beispielsweise war es nach der Erfindung von »Wetten, dass …?« eine echte Herausforderung, mit einem anderen Format auch nur annähernd an diesen Erfolg anzuknüpfen. Wenn du eine der erfolgreichsten Sendungen Europas entwickelt hast, hängt die Messlatte schon verdammt hoch!

🧠 Vor allem geht man oft fälschlicherweise davon aus, mit der einmal oder auch mehrfach bewährten Methode wieder einen großen Wurf zu landen. Das kann gelegentlich gelingen, aber der Gedanke »Jetzt habe ich den Dreh raus« führt leider oft dazu, dass man seinen Blick einengt und von der eigenen Kreativität und dem eigenen Antrieb gar nicht mehr viel abruft, weil man denkt, man weiß sowieso schon, wie es geht.

🧠 Und wenn dann wider Erwarten der schnelle Erfolg ausbleibt, stürzt man sich immer verzweifelter in die Arbeit.

🧠 Richtig gefährlich wird es, wenn man den Motor dann über Jahre hinweg heiß laufen lässt. Irgendwann ist man erschöpft und benötigt eine Pause. Das ist vor allem so bei Menschen, die anfänglich von einer Idee total begeistert waren und dann über die viele Arbeit hinweg ganz vergessen haben, warum sie das alles eigentlich machen. Die versinken im Sog der Routine und der Alltagsscherereien, die teilweise viel Kraft rauben und den Blick von wirklich wichtigen Dingen abhalten. Dadurch geht irgendwann auch die ursprüngliche Leichtigkeit verloren.

🧠 Das ist mir auch passiert. Anfang der Siebzigerjahre hatte ich ordentlich Karriere gemacht – fast überall in Deutschland hörte und kannte man Radio Luxemburg. Dieter Thomas Heck, Hans Meiser, Rainer Holbe und ich hatten riesige Erfolge. Dafür haben wir viel gearbeitet, viel gefeiert, viel geraucht, gelegentlich auch etwas mehr Alkohol getrunken. In dieser Phase habe ich mir eine Auszeit genommen, gezwungenermaßen – ich bin nämlich während der Funkausstellung in Berlin plötzlich zusammengebrochen und wurde mit Verdacht auf einen Herzinfarkt ins Krankenhaus gebracht. Glücklicherweise war der Herzinfarkt »nur« ein Kreislaufkollaps.

🧠 Und was war deine Lehre daraus? Ich meine, so einen Warnschuss steckt man ja nicht unbedingt leicht weg.

🧠 Das Ereignis hat tatsächlich mein Leben verändert. Ich habe Günter Traub um Rat gefragt, der war früher ein erfolgreicher Rollschuh- und Eisschnellläufer, nach seiner aktiven Laufbahn Trainer der US-Olympiamannschaft und der italienischen Nationalmannschaft. Der krempelte mich komplett um. Das begann mit Höhentraining: fünf Kilometer laufen, 1000 Meter schwimmen, 30 Kilometer Skilanglauf – am Tag, wohlgemerkt! Günter Traub hat mein Essen gecheckt, mein Müsli zusammengestellt, meine Getränke kontrolliert, meinen Schlaf überwacht. Ich habe 14 Kilogramm abgenommen, mit dem Rauchen aufgehört und mache seither regelmäßig Sport – was mir auch heute hilft, diverse Alterserscheinungen in Schach zu halten.

🧠 Immerhin ist dir die Lust an deinem Beruf nie abhandengekommen. Das harte Training war wohl eine gute Entscheidung, die sicher nicht so leicht umzusetzen war. Viele hätten bei so einem anstrengenden Programm womöglich schnell aufgegeben. Bis zum nächsten Kollaps …

🧠 Meine Motivation war tatsächlich der Spaß, den ich bis heute immer noch an meiner Arbeit habe. Da habe ich womöglich einfach auch Glück, denn vielen Menschen kommt der Arbeitsspaß im Laufe der Zeit abhanden. Wie kann man verhindern, dass sich Menschen mit guten Gedanken, Ideen und großer anfänglicher Begeisterung allmählich in eine innere Emigration zurückziehen oder sich ohne viel Elan von Amt zu Amt und von Job zu Job schleppen? Was ist die Alternative, wenn man nicht gleich den Lkw-Führerschein machen will?

🧠 Diesem Thema kann man sich von zwei Seiten nähern. Ich würde die beiden Herangehensweisen einmal die »Top-down«-Lösung und die »Bottom-up«-Lösung nennen. Bei »Top-down« geht es darum zu wissen, was einem wirklich wichtig ist im Leben – Werte, Ideen, Visionen. Bei »Bottom-up« geht es darum, alle seine Kraftspender zu identifizieren und gezielt zu aktivieren.

🧠 Dann fangen wir doch mal mit »Top-down« an.

2
Wie ein Lebenskompass zur Quelle des Neuanfangs wird

🧠 »Top-down« bedeutet, dass wir hier eine übergreifende Methode wählen, die von oben (»Top«) kommt und mit der es möglich ist, unsere ganzen verborgenen Fähigkeiten, also die »Ressourcen«, wie man auch in unserer Fachsprache sagt, zu identifizieren. Die nämlich sind oft verschüttet, irgendwo unten, also »down«. Um an diese verschütteten Ressourcen heranzukommen, nähern wir uns also von oben dem, was uns wichtig ist: unseren Werten, unseren Visionen oder Errungenschaften. Wenn wir die »ausgegraben« haben, stehen sie uns wieder zur Verfügung, möchten genutzt werden und bringen neue Energie, Kreativität und mit der Zeit sogar Freude mit. Das ist allerdings keine Zauberei – also hüte dich vor zu hohen Erwartungen! Trotzdem ist die Methode eine exzellente Grundlage für ein neues, erfülltes Leben.

🧠 Was diese »Ausgrabungen« angeht, kannst du ein Beispiel dafür geben, um es konkreter zu machen?

🧠 Gerne. Mein Lieblingsinterview zu diesem Thema ist von Brian Eno, dem Pionier in Sachen elektronischer Musik, über den wir vorhin schon im Zusammenhang mit Kreativität gesprochen haben. Er erzählte einmal, dass er sich ursprünglich als Künstler im klassischen Sinne gesehen hatte, als Maler eben. An einem bestimmten Punkt seines Lebens wusste er aber nicht mehr weiter und zweifelte zunehmend an seiner Fähigkeit, irgendwann einmal von der Kunst leben zu können, geschweige denn, jemals ein berühmter Maler zu werden. Das war der Beginn einer handfesten Krise.

🧠 Gerade für Künstler und Freischaffende ist es besonders schwierig, kontinuierlich Erfolg zu haben. In klassischen Berufen sind die Verdienstmöglichkeiten und Aufstiegschancen meist absehbarer.

🧠 Deswegen trauen sich Angestellte auch seltener, ihr Leben zu ändern. Sie genießen die scheinbare Sicherheit und Planbarkeit ihres Arbeitsplatzes und gehen lieber jahrelang frustriert ins Büro, als etwas an ihrer Situation zu ändern. Was ja auch nachvollziehbar ist! Bei Brian Eno kamen jedoch zwei Dinge zusammen: Er beobachtete neugierig die allgemeine Entwicklung der Gesellschaft und die Fortschritte in der Technik. Er war auf der Suche nach Neuem und dadurch sehr aufnahmebereit für neue Einflüsse. Er wusste, dass seine Stärke irgendwo im künstlerischen Bereich liegt. Er kannte seine zentralen Werte. Wenn man diese Werte kennt, sind sie wie Leuchttürme, die einem den Weg in den Hafen zeigen. In Enos Fall waren das: Begeisterung für Technik, für visuelle Umsetzung von Tönen und seine künstlerische Veranlagung! Diese gepaart mit der Erkenntnis, dass er irgendwie mit diesen Fähigkeiten Geld verdienen muss. Genau an diesen Werten hat er sich orientiert, sie haben ihm seinen Weg gezeigt. Andere Überlegungen – etwa, an seiner begonnenen Künstlerlaufbahn festzuhalten, »etwas Anständiges« zu lernen oder sich musikalisch an bewährten Mustern zu orientieren – ignorierte er dafür einfach. Er konnte zwischen Gewohnheiten, Zielen und Werten unterscheiden. Genau das hat ihm die Flexibilität und die Kraft gegeben, sein Leben zu ändern.

DIE ENTSCHEIDUNGSPARALYSE

Es ist nicht immer so, dass wir uns gerne entscheiden. Manchmal wollen wir einfach, dass alles so bleibt, wie es ist. Dazu machte der US-Ökonom Jack Knetsch ein einfaches Experiment: Er schenkte Studenten einen Kaffee und fragte sie kurz danach, ob sie den Kaffee gegen einen leckeren Schokoriegel tauschen würden. Die meisten lehnten das ab. Das funktionierte auch umgekehrt, wenn er erst die Riegel verteilte und dann den Kaffee zum Tausch anbot. Dann wollten 90 Prozent lieber die Süßigkeit behalten. Seine Erkenntnis: Wir denken oft fälschlicherweise, wir würden uns völlig frei entscheiden. Dabei blockieren wir uns gelegentlich selbst: Der Job macht keinen Spaß mehr, die Beziehung tritt auf der Stelle, das Leben ist eintönig – aber wirklich ändern wollen wir nichts.

🧠 Du hast gerade Werte erwähnt. Erklär doch einmal: Wie erkenne ich meine Werte, und was ist eigentlich genau darunter zu verstehen?

🧠 Man könnte es in einer Metapher ausdrücken: Werte sind Himmelsrichtungen. Man macht sich auf den Weg, nach Osten oder Westen, kommt aber nie an. Und damit es nicht zu monoton wird, setzt man sich auf dem Weg Ziele. Lautet einer deiner Werte »Freundschaft«, könnte ein Ziel sein, mit deinem besten Freund im September eine Paddeltour zu machen. So wird der abstrakte Wert »Freundschaft« durch ein Ziel lebendig. Wird dein Freund zum vereinbarten Zeitpunkt krank, kann das Ziel nicht erreicht werden, aber der Leuchtturm »Freundschaft« sorgt nun dafür, dass du ihm vielleicht anbietest, zur Apotheke zu fahren und seine Medikamente zu holen, weil er es gerade nicht kann. So bleibt der Wert lebendig, wechselt einfach sein Ziel und blüht trotzdem, weil er mit Geduld und Weitblick das Potenzial für neue Ideen zulässt. Vielleicht seid ihr beide ein wenig enttäuscht darüber, dass aus der Paddeltour nichts wird, aber eure Freundschaft wird durch das neue Behelfsziel weiter gefestigt und lebt vielleicht noch intensiver.

🧠 Das klingt großartig. Wenn ich also weiß, was mir wirklich wichtig ist, werde ich wendiger und Querdenken fällt mir leichter?

🧠 Genauso ist es. Werte weisen uns den äußerst flexiblen Weg der kleinen Erfolge. Und die Erfolge summieren sich, je weiter wir kommen, wodurch eine stabile Welle der Zufriedenheit entsteht. Problematisch wird es, wenn wir ein Ziel vor Augen haben, aber nicht mehr wissen, warum uns das Ziel ursprünglich in den Kopf gekommen ist. Zum Beispiel einen Porsche besitzen zu wollen oder einen Doktortitel zu haben. Wenn das dann nicht klappt, sehen sich viele Menschen als gescheitert. Sie haben den Leitfaden vergessen, der ihnen zeigt, was wirklich wichtig für sie ist.

🧠 Offensichtlich habe ich da intuitiv gehandelt, vom Bambi-Hörspiel bis zum RTL-Programmdirektor. Nichts davon war langfristig geplant, alles hat sich peu à peu so ergeben.

🧠 Siehst du, bei dir passt das. Du hast »in dir gehabt«, was dir wichtig war, und in diesem Sinne konntest du deine Etappenziele sogar auswählen. Und da du gespürt hast, was dir wirklich wichtig ist, hattest du einen inneren Kompass und wahrscheinlich auch viel Zuversicht, nicht scheitern zu können, weil dir immer etwas einfallen würde. Das gibt Gelassenheit und Ruhe, was das große Ganze angeht – auch wenn dir das Alltagsgeschäft wahrscheinlich viel Energie abverlangt hat. Du hattest nicht das isolierte Ziel, beispielsweise, Intendant zu werden, sondern hast dich von Etappe zu Etappe bewegt und dabei immer auftanken können, wenn du gemerkt hast, dass du deine Sache gut gemacht hast. Mit diesem Dreh öffnen sich die Türen fast automatisch – weil man eben flexibel bezüglich seiner Ziele ist und nicht starr an etwas festklebt und sich festbeißt. Da kann man gar nicht scheitern.

🧠 Wie helfen Werte, die richtigen Ziele und eine gute Vorbereitung aber nun, die eigenen verborgenen Kräfte zu aktivieren?

🧠 Nehmen wir das Beispiel eines Bergsteigers, um das zu veranschaulichen. Ein Bergsteiger aktiviert die Kräfte ganz einfach dadurch, dass er erst einmal aktiv und ganz bewusst weiß, was ihm wichtig an seiner Expedition ist. Vielleicht ist es der Wert »Natur erleben« oder »Herausforderungen bestehen«, »an die Grenze gehen«. Wenn diese oder ähnliche Werte den Weg weisen, dann geht die Vorbereitung wie von selbst. Alle Kraft und Ideenressourcen aktivieren damit auch die Fähigkeit zur Routengestaltung, Auswahl der zu wählenden Transportmittel,

Planungsfähigkeiten. Andere wiederum aktivieren dann völlig automatisch die Wahrnehmungsfähigkeiten, die Sinne sind geschärft und greifen wie von alleine auf, was die Natur auf solchen Bergetappen so mit sich bringt. Es werden intuitiv die richtigen Fragen gestellt – auch das sind Ressourcen, die plötzlich aktiviert werden, wenn klar ist, was wichtig ist. Dieses werteorientierte Denken schärft auch während der Expedition das Deuten von Naturereignissen ganz automatisch und sorgt für angemessenes Verhalten. All diese Ressourcen schlummern möglicherweise in einem Dornröschenschlaf, wenn der Bergsteiger nicht auf Touren gehen kann, sondern zu Hause die Spülmaschine ausräumen, die Wäsche aus dem Trockner nehmen und falten oder zum Beispiel die Steuererklärung machen muss.

🧠 Was unterscheidet diesen Bergsteiger von einem anderen Typus, der mit einer geführten Tour auf den Mount Everest hinaufkeucht und die Gefahren völlig unterschätzt?

🧠 Das wird vieles sein. Aber es ist in solchen Extremsituationen besonders nachteilig, wenn nur der Gedanke »Das musst du einmal in deinem Leben gemacht haben!« zur Gipfelbezwingung führt. Das einzige Ziel ist es, irgendwie auf den Gipfel zu kommen, damit man seinen Freunden später eine gute Geschichte erzählen kann. Der Weg zum und vom Gipfel zurück wird dabei nicht mit der notwendigen Aufmerksamkeit bedacht. Die verborgenen Kräfte sind daher auch nicht zentral auf den gefährlichen Teil des Projektes »Gipfelbesteigung« ausgerichtet, sondern nur ein Teil der Kräfte und des Interesses. Das ist ein potenziell lebensgefährlicher Nachteil. Das Gefährlichste ist im Übrigen der Abstieg – man ist müde, ausgepowert und sieht immer nur einen Abgrund. »Der Abstieg ist brutal«, sagt auch Reinhold Messner. Der ist als Kind schon auf Felsen geklettert. Dabei ist er sicher oft auf Hindernisse gestoßen, hat aber nicht aufgegeben und dadurch erkannt: »Ich kann Hindernisse überwinden.« Und dieses Wissen half ihm später ungemein, wenn bei seinen Expeditionen unerwartete Schwierigkeiten auftauchten. Seine Erfahrung hat seinen Wesenszug »Hartnäckigkeit« massiv geschult. Eine weitere Ressource, die bei ihm geschult wurde, ist »Sorgfalt«, diese benötigt er nämlich bei der Vorbereitung und Umsetzung, bei der er sich allenfalls nur wenige Fehler erlauben darf. Und die vielleicht wichtigste Fähigkeit ist, sich in seinen Stärken und Schwächen gnadenlos selbst beurteilen zu können. Um zu entscheiden, wann eine Expedition vorzeitig beendet werden muss, weil das Risiko zu groß ist. Übermut ist ab einem bestimmten Niveau lebensgefährlich. Auch wenn es vielleicht nur noch ein paar wenige Meter zum ersehnten Gipfel sind. Gibt es eigentlich irgendwo Informationen darüber, wie oft er Expeditionen abgebrochen hat und warum?

🧠 Er hat viele Expeditionen abgebrochen, meist wegen des schlechten Wetters. Aber besonders interessant finde ich die Tatsache, dass sein großes Vorbild der britische Polarforscher Ernest Shackleton ist, der um 1900 lebte. Der hat insgesamt vier Arktisexpeditionen unternommen – und ist bei jeder gescheitert! Messner sagt, vom Scheitern lerne er mehr als von den Dingen, die gelingen!

🧠 Unsere Gesellschaft ist in dieser Hinsicht ziemlich unfair und, ehrlich gesagt, auch nicht sehr schlau. Der Mainstream will nichts von Expeditionsabbrechern hören, auch nicht von den talentiertesten. Deswegen denken viele dieser Abbrecher, dass sie gescheitert wären, wenn sie ihr Ziel nicht erreicht haben. Aber diese Schmach empfänden genau dieselben Personen nicht, wenn sie sich an ihren Werten orientierten. Dann würden sie nämlich komplett im Einklang mit sich selbst handeln und wären nicht länger fremdbestimmt.

🧠 Also sind es die Werte, die zeigen, wo es langgehen sollte und wo man auf dem Holzweg ist. Aber wie machen die das?

🧠 Im ersten Schritt muss man die Werte für sich erkennen und sie dann mit Leben erfüllen. Diese Herangehensweise ist besonders dann hilfreich, wenn man sich neu erfinden muss. Normalerweise weiß man ja intuitiv, was einem wichtig ist. Brian Eno hat es vorgemacht: Er hat die herkömmliche Malerei trotz seines Studiums aufgegeben und trotzdem die Leidenschaft der Kunst gelebt. Sein Wert »Neues erschaffen« ermöglichte es ihm, den Weitblick über die diversen Branchen hinaus zu erweitern und die Möglichkeiten der Technik auszuloten. Diese Kombination wurde zu seinem Erfolg. Seine beiden Persönlichkeitseigenschaften »Technisches Verständnis« und »Kreativität« haben sich zusammengefügt, und so gelang es ihm, neue Standards in der modernen Musik zu setzen. Der Trick bestand darin, dass er trotz seiner Frustrationen immer wusste, was ihm wirklich wichtig ist. Statt ein erfolgloser Maler wurde er ein äußerst innovativer Produzent, der viele Künstler inspiriert hat und dessen Stern hell leuchtet – mittlerweile auch im All, denn ein Asteroid wurde nach ihm benannt. Der Himmelskörper, ehemals bekannt als 81948 (2000 OM69), heißt seit Juni 2019 »Brian Peter George St. John le Baptiste de la Salle Eno«!

🧠 Ein Asteroid? Passt irgendwie zu seiner Geschichte. Aber kann man denn generell empfehlen, bei einer Krise alles liegen zu lassen und seinen Impulsen zu folgen? Die Logistikbranche sucht ja immer ambitionierte Fernfahrer, und auch namenlose Himmelskörper wird es noch einige geben …

🌐 Wenn dir Brummifahren Spaß macht, warum nicht? Aber im Ernst, es geht nicht einfach nur um Impulse, sondern darum, zu wissen, was einem im Leben wirklich wichtig ist. So etwas wie einen Lebenskompass zu finden. Der ist dann eine wahre Fundgrube für mögliche Werte! Zur Auswahl stehen folgende Kategorien: Arbeit und Karriere, intime Partnerschaft, Elternschaft, Aus- und Weiterbildung, Freunde, Gesundheit, Familie, Sicherheit, Abenteuer, Spiritualität und Religion, Umwelt und Natur, Freizeit und Hobby und vieles mehr.

🧠 Aus diesen Bereichen suche ich mir also die Werte aus, die mir etwas bedeuten – und das verschafft mir zusätzliche Energie?

🌐 Ja, genau so. Aber Vorsicht: In einer Krise würde ich niemandem empfehlen, alles über den Haufen zu werfen. Um Veränderung in die Wege zu leiten, muss ein ausreichend kühler Kopf vorhanden sein.

FINDEN SIE IHREN LEBENSKOMPASS

Bestimmen Sie Ihre Werte, und bilden Sie die Grundlage für die Ausrichtung Ihrer Talente und Energien!

Schritt 1: Wählen Sie aus den folgenden zehn Wertebereichen Ihre wichtigsten aus. Bezeichnen Sie diese mit »sehr wichtig«, »wichtig«, »nicht wichtig«: Arbeit und Karriere, intime Partnerschaft, Elternschaft, Aus- und Weiterbildung, Freunde, Gesundheit, Familie, Spiritualität und Religion, Umwelt und Natur, Freizeit und Hobby. Sie können natürlich auch noch andere Bereiche anfügen.

Schritt 2: Wählen Sie nun alle Bereiche, die Sie mit »sehr wichtig« gekennzeichnet haben, aus, und ordnen Sie diese sternförmig auf einem Blatt Papier an.

Schritt 3: Notieren Sie alle Barrieren, die Sie im Großen und im Kleinen daran hindern, diese Wertebereiche nach vorne zu bringen. Klassiker sind: a) Die Karriere wird gebremst durch familiäre Pflichten, oder b) ein erfülltes Familienleben wird gebremst durch zu viel Arbeitsstunden und Erschöpfung.

Schritt 4: Suchen Sie sich kleine, aber realistische Zwischenziele für jeden Wertebereich. Beispiel Wertebereich Familie: Diesen Donnerstagnachmittag bereits um 15 Uhr von der Arbeit gehen und der Familie leckere Spaghetti kochen.

Schritt 5: Setzen Sie sich wöchentlich Miniziele für jeden Wertebereich, und passen Sie diese an Ihre Realität an. Beispiel Wertebereich Familie: Jeden Samstag ein gemeinsames Frühstück einnehmen und plaudern.

Führen Sie Schritt 5 über eine Dauer von acht Wochen aus, um eine Routine zu entwickeln.

Sie werden merken, dass die gepflegten Bereiche in Bewegung kommen und die davon betroffenen Personen im günstigsten Fall dankbar für Ihre Aufmerksamkeit sind.

🧠 Gut, das klingt ja erst einmal ermutigend. Aber gibt es bei den Werten nicht auch welche, die sich gegenseitig blockieren? Wenn beispielsweise beide Partner einen Beruf haben, worunter die Zweisamkeit oder das Familienleben stark leidet. Nur in den seltensten Fällen können ja beide ihren Job hinwerfen und sich gemeinsam auf die erträumte Weltreise begeben …

🧠 Das ist natürlich ein guter Einwand. Was macht man, wenn Lebensstile und -notwendigkeiten miteinander kollidieren? Bevor wir alles hinwerfen, sollten wir allerdings herausfinden, ob da überhaupt die eigentlichen Werte miteinander im Konflikt stehen.

🧠 Und, tun sie das?

🧠 Werte selbst stehen nie miteinander im Konflikt. Aber die Methoden, mit denen diese Werte gelebt werden! Wenn ich zum Beispiel für meinen Erfolg auf der Arbeit Aufgaben annehme, die mehr Zeit beanspruchen, als ich bewältigen kann, bekomme ich früher oder später ein Problem. Plump gesagt, ist es eine Wahl der richtigen Strategie – wende ich jetzt die Technik des Delegierens an, komme ich da anders heraus, als wenn ich die Technik »Hier kocht der Chef« anwende. Auf der anderen Seite gibt es immer wieder Phasen, in denen der eine Bereich erheblich mehr Aufmerksamkeit erhält als der andere. Gerät die Familie über eine gewisse Zeit ins Hintertreffen, wäre hier eine zeitlich befristete Übergangslösung mit Minipflege anzustreben, bis sich der Job wieder beruhigt hat. Zum Beispiel, man gibt den Kindern per Telefon einen Gutenachtkuss oder sendet ein kleines Handyvideo mit einer Gutenachtnachricht oder irgendetwas anderes, was die Familie zu Hause als liebevolle Geste wertschätzen kann.

Entscheidend ist, feinfühlig zu registrieren, wann eine Strategie zu versagen beginnt. Dann muss sie durch eine bessere ersetzt werden. Dazu bedarf es beider Partner, beide müssen hellwach sein und sollten nicht fahrlässig eine eigene Strategie auf Kosten anderer Personen durchsetzen.

🧠 Du hast ja gesagt, dass das Wissen um unsere Werte Kräfte entfesseln kann. Wie und wodurch funktioniert das?

🧠 Es funktioniert, weil wir wissen, *warum* wir etwas tun. Weil es uns wirklich wichtig ist, unsere Werte zu leben, und weil das auch Leidenschaft erzeugt. Das ist tief in uns verankert. Leben wir sie, fühlt sich das stimmig an und stellt automatisch das Potenzial zur Verfügung, das hilft, Blockaden aufzulösen. Das Besondere an einem Verhalten, das sich eng an Werten orientiert, ist, dass das Ergebnis des eigenen Tuns zwar wichtig ist, aber noch wichtiger ist es, dass wir uns überhaupt wieder auf den Weg gemacht haben, um etwas zu tun, was für uns Sinn ergibt. Auch wenn wir kurzzeitige Umwege gehen müssen, etwa wenn wir bei Arbeitslosigkeit einen Job annehmen, der überhaupt keinen Spaß macht, weil dadurch wenigstens unser Einkommen und Stolz über die eigene Produktivität generiert wird. Eine Person, die von ihren Werten geleitet wird und beispielsweise über Neugier und die Ressource »gut mit anderen sprechen können« verfügt, wird über die gesamte Zeit nicht müde, Kontakte zu schließen, um so die Chance zu vergrößern, wieder einen Job zu bekommen. Vielleicht sogar einer, der besser ist als der vorherige!

🧠 In Ordnung. Das alles lief ja nun unter der »Top-down«-Herangehensweise mit dem Röntgenblick von oben. Da muss es ja auch noch was in die andere Richtung geben …

🧠 Genau. »Bottom-up« nennt man die Motoren, die man von unten aus anwirft. Dabei benötigst du die Werte jetzt nicht unbedingt. Bottom-up ist eigentlich das klassische Vorgehen, mit dem Menschen versuchen, ihre Entwicklung in die Hand zu nehmen und voranzukommen. Mit »von unten« sind unsere »Ressourcen« gemeint, also all die Energiequellen, die Begabungen und Erfahrungen, die eingesetzt werden können, um dein gestrandetes Ideenschiff wieder in innovatives Fahrwasser zu ziehen. Dafür kannst du gerne gleich unsere Liste zur Hand nehmen, in der beispielhaft eine größere Auswahl von möglichen Ressourcen zur Auswahl steht. Du kreuzt diejenigen an, über die du verfügst. Lässt du dich von dieser Liste inspirieren, erinnerst du dich vielleicht an die ein oder andere vergessene ehemalige Fähigkeit, die sich dann wieder ausbuddeln lässt.

3
Wie mentale Ressourcen entdeckt und erschlossen werden

🧠 Ich habe das Gefühl, Listen stehen bei euch Verhaltenstherapeuten recht hoch im Kurs. Sind die wirklich so wertvoll im Umgang mit dem eigenen Gehirn?

🧠 Ja, und da halte ich mich an Goethe, der im *Faust* den Schüler sagen lässt: »Was man schwarz auf weiß besitzt, kann man getrost nach Hause tragen!« Listen sehen wir vor uns, und die Inhalte prägen sich auch bereits ein, wenn man sie aufschreibt oder ausfüllt. Vor allem, wenn wir im Kampf der Routine den Wald vor lauter Bäumen nicht mehr sehen. Ich empfehle: immer Stift und Papier bereitlegen.

🧠 So haben wir früher Fernsehshows gemacht, da kam kaum einer ohne die Aufforderung aus, Papier und Bleistift zur Hand zu nehmen.

🧠 Eine Ressourcen-Liste wird so zum persönlichen Lageplan, der uns zeigt, wo in unserem Inneren versteckte und auch noch vermutete natürliche Vorkommen von Bodenschätzen liegen. Oft sind diese Fähigkeiten im Laufe der Jahrzehnte verschüttet worden, jetzt geht es darum, diese »Schätze« wieder zu bergen und ins eigene Leben zu integrieren. Die »Bottom-up«-Lösung ermuntert uns, alle unsere Eigenschaften, Fähigkeiten und Erfahrungen unter die Lupe zu nehmen. Vor allem während der Corona-Pandemie haben viele Menschen zur gleichen Zeit die Erfahrung gemacht, dass es in solchen Ausnahmesituationen hilfreich ist, wenn man weiß, welche Ressourcen vorhanden sind, weil wir mit deren Hilfe wieder aus dieser schwierigen Situation herauskommen können. Wenn viele Menschen zur gleichen Zeit unter demselben Druck stehen, lässt er sich oftmals leichter ertragen.

🧠 Was sind denn Beispiele für Ressourcen?

🧠 Übergeordnet ist alles, was bei einer Person Kraft zur Gestaltung ihres Lebens und der Befriedigung ihrer Bedürfnisse freisetzt, eine Ressource. Sie sind sozusagen Energieträger und Motoren für das eigene Leben. Dazu gehören die Fähigkeiten, realistische Ziele setzen zu können, umsetzbare große und kleine Wünsche formulieren zu können, wichtige Interessen zu kennen und verfolgen zu können. Aber auch unsere Überzeugungen, Vorlieben, Weltansichten und moralischen Vorstellungen! Unser Wissen, unsere Intelligenz und Bildung, auch alle großen und kleinen Talente. Tatsächlich können hier endlich auch mal Gewohnheiten gute Dienste leisten. Dann gehören dazu noch die Art, mit anderen Menschen umgehen zu können, auch körperliche Merkmale wie das eigene Aussehen pflegen. Die Fähigkeit, Rahmenbedingungen nutzen zu können, finanzielle und andere Möglichkeiten, die aktuell vorhanden sind, und vieles mehr.

🧠 Da kommt ja einiges zusammen. Bleibt nur noch die Frage: Wie finde ich genau diejenigen heraus, die mir in einer schwierigen Situation helfen können?

🧠 Erst einmal dadurch, dass du herausfindest, über welche du überhaupt verfügst.

🧠 Die Liste!

🧠 Ja. Du setzt dich über die Liste und versuchst ein »Matching« hinzubekommen, also eine Art persönliche Bestenliste mit der Fahndung nach den Ressourcen, die mit deinem Gefühlsleben weitgehend übereinstimmen. Wenn dir selbst zu wenig zu dir einfällt, kannst du gerne auch Freunde und andere, auch entferntere Personen fragen oder mal einen Profi wie uns, die eher schonungslose Tipps geben. Nach dieser Inventur solltest du einen erhellenden Überblick über deine versteckten Ressourcen bekommen. Relativ einfach kommen wir unseren Ressourcen übrigens auf die Spur, wenn wir uns an unsere vergangenen Glanztaten erinnern. Was hat zum damaligen Erfolg geführt? War es mein fachliches Wissen, war es meine Kreativität, war es meine Art, auf Menschen zuzugehen? Frühere Erfolge können einen guten Hinweis auf Methoden liefern, die mich vielleicht auch diesmal weiterbringen. Bei einem Physikprofessor werden das vielleicht seine Fähigkeit zu logischem Denken sein und zu unendlich hartnäckigem Knobeln an kniffligen Aufgaben. Bei einem Topmodel dagegen eher die konsequente Erhaltung ihrer körperlichen Fitness und ihre Fähigkeit zu asketischem Leben, von der kaum jemand etwas mitbekommen dürfte. Da steckt immer Arbeit dahinter. Und Arbeit bedeutet, dass man diszipliniert das einbringt, was man kann, und die Hilfsmittel ausgräbt, die vorhanden sind. Ressourcen eben.

🧠 Wenn es aber so einfach ist, durch das Besinnen auf seine Werte und das Anzapfen eigener Ressourcen sein Leben positiv zu verändern – woran hapert es dann in der Praxis? Warum sind wir Deutschen nicht ein Volk fröhlicher Menschen, im Einklang mit unseren Wünschen und Fähigkeiten und umsetzungserprobt?

🧠 Es ist auch für mich nach so vielen Jahren in dem Fachbereich Psychologie deutlich sichtbar, wie viele Menschen sich zwar Veränderung wünschen, aber nicht dranbleiben. Manche packen sie voller Elan an, aber nach drei bis vier Wochen ist die Luft raus aus dem Projekt, und sie lassen ihre Gedanken wieder um die alten Probleme kreisen. Weißt du, was fast immer fehlt?

🧠 Konsequenz?

🧠 Genau, sie setzen ihren Wunsch nicht beharrlich und zielbewusst genug um. Scheitern schon an den kleinsten Aufgaben. Sie planen vielleicht noch, aber die Schwelle zum Experimentieren überschreiten sie schon nicht mehr. Der Irrtum, den sie begehen, ist, dass sie glauben, sie müssten sich die Lösung lediglich vorstellen, dann würde es schon werden. Der Schlüssel ist aber, es zu tun. Und sei es nur ein klein wenig. Wenn dann die ersten Erfolge auftauchen, kommen viele aus ihrer Lethargie.

DIE 72-STUNDEN-REGEL

Die 72-Stunden-Regel besagt: Alles, was man sich vornimmt, muss auch innerhalb von 72 Stunden begonnen werden, sonst sinkt die Chance, dass das Projekt jemals umgesetzt wird, auf 1 Prozent! Wer sich einer Sache wirklich ganz verschreibt und mit Leidenschaft dabei ist, der will sofort loslegen. Und der erste Schritt ist dabei der wichtigste!

🧠 Das kenne ich auch. Leute, die immer nur davon reden, was sie alles tun wollen, aber nie zu Potte kommen …

🧠 Das unterscheidet die Erfolgreichen von den ewigen Nörglern, die nur ihren vertanen Chancen hinterherjammern. Dabei ist der Erfolg schon durch den ersten Schritt nach vorn näher, als man denkt. Und noch ein Vorteil: Man spart sich mit ein wenig Ausdauer beim Üben Monate oder sogar Jahre an Beratungskosten und Nerven.

🧠 Wenn ich also meine passenden Ressourcen entdeckt habe, kommt darüber dann mein Leben wieder in Schwung?

🧠 Ganz so einfach ist es nicht. Schwung kommt nicht von alleine zustande, und schon gar nicht, wenn man keinen Plan hat oder es einen in eine Richtung zieht, die nur vermeintlich Sinn hat! Das ist ja das Tolle an der »Top-down«-Lösung mit den Werten: Wenn man weiß, was man wirklich will, wird zu den entsprechenden Ressourcen der Schwung gleich mitgeliefert. Der Schwung wird übrigens auch ausgelöst, wenn die Angst vor einem Scheitern so groß ist, dass man zur Handlung gezwungen wird. Das fühlt sich allerdings nicht so gut an …

Um den nötigen positiven Schwung zu bekommen, ist der erste Schritt, sich selbst ernst zu nehmen und zuzugeben, dass man eine ganze Weile blind für viele seiner Energiequellen war. Oder dass man seine Werte zwar kennt, aber nicht lebt. Der Satzanfang »Eigentlich sollte ich …« ist in dieser Hinsicht ein Alarmsignal. Du merkst, Ehrlichkeit sich selbst gegenüber spielt hier eine große Rolle. Und die kommt oft ungewollt abhanden! Stell dir vor, jemand antwortet auf deine Frage, was er denn tue, wenn er Stress habe, dass er sehr gerne fotografiert und dass dies sein entspannendes Hobby ist. Hat er Stress, sucht er sich einfach ein interessantes Motiv, und schon geht es ihm viel besser. Wenn du so jemanden triffst, riskiere einmal die nächste Frage: »Wann hast du denn das letzte Mal fotografiert?« Nicht selten kommt dann die Antwort: »Lass mich mal nachdenken … hm, das letzte Mal … stimmt, jetzt, wo du mich fragst, ich glaube, es ist schon fünf oder sechs Jahre her, dass ich das gemacht habe.« Oder eine vergleichbare Antwort.

🧠 Vielleicht hatte er seit sechs Jahren keinen Stress mehr? Aber im Ernst, ich würde nicht davon ausgehen, dass er mich bewusst anlügt.

🧠 Nein, macht er auch nicht. Für ihn ist es die gefühlte Wahrheit. Viele Menschen glauben ja, dass das, was sie fühlen, die Realität ist und nicht die objektive Wirklichkeit um uns herum. Deshalb ist es erst einmal keine Lüge, sondern einfach ein Irrtum, weil das Selbstbild mit dem tatsächlichen Verhalten verwechselt wird. Nicht wenige Menschen fahren immer linksherum im Kreis, reden sich aber ein, dass sie geradeaus fahren. Aber so ein Irrtum, was die vergangene Zeit angeht, passiert jedem von uns, nicht nur dem verhinderten Hobbyfotografen. Meist kommentieren wir diese Erkenntnis dann ganz überrascht mit dem Satz: »Wie schnell die Zeit vergeht!« Daran erkennt man, dass wir zu dieser Ressource kaum noch Kontakt haben und sie schon gar nicht mehr aktiv nutzen. Wir müssen die Ressourcen also nicht nur identifizieren, sondern auch mit Nachdruck aktivieren, damit sie wieder zum Kraftspender werden können.

🧠 Gut. Gibt es ein Programm, mit dem man seine verborgenen Ressourcen aktivieren kann?

🧠 Du kannst dir wahrscheinlich vorstellen, dass in diesem Bereich viel geforscht wird, seit man verstanden hat, welche Macht die Ressourcen haben. Es gibt mehrere Systeme, mit denen sie entdeckt werden können: Vielleicht als erstes einmal die Vorschläge des renommierten Psychologen Klaus Grawe (1943–2005) und dessen Kollegen. Die haben einfach ein paar Schubladen erstellt, in die man bestimmte Arten von Ressourcen stecken kann. Mit einer solchen Kategorisierung fällt es vielen leichter, die eigenen Ressourcen zu erkennen.

Schublade eins: Zwischenmenschliche Ressourcen – zum Beispiel »Freunde haben«, »gesellig sein«, »zuverlässig sein«.

Schublade zwei: Intrapsychische Ressourcen – zum Beispiel »sozial kompetent sein«, »gutes Bauchgefühl haben«, »neugierig sein«.

Schublade drei: Motivationale Ressourcen – zum Beispiel Denkweisen wie »Eine Ausbildung zu machen dient meinem Selbstwert«.

Schublade vier: Potenziale im Sinne von Talenten und Fertigkeiten – zum Beispiel »Fähigkeit zum abstrakten Denken besitzen« oder »Ausdauer haben«.

🧠 Das heißt, auch gewisse Eigenschaften können Ressourcen sein, die ich in die vier Schubladen einordne.

🧠 Genau. Wichtig ist zunächst einmal nur, dass du unterschiedliche Eigenschaften identifizierst, die auf dich zutreffen, und sie dir dann merkst, damit du sie bei Bedarf rasch findest. Zum Beispiel, wenn du dich für oder gegen ein Vorhaben entscheiden musst. Du kannst zum Einordnen alternativ auch ein anderes Modell probieren, hier von der Psychologin Ulrike Willutzki, die eine Einteilung von sechs Schubladen vorschlägt. Das kannst du nehmen, wenn dir das obige System nicht zugesagt hat. Es sieht folgendermaßen aus:

Erstens: Objektive Ressourcen, also solche, die andere Menschen auch in uns sehen.

Zweitens: Subjektive Ressourcen, die wir selbst als hilfreich empfinden, unabhängig von anderen Personen.

Drittens: Strukturelle Ressourcen, das sind Ressourcen, die einfach so vorhanden sind, wie Gedächtnisleistung, Humor oder die Fähigkeit zur Tiefsinnigkeit.

Viertens: Erschöpfliche Ressourcen, die wieder aufgefüllt werden müssen, wie zum Beispiel Finanzen, Konzentrationsfähigkeit oder Muskelkraft.

Fünftens: Unmittelbar verfügbare Ressourcen, die sich aus den vier vorhergehenden speisen. Hier werden jene Energiespender gebündelt, die jetzt sofort ohne weiteres Zögern eingesetzt werden können.

Sechstens: Generelle Ressourcen, beispielsweise die allgemeinen Stärken einer Person.

🧠 Das heißt also, ich fahnde in den diversen Schubladen nach Eigenschaften, Kenntnissen, Erfahrungen, Gefühlen, die mir Kraft geben oder zumindest eine gewisse Zuversicht, wenn es beispielsweise gilt, Probleme zu lösen – denn die gefundenen Ressourcen haben schon einmal geholfen oder haben zumindest das Potenzial, mir bei der Suche nach Lösungen zu helfen. Außerdem kenne ich meine Werte. Und dann komme ich glücklich und unbeschwert durchs Leben?

🧠 Schön wäre es, wenn es so schnell ginge. Jetzt kommt nämlich der alles entscheidende Teil: Du kennst die Richtung, und du kennst die möglichen Energiequellen, nun geht es ans Segelsetzen, Leinen los … und immer schön der Seekarte folgen und auf den Wetterdienst hören. Also gemeint ist, dass jetzt die Umsetzungsarbeit beginnt. Du hast die vollgestopften Schubladen und kannst nun ins Detail gehen. Jetzt musst du nämlich herausfinden, welche Ressourcen dich weiterbringen, welche dich eher beflügeln, aber auch, welche dich eher bremsen oder welche sich komplett verabschiedet haben. Du durchforstest die Schubladen und sortierst die Ressourcen nach ihrer Bedeutung für dich. Dabei hilft dir zum Beispiel das Berner oder das Essener Ressourceninventar. Das sind große Fragebögen, ähnlich wie eine Checkliste oder der Katalog eines Kaufhauses, in dem alle Produkte verzeichnet sind. In diesem Fall eben eine Auflistung möglicher Ressourcen.

🧠 Wie muss ich mir so einen Katalog vorstellen? Hast du Beispiele?

🧠 Also, das Berner Ressourceninventar stellt zunächst Fragen, die nicht nur von dir, sondern auch von anderen, dir vertrauten Personen ausgefüllt werden können. Wir spielen das jetzt einfach mal exemplarisch durch, das Ergebnis ist nämlich äußerst wertvoll. Die Fragen lauten zum Beispiel:
- Besitzen Sie eine gute Selbstreflexion?
- Können Sie leicht Freude empfinden und ausdrücken?

- Sind Sie verlässlich?
- Sind Sie fantasievoll?
- Führen Sie eine stabile Partnerschaft?
- Können Sie gut improvisieren?
- Vertreten Sie Ihre eigene Meinung?

Und so weiter. Die Fragenkette ist endlos und sehr, sehr vielfältig. Man kreuzt nun immer auf einer Skala von 1 bis 5 eine Ziffer an. 1 bedeutet »trifft nicht zu«, 5 bedeutet »trifft voll und ganz zu«.

Eine weitere Kategorie untersucht situationsabhängige Ressourcen, also Energiequellen, die nicht immer in Erscheinung treten, sondern nur, wenn es eine bestimmte Situation erlaubt oder erfordert. Auch hier wird die Einschätzung stufenweise wie oben durchgeführt. Einige Beispiele sind hier:

- Grenzt sich bewusst von den Eltern ab.
- Bemüht sich nach längerer Arbeitslosigkeit um Arbeit.
- Empfindet seine aktuelle Tätigkeit als befriedigend.
- Ist sehr motiviert, neue Lösungen zu finden.
- Sucht die Konfrontation

… und noch viele mehr. Insgesamt gibt es hier 17 verschiedene Schubladen mit einer Fülle von Anregungen.

Ganz ähnlich, aber wesentlich übersichtlicher – und daher leider etwas weniger präzise – ist das Essener Ressourceninventar: Dieser Fragebogen besteht aus 38 Aussagen, zu denen je eine Selbsteinschätzung gegeben werden soll. Beispiele sind:

- Ich bin für meine Umwelt offen und lasse mich gern überraschen.
- Ich kann mich auf meine wesentlichen Bezugspersonen verlassen.
- Ich bin finanziell gut abgesichert.
- Ich bin gern mit anderen Menschen zusammen.
- Ich habe in meinem Leben klare Ziele.
- Ich lege großen Wert auf Unabhängigkeit.

🧠 Und diese Fragebögen geben Auskünfte über meine grundsätzlichen Vorlieben und Talente?

🧠 Genau. Und um das wasserdicht zu machen, wäre es hilfreich, wenn eine nahestehende Person das noch einmal checkt und ihre Meinung zu den Antworten sagt. Du bemerkst aber schon während des Ausfüllens dieser Listen, welche Fragen dir ein gutes Gefühl verschaffen und welche du gar nicht magst. Und du kannst auf neue Ideen kommen. Das ist ja letztlich der Sinn der Übung: zu erkennen, wo deine Ressourcen liegen, mit welchen Entscheidungen du dich wohlfühlst, welche Situationen du bevorzugst und welche dich eher bremsen und für schlechte Laune sorgen.

🧠 Klar, je mehr Fragen ich beantworte, umso präziser das Bild von mir, das ich dadurch bekomme. Und wie verhindere ich, dass ich zu euphorisch werde und Gefahr laufe zu scheitern?

🧠 Wenn Menschen den Absprung in eine bessere Lebenssituation nicht hinbekommen oder es nicht schaffen, sich zu ihrem Vorteil zu verändern, liegt es oft daran, dass sie zwar glauben, ihre Ressourcen zu kennen, sie aber nicht mit der notwendigen Energie und strategisch sinnvoll einsetzen oder eben nur halbherzig daran arbeiten. Sie denken oft, dass alles von allein passieren müsste. Der zweite Fehler: Viele ergründen ihre Ressourcen nicht sorgfältig genug, sie können sich gar nicht vorstellen, wo die sich überall verstecken und wie vielfältig diese Motoren tatsächlich sind. Deswegen bezeichne ich die Fragebögen so gerne als Schatzkarten. Aber damit sie wirken, muss Schwung in die Sache gebracht werden. Manchmal kommt der ungewollt – durch Angst. Oft aber auch durch Spaß an der Sache und Aufbruchsstimmung. Aber auch hier gilt: dranbleiben. Am besten mit einem klaren Aktionsplan über mindestens acht Wochen. Das ist vergleichbar mit einem Fitnessstudio: Die Einweisung durch den Trainer alleine bringt noch keine Muckis. Da muss schon Schweiß fließen …

Eine Möglichkeit besteht darin, sich eine realistische positive Perspektive vorzustellen. Dabei ist es egal, ob die Ziele weit in der Zukunft oder kurzfristig erreicht werden sollen. Dann weiß man, wo es langgeht.

Eine weitere Möglichkeit, die aber auch gut in Kombination mit der ersten funktioniert, ist es, neue Ideen zu säen. Dabei helfen beispielsweise bewusste Perspektivenwechsel wie: »Das Gute am Schlechten ist …« Es kann auch hilfreich sein, selbst kleinste Fortschritte zu feiern oder sich mit den Ausnahmen von Problemen zu befassen.

Und da wir ja sowieso immer Stift und Papier oder das Handy mit Diktierfunktion parat liegen haben: Eine erstaunlich wirkungsvolle Methode ist es, ein »Ressourcentagebuch« zu erstellen. Darin hält man fest, was man im Alltag als angenehm und gelungen wahrnimmt – dadurch richtet sich der Fokus nicht immer nur auf Langeweile, Routine und den mühseligen Alltag, sondern stärker auf die Dinge, die leicht von der Hand gehen und Freude bringen. Möglicherweise sind diese Erfahrungen anfangs noch in der Unterzahl, aber man muss das sehen wie ein Feld, das lange nicht beackert wurde und nun von Unkraut überwuchert ist. Die kleinen Pflänzchen, die sich heraustrauen, wollen bejubelt und gepflegt werden. Dann fällt es später leichter, die Früchte des Ressourcentrainings sehen und sich daran erfreuen zu können.

🧠 Wie erkenne ich denn die »Früchte des Ressourcentrainings«? In der Muckibude ist das ja relativ einfach messbar. Aber in diesem Ressourcendschungel?

🧠 Der bereits erwähnte Psychotherapieforscher Klaus Grawe hat einen möglichen Weg einmal ungefähr so beschrieben:

Mit etwas Übung werden die Personen von anderen positiver wahrgenommen und haben selbst mehr Ideen und Kraft als früher. Das führt dazu, dass die Häufigkeit guter Gefühle steigt. Dies verhilft zu einem verbesserten Selbstwertgefühl und dadurch zu mehr Wohlbefinden. Dies wiederum steigert die Neugier und schafft Platz für mehr Aufnahmebereitschaft, Querdenken und neue Ideen im Leben. Einfach gesagt: Man blickt häufiger über den Tellerrand hinaus. Genau das steigert den Elan und sorgt dafür, dass man sein Leben wieder verstärkt selbst in die Hand nimmt und aktiv gestaltet, statt sich treiben zu lassen. Nebenprodukt ist, dass dann auch wieder vermehrt Freundschaften gepflegt und ruhende Kontakte reaktiviert werden.

🧠 So einfach ist das. Gut, über mangelnde Kontakte muss ich mich glücklicherweise nicht beklagen. Eher über die Tatsache, dass ich mich um den ein oder anderen vielleicht zu wenig kümmere. Wäre es möglich, dass du noch ein paar Dinge zum Thema Kontakte und Freundschaften sagst? Diese Werte sind ja auch durch die Corona-Krise wieder deutlich in den Vordergrund geraten, denn in solchen Phasen der Umwälzung fühlen sich viele mit ihrem Schicksal ohnehin schon sehr allein.

🧠 Da gibt es ein hervorragend einfaches Tool: die Beziehungslandkarte. Du kannst dir so eine Landkarte auf ein Blatt Papier zeichnen. Vielleicht mit verschiedenen Farben, beispielsweise Blau für enge Freunde,

Grün für herzliche Kontakte aus der Familie, Gelb für lange und treue Bekannte, Rot für interessante Experten und so weiter. Allein so eine Zeichnung macht dein Beziehungsgeflecht greifbarer und erinnert dich daran, dich einmal wieder mit dem einen oder anderen zu verabreden oder aber zumindest einmal eine herzliche SMS zu schreiben.

🧠 Kommen wir noch einmal zurück zu dem Arzt, der zum Trucker wurde. Was tun, wenn wir diese Prinzipien anwenden und ebenfalls feststellen: Eigentlich müssten wir unser Leben komplett verändern. Doch noch den Lkw-Führerschein machen?

🧠 Wenn es tatsächlich zu einer so weitreichenden Entscheidung kommen sollte, ist es unbedingt zu empfehlen, eine Fachperson, also eine qualifizierte Psychotherapeutin oder einen Psychotherapeuten, aufzusuchen. Und ganz wichtig: Um schnelle Ergebnisse zu bekommen, ist es notwendig, diese Fachleute sofort in der ersten Stunde zu fragen, ob sie so arbeiten, dass hier zeitnah Ergebnisse erzeugt werden und eine Entscheidung gefällt werden kann. Das machen nämlich nicht alle Therapeuten, auch wenn es in so einer Situation sehr selten Sinn ergibt, viele Therapiestunden zu verbrauchen. Das Vorgehen sollte strukturiert, knackig und hemdsärmelig sein. Aber klar ist auch: Solche Entscheidungen sollten nie in einem Zustand gefällt werden, in dem starke Gefühle vorherrschen. Gefühle treiben eher die Kosten in die Höhe und fördern Fehlentscheidungen, wie wir in Kapitel 4 gesehen haben. Ausnahmen liegen natürlich vor, wenn das eigene Leben, die Gesundheit oder das Leben und die Gesundheit anderer unmittelbar auf dem Spiel stehen. Dann muss aus der Not heraus gehandelt werden.

🧠 Aber ich sehe schon, etwas mehr Mut in eingefahrenen Lebenssituationen wäre durchaus angebracht.

🧠 Ja, und vor allem anpacken. Umsetzen, handeln, was tun. Wie dein Arzt, der Lkw fuhr. Was ist eigentlich aus dem geworden – ist er dem Truckerleben treu geblieben?

🧠 Nein. Ich habe ja gesagt, er transportierte flüssige Lebensmittel – meist Orangen- und andere Säfte – durch halb Europa, vor allem natürlich im Süden des Kontinents. Irgendwann hatte er dann Sehnsucht nach der anderen Hälfte, er wollte unbedingt mal die skandinavischen Länder bereisen. Da es dort aber keine Aufträge gab, sattelte er um, machte den Busführerschein und fuhr bis zu seiner Rente Reisegruppen in den Norden.

ERSTELLEN UND NUTZEN SIE EINE RESSOURCENLISTE

Erster Schritt: Nehmen Sie sich an einem geeigneten Abend etwas Zeit, und notieren Sie Ihre Stärken oder Energiequellen. Vereinbaren Sie mit einem oder zwei guten Freunden, die Ihre Art und Weise auch im Alltag gut kennen, ein Treffen oder ein Telefonat, und befragen Sie diese über die Stärken, die sie bei Ihnen sehen. Listen Sie am Ende mindestens dreißig »Motoren« auf, die Sie auf diese Weise gesammelt haben, und nehmen Sie sich vor, diese Liste über die nächsten drei Tage weiter zu ergänzen oder zu verbessern.

Zweiter Schritt: Wenn Sie so weit sind, unterbrechen Sie Ihren Alltagstrott und schauen sich einmal an was, was durch diese Motoren so alles möglich wird.

Dritter Schritt: Wählen Sie Ihre drei Lieblingsressourcen und setzen Sie diese einmal gezielt bei der Bewältigung alltäglicher Arbeiten ein, die sonst nicht ganz so leicht von der Hand gehen (zum Beispiel beim Abarbeiten lästiger Telefonate oder dem Generieren neuer Ideen). Beobachten Sie, ob Ihnen eine vorher unliebsame Aufgabe nun etwas leichter fällt. Experimentieren Sie!

PRAXISTEST

Um sich neu erfinden zu können – allmählich oder eher abrupt –, ist es sehr hilfreich, seine Energiequellen und die Dinge zu erkennen, die einem wirklich wichtig sind im Leben. Testen Sie hier, wie gut Sie für einen Wechsel in Ihrem Leben aufgestellt sind.

Kreuzen Sie Ihr Ergebnis auf einer Skala von 1 (stimmt überhaupt nicht) bis 5 (stimmt völlig) an.

Frage 1:
Ich lebe gerne Traditionen und Rituale und bin die treibende Kraft dahinter, dass in meinem privaten und beruflichen Leben alles beim Alten bleiben kann.

☐ ☐ ☐ ☐ ☐
1   2   3   4   5

Frage 2:
Ich unterhalte mich viel mit unterschiedlichen Menschen.

☐ ☐ ☐ ☐ ☐
1   2   3   4   5

Frage 3:

Ich weiß, was mir wirklich wichtig ist im Leben, und habe das auch in schwierigen Momenten fest im Auge. Entscheidungen fallen mir eher leicht.

☐ ☐ ☐ ☐ ☐
1   2   3   4   5

Frage 4:

Ich kann auf Anhieb meine zehn größten Energiequellen benennen und setze sie im Alltag gezielt ein.

☐ ☐ ☐ ☐ ☐
1   2   3   4   5

Frage 5:

Ich lebe seit mindestens zehn Jahren denselben Trott und hätte schon längst einmal, zumindest im Kleinen, etwas ändern müssen.

☐ ☐ ☐ ☐ ☐
1   2   3   4   5

Frage 6:

Wenn ich mir etwas vornehme, dann setzte ich das auch zügig um.

☐ ☐ ☐ ☐ ☐
1   2   3   4   5

Auswertungsschlüssel

Die erreichte Punktezahl entspricht der angekreuzten Zahl. Ausnahme: Fragen 1 und 5 werden invers gezählt, also 5 Punkte für Ihr Kreuz bei 1, 4 Punkte für Ihr Kreuz bei 2 usw. Zählen Sie die erreichten Punkte zusammen.

Auswertung

30–18 Punkte:

Sie sind flexibel. Sie haben gute Voraussetzungen, um Situationen, in denen Sie Ihr Profil ändern müssen, gut zu meistern. Pflegen Sie diese Eigenschaft. Tipp: Achten Sie auch auf nahestehende Personen und Mitarbeiter. Nicht alle sind Veränderungen gegenüber so aufgeschlossen. Es könnte sein, dass Sie Ihre Flexibilität gelegentlich zügeln müssen, um Ihr Umfeld nicht zu überfordern.

17–12 Punkte:

Die Wahrheit liegt in der Mitte. Flexibles Denken und Freude an Ihren verschiedenen Ressourcen ist für Sie sehr gut möglich und auch ohne größere Umstellungen trainierbar. Achten Sie nur darauf, dass Sie auch bei Frage 6 gut punkten. Tipp: Halten Sie sich fit für Veränderungen. Schulen Sie Ihr Feingefühl für Ihre Ressourcen, und werden Sie sich klar darüber, was Ihnen wichtig ist. Der Lebenskompass könnte Ihr Freund werden.

11–5 Punkte:

Sie sind ein sicherer Fels in der Brandung. Beständigkeit ist für Sie kein Problem. Experimentieren überlassen Sie anderen. Allerdings wissen Sie auch aus eigener Erfahrung, wie sich Erschöpfung anfühlt. Tipp: Nehmen Sie sich Zeit, und machen Sie die Übungen in diesem Kapitel. Listen Sie Ihre Ressourcen auf, und experimentieren Sie damit. Versuchen Sie, etwas Übung im Thema Flexibilität und Neugier zu bekommen, damit Sie von den Veränderungen – die in jedem Fall kommen werden – nicht ganz überrascht werden. Neugier ist das Zauberwort für Sie!

ERKENNTNISSE AUS DER PSYCHOKISTE

Ein Hoch dem Hobby! Wer eines hat, ist in seinem Job bis zu 30 Prozent leistungsfähiger.

Je älter Menschen werden, desto weniger neue Erfahrungen machen sie. Der Grund dafür ist, dass sie oft schon zu wissen glauben, wie es sein wird.

7
Wie wir zu innerer Ruhe und Gelassenheit finden, ohne den Anschluss zu verlieren

Hier erfahren Sie:

1
Wie wir echte Gelassenheit erkennen

FRANK ELSTNER

✺ Wenn ich jemandem sage, dass wir an einem Buch arbeiten, in dem es auch um Ruhe und Erholung geht, werde ich immer zuerst gefragt, was man denn gegen Stress machen kann. Viele hoffen also auf ein Erfolg versprechendes Anti-Stress-Programm! Um das zu entwickeln, brauchen wir wahrscheinlich wieder einmal eine Liste …

THORSTEN KIENAST

✺ Dieses Mal brauchen wir sogar einen ganzen Baum – einen Auswahlbaum, der garantiert funktioniert. Einmal verstanden, weiß man immer, was zu tun ist. *Regel Nummer 1:* Nicht jeder entspannt sich vom Stress, indem er einfach das Hamsterrad verlässt und sich auf die Couch legt, um zur Ruhe zu kommen. Diese Vorstellung ist oft ein Irrtum. Einige Menschen können vielleicht nur entspannen, wenn sie aktiv werden oder endlich einmal genügend Zeit haben, liegen gebliebene Aufgaben der

Reihe nach abzuarbeiten. Hier geht es also erst einmal darum, herauszubekommen, was einem wirklich guttut, und sich dann über die beste Vorgehensweise klar zu werden.

🧠 Und wie bekomme ich heraus, ob ich die richtige Vorgehensweise gewählt habe?

🧠 Indem du überprüfst, ob sich in der Folge Entspannung und etwas mehr Gelassenheit einfinden. Auch hier gibt es verschiedene Wege. Da nehmen wir jetzt wieder einmal Papier und Bleistift zur Hand und tragen eine Skala von 0 bis 100 Prozent auf einer vertikalen Achse ein. Das ist die »Stress-Skala«. 0 Prozent steht für absolute Gelassenheit: Du bist an deinem Lieblingsurlaubsort, du hast einen leeren Schreibtisch, alle Rechnungen sind bezahlt, dein Gesundheitszustand ist stabil, die Familie ist gut gelaunt. Und das Finanzamt zahlt sogar noch Steuern zurück. Es gibt also überhaupt keine größeren Sorgen, die Perspektive ist rosig. 100 Prozent ist natürlich die andere Seite der Medaille, eher so der psychische Stress-Super-GAU. Bei 70 Prozent aufwärts sagen wir, dass der Stress so hoch ist, dass du Gefahr läufst, unter die Räder zu kommen. Du fängst an, Raubbau an deiner Substanz und deinem Umfeld zu betreiben. Was tust du bei großem Stress?

🧠 Ich habe zwei Anti-Stress-Strategien: Ich gehe schlafen – oder aufs Laufband.

🧠 Du merkst, dass dir Laufen hilft, deswegen brauchst du keine weiteren Sofortmaßnahmen. Aber Menschen, die überhaupt keine Idee davon haben, womit sie ihren Stress wirksam abbauen können, stehen erst einmal vor der Aufgabe, neue Anti-Stress-Tools zu finden. Die sollten die obige Skala verwenden.

🧠 Und wie gehe ich da konkret vor?

🧠 Du trägst deinen gefühlten psychischen Stresslevel vor und nach deinem Laufbandtraining ein. Lass uns sagen, du machst eine 20-Minuten-Einheit. Nun siehst du, ob der Wert durch die sportliche Betätigung heruntergeht. Das probierst du fünfmal an verschiedenen Tagen, um hier kein Zufallsergebnis zu bekommen. Dann wird rasch klar, ob die Methode bei dir etwas taugt. Kurios dabei ist, dass viele Personen, die stressige Situationen verlassen, eine Art Entzugserscheinung haben. Das bedeutet, das innere Hamsterrad – bestehend aus Gedanken und Gefühlen – benötigt einige Tage, bevor es allmählich zum Stehen kommt. Neudeutsch würde ich sagen, dass sie einen »mentalen Hangover« haben. Das ist der Grund, warum bei diesen Personen in den ersten Tagen trotz Entspannungsmaßnahmen der Druck sogar noch steigen kann. Ihr Kopf hat einfach noch nicht gemerkt, dass das Leben nun auf einer anderen Frequenz spielt.

🧠 Wovon hängt es denn ab, ob ich eher Entspannung oder eher Action brauche?

🧠 Das ist eine Typfrage. Menschen, die von ihrem Wesen her schon immer etwas getriebener sind, können von einer klug gewählten Aktivität profitieren. Andere, die eher für eine aufmerksame Sinnlichkeit zu haben sind, profitieren vielleicht von mehr Ruhe. Ausprobieren! Wenn man da nicht selbst zu einem eindeutigen Ergebnis kommt, geht das am schnellsten mit einer kurzen Klärung bei einem Experten – ich rede nicht von einer Therapie, sondern von einer einzigen Beratung.

Neben der Typfrage ist ein zweiter Punkt das Lebensalter. Bei Menschen bis 45 ist eine moderate Aktivität oft hilfreicher, als sich auf die Couch zu legen. Aber es ist hier auch sehr wichtig, auf sein Inneres zu hören. Menschen, die sich beruflich in einem andauernden Wettbewerb befinden, neigen dazu zu glauben, dass sie nur durch mehr Arbeit zur Ruhe finden. Denen fällt nach all den Jahren des Wettkampfes einfach nicht viel mehr ein, außer zu arbeiten. Aber das ist fast immer ein Fehler.

🧠 Methoden wie bei mir das Laufen dienen dazu, Stress abzubauen. Gibt es auch welche, die den Stress erst gar nicht aufkommen lassen oder zumindest verhindern, dass uns der Stress zu sehr zu schaffen macht?

🧠 Es kommt auch hier darauf an, was für ein Typ jemand ist. Menschen, die einen Hang zum Perfektionismus haben oder deren übergeordnetes Ziel es ist, von anderen gemocht zu werden, beruhigen sich oft über das Strukturieren und Planen von Prozessen oder das Zeichnen von Diagrammen. Das ist kein wirkliches Anti-Stress-Training, da hier die Kontrolle über die geplanten Prozesse angestrebt wird und dieses Streben bei diesem Typ Mensch gerade einer der Hauptgründe für Stress ist. Ein hilfreiches Präventivprogramm könnte in diesem Fall darin bestehen, ein kleines Tagebuch im Alltag zu führen, in das alles hineingeschrieben wird, was zu Entspannung geführt hat. Wenn man sich da etwas Mühe gibt, findet man viele Punkte: Die Erinnerung an einen Spaziergang in der Mittagspause oder an eine gemütliche Stunde in einem Café, an den Kontakt mit Freunden aus dem eigenen Netzwerk, an einen Kinobesuch mit dem Partner und so weiter. Manchmal reicht schon ein Blick auf einige Urlaubsfotos. So gesammelt, verfügt man nach einiger Zeit über eine Reihe von »Mikrotätigkeiten«, mit denen man dem Stress entgegenwirken kann.

DER ANTI-STRESS-PLAN, DER FUNKTIONIERT

Diese Übung geht über sieben Tage. Sie benötigen ein paar Seiten eines kleinen Notizbuches, das gut in Ihre Hosen- oder Jackentasche passt. Die Notizfunktion in einem Smartphone reicht auch vollkommen aus.

Schritt 1: Nehmen Sie sich nun eine Stunde Zeit, und versuchen Sie, Tätigkeiten, Gedanken, Bilder und anderes zu notieren, die Ihnen helfen, zu entspannen, die Ihre Gedankenkreise unterbrechen oder auf eine andere Art und Weise für Wohlfühlen in stressigen Zeiten sorgen.

Schritt 2: Fragen Sie ein oder zwei vertraute Menschen, die Sie und Ihre Gewohnheiten gut kennen, ob sie hierzu noch Beobachtungen gemacht haben.

Schritt 3: Notieren Sie im Laufe der Woche jede, auch die kleinste Ihrer Tätigkeiten, die Ihnen ganz konkret Entspannung, Ablenkung oder Freude gemacht hat.

Schritt 4: Nehmen Sie sich am siebten Tag zwei Stunden und stellen Ihren persönlichen Anti-Stress-Aktivitätsplan zusammen – einfach aus dem, was bereits jetzt gut funktioniert.

🧠 *Regel Nummer 1* lautete: Nicht jeder entspannt sich durch Nichtstun. Kommen wir zu *Regel Nummer 2!*

🧠 Das ist die Anwendung des 4 : 1-Gesetzes. Das wirkt Wunder und funktioniert folgendermaßen: Vier Anteile voll in Power gehen, einen Anteil normal bis etwas ruhiger arbeiten. Kombiniert mit einem Minimum an vorausschauender Planung ist dieses Verhältnis eine Garantie für ein besseres, stressärmeres Leben! Stell dir vor, du hast eine anstrengende Produktion vor dir. Sie ist auf vier Wochen angesetzt. Danach tätest du gut daran, in der fünften Woche normal bis langsam zu machen. Viele denken ja, dass danach eine lange Pause oder ein Urlaub folgen müsste – aber dann kommt man wieder in die gleiche Tretmühle. Deshalb: nicht unbedingt in Urlaub gehen, sondern einfach mal nur mit maximal 80 Prozent arbeiten. Zu wissen, wann man abends nach Hause kommt – das tut gut! Es entsteht Vorfreude, und die nimmt Stress und Druck heraus. An den Abenden dann genug Zeit für die Familie oder den Kontakt mit den Kindern oder mit Freunden einplanen oder vielleicht noch eine Runde schwimmen gehen. Mit diesem Gesetz klappt das ohne Ausnahme! Personen, bei denen das nicht funktioniert, haben meist ein Abgrenzungsproblem, können nicht ausreichend delegieren oder planen nicht gut genug.

🧠 Diese 4:1-Regel – wie bist du darauf gekommen?

🧠 Ich wurde einmal angefragt, ob ich psychologische Aspekte des »Agilen Management«-Prinzips im Bereich der Personalführung beschreiben könnte. Hier spielen sogenannte »Sprints« eine große Rolle. Wie bei vielen anderen Management-Bewegungen auch wird hier ein großer Kult zur Leistungssteigerung betrieben. Da ist oft die Rede davon, wie wir wieder eine »Schallmauer« durchbrechen können und Ähnliches. Aber Menschen, die sehr belastet sind, brauchen eher eine intelligente Führung, die ihnen bewusst macht, dass ihre Leistungsfähigkeit auch vom Wechselspiel zwischen Gewohnheit, Abwechslung und Auftanken abhängt. Das Verhältnis von 4:1 hat sich in der Beratung als großer Erfolg herausgestellt. Viele Menschen haben auch deswegen Freude an dieser Methode, weil sie erkennen, dass sie auf diese Weise wieder eine Chance haben, andere Lebensbereiche zu pflegen. Es hat sich gezeigt: Wer dieses Prinzip anwendet, versetzt sich selbst in die Lage, lange Strecken seines Arbeitslebens gut zu meistern. Wie gesagt, man muss bei Stress nicht unbedingt gleich Urlaub nehmen oder komplett aussteigen wollen. Manchmal reicht es schon, gelegentlich einen Gang runterzuschalten, um später wieder durchstarten zu können!

2
Wie Stress im Körper entsteht
und wie wir ihn beherrschen können

🧠 Im ersten Teil unserer Buchreihe, den *Bonusjahren,* hat Prof. Gerd Schnack ausgiebig über den Vagusnerv gesprochen, der einen großen Einfluss auf unseren Umgang mit Stress hat. Und er hat auch einige Entspannungsübungen erwähnt, die bei mir wirklich gut funktionieren. Dieser Nerv hat mit der Regulation fast aller inneren Organe zu tun, er treibt sich gewissermaßen im ganzen Körper herum, deswegen heißt er auch »Vagus«, was man mit »Herumtreiber« übersetzen könnte. Und er hat einen gewaltigen Einfluss auf unser Wohlbefinden und unsere Stimmung. Der Nerv wiederum wird beherrscht vom Gehirn, denn das löst ja eigentlich den Stress aus.

🧠 Dabei ist Stress lediglich eine Reaktion, die von unseren Nervenzellen produziert wird – nicht mehr, nicht weniger. Wichtigste Treiber sind Gefühle, Gedanken und physischer Schmerz. Die interessanteste und wichtigste Gehirnstruktur in Sachen Stress haben wir übrigens schon ausführlich kennengelernt: die Amygdala.

🧠 Und die spielt hier auch wieder eine große Rolle?

🧠 Du erinnerst dich sicher: Die Amygdala ist unter anderem der Sitz der Angst. Man vermutet heute, dass ein großer Teil dessen, was wir als Angst in ihren verschiedenen Abstufungen bezeichnen, in der Amygdala produziert wird. Außerdem sind die beiden Kerne, aus denen sie besteht, so etwas wie Lautstärkeregler für alle Gefühle. Starke Angst, mittlere Angst, schwache Angst; starke Freude, mittlere Freude, kleine Freude; starke Wut und so weiter werden von ihnen gesteuert. Die dritte Funktion des »Mandelkerns« besteht im Verschalten des überwiegenden Teils aller emotionalen Impulse, die das Gehirn sendet. Man könnte die Amygdala in dieser Hinsicht vielleicht auch als »Drehkreuz der Gefühle« bezeichnen. Stell dir vor, du hast in drei Tagen eine Sendung. Dann ist die Aufregung noch klein. Aber je näher du zur eigentlichen Aufzeichnung kommst, desto stärker werden die Signale, umso intensiver der Stress. Die Amygdala dreht auf!

🧠 Da leisten die beiden Kerne bei mir oft ganze Arbeit … Wie geht es dann weiter?

🧠 Von der Amygdala aus leiten Nervenfasern die Stress- oder auch Ruheimpulse in den Hypothalamus, das ist ein weiteres erstaunliches Steuerzentrum im unteren Teil des Großhirns. Anatomisch sieht diese Region aus wie der Kiel eines Bootes. Dort werden die ankommenden Impulse in mehrere Bahnen verteilt. Die für uns wichtigste Bahn geht vom Hypothalamus hinunter in die Hypophyse, auch Hirnanhangdrüse genannt. Die wiederum schüttet bei Stress einen Botenstoff ins Blut, der die Nebennierenrinde dazu veranlasst, Cortisol ins Blut auszuschütten – eine wichtige und vielseitige Substanz, die allerdings in unserem Fall den ganzen Körper sehr effektiv in höchst unangenehmen Stress versetzen kann. Ein faszinierender Pfad, der beweist, dass sowohl Gedanken, die ebenfalls Zugriff auf die Amygdala haben, als auch Gefühle die Körperfunktionen erheblich beeinflussen können. Wir nennen diese Bahn deshalb auch Stress-Achse. Im Übrigen ist das Cortisol für eine Reihe weiterer Auswirkungen verantwortlich, beispielsweise dafür, dass man sich unter Druck Dinge schlechter merken kann. Cortisol steigert aber auch den Blutdruck und reduziert die Leistungsfähigkeit des körpereigenen Abwehrsystems. Das ist übrigens der Grund, warum viele Menschen erst *nach* langen Stressphasen krank werden, heißt: ihre Krankheit oder das Fieber spüren. Beides war zwar vorher schon da, wurde aber nicht bemerkt, weil das Immunsystem aufgrund der Cortisolblockade nicht die klassischen Erkrankungszeichen weiterfunken konnte. Erst jetzt, wo der Stress vorbei ist, läuft das körpereigene Abwehrsystem wieder an, schlägt sofort Alarm, und die Leute spüren »plötzlich«, dass es ihnen gesundheitlich nicht gut geht, und melden sich krank. Aus diesem Grund findet auch mancher Urlaub größtenteils im Krankenbett statt. So entstehen Bürolegenden: bei der Arbeit fit wie ein Turnschuh, nie Fehltage und krank nur im Urlaub. Eine Kerbe im Colt für das interne Heldenranking.

🧠 Nun haben wir ja auch noch einen zweiten Weg, das sogenannte vegetative, also angeblich nicht beeinflussbare Nervensystem.

🧠 Nicht beeinflussbar? Das ist ein Mythos im Denken vieler Nichtmediziner. Es ist sehr wohl beeinflussbar, aber halt über Methoden, die in unserer immer noch recht preußisch geprägten Kultur unklugerweise oft mit Schwäche in Verbindung gebracht werden. Deshalb werden diese Methoden von kernigen Typen meist vorschnell vom Tisch gewischt. Im weiteren Sinne wird die Aktivität dieses Nervensystems auch wieder sehr stark durch die Aktivität von der Amygdala gesteuert, es sendet aber auch seinerseits wichtige Impulse aus. Landen diese dann beim Sympathikus, wird dort Stress ausgelöst, ist der Adressat der Parasympathikus, wird Stress dagegen reduziert, und Gelassenheit entsteht. Diese beiden Stränge des vegetativen Nervensystems sind Gegenspieler und regulieren so gut wie alles – von der Pupillengröße bis zur Anspannung der Muskulatur, von der Funktionsfähigkeit vieler inneren Organe bis hin zur Regulierung von Blutdruck, Herzfrequenz und Harnblasenfunktion. Sie entscheiden darüber, ob unser Körper bereit dazu ist, Höchstleistungen zu vollbringen, ob er eine normale Alltagsleistung erbringen kann oder sich gemütlich ins Bett begeben soll, um mal wieder auszuschlafen.

🧠 Um weniger Stress zu empfinden, müssen wir also den Einfluss der Amygdala auf den Vagusnerv manipulieren.

🧠 Fast richtig, denn eine Struktur fehlt noch, die wir auch schon einmal angesprochen haben, und zwar in Kapitel 3. Die Rede ist vom sogenannten Stirnhirn, dem präfrontalen Cortex (PFC): Das ist der Teil der Hirnrinde, der hinter unserer Stirn und über unseren Augen und Augenhöhlen liegt. Man vermutet, dass das Stirnhirn maßgeblich daran beteiligt ist, die Aktivität des Mandelkerns zu steuern – das bedeutet, ihn dazu zu bringen, die Lautstärke des momentanen Gefühls zu erhöhen, wenn sie zu leise ist, oder zu dämpfen, wenn sie zu laut ist. Sehr wahrscheinlich ist diese Struktur auch dafür verantwortlich, dass wir uns mithilfe unserer Gedanken selbst beruhigen, also die Kraft der Amygdala bändigen können. Und findet die Amygdala Ruhe, gibt es auch keinen Stress.

🧠 Wohl dem, der das kontrollieren kann …

🧠 Das kann man trainieren, so wie man Schwimmen lernen kann. Aber es ist auch von ungemeinem Vorteil, dass die Amygdala oft unbewusst agiert. Stell dir vor, du möchtest als Fußgänger eine viel befahrene Straße überqueren, bist aber etwas abgelenkt oder tief in Gedanken versunken. Du schaust, machst den ersten Schritt auf die Straße – und zack, plötzlich merkst du (hoffentlich), wie dein Körper zurück auf den Bürgersteig schnellt. Bevor du es richtig registrierst, rast ganz dicht an dir ein Auto vorbei …

🧠 Da hab ich dann wohl einen guten Schutzengel gehabt!

🧠 Der ist jedenfalls gut mit der Amygdala verschaltet. Und die reagiert sehr rasch, in unserem Beispiel mit erhöhtem Muskeltonus, einem hohen Puls und einem spontanen Rettungsreflex mit Sprung nach hinten. Zu deinem Glück läuft das alles automatisch ab, der präfrontale Cortex wird erst nach Beendigung der Aktion von dem Vorgang in Kenntnis gesetzt. Die Amygdala weiß nämlich: Fängt der präfrontale Cortex erst einmal an, über diese Situation gründlich nachzudenken, dauert alles viel zu lang. Daher informiert die Amygdala das vergleichsweise langsame Stirnhirn erst, wenn die Aktion vorüber ist. Und dem bleibt dann nichts anderes übrig, als die Erkenntnis, »Oh, da habe ich ja Glück gehabt«, oder aber der Gedanke an den Schutzengel. Jedenfalls war in diesem Beispiel die Stressreaktion über das vegetative Nervensystem sinnvoll.

🧠 Das ist wirklich beeindruckend, wie das da oben im Kopf organisiert ist.

🧠 Und es geht noch viel weiter. Anderes Beispiel: Wenn der präfrontale Cortex im beruflichen Alltag die Erfahrung gemacht hat, dass E-Mails vom Chef sehr wichtig sind, wird diese Meinung auch in der Amygdala irgendwann einmal Spuren hinterlassen. Sie wird sich nicht mehr die Mühe machen, zwischen einem vorbeifahrenden Auto, das dein Leben tatsächlich bedroht, und einer unangenehmen E-Mail vom Chef zu unterscheiden – sie reagiert in beiden Fällen gleich aufgeregt. Bei der E-Mail reicht es ihr, den Absender zu sehen, und schon wächst der Druck, selbst wenn sie keine Ahnung hat, was wirklich darinsteht. Das führt bisweilen dazu, dass du schon Stress empfindest, wenn du nur daran denkst, den Computer einzuschalten.

Du erinnerst dich doch noch an John Watsons Experiment mit »Little Albert« aus Kapitel 2. Der kleine Junge hatte mit der weißen Ratte eine negative Lernerfahrung gemacht, und diese hat sich dann Stück für Stück auf andere Bereiche übertragen, obwohl die der ursprünglichen

Erfahrung immer weniger ähnelten. Das muss nicht passieren, kann aber vorkommen. Und solche Ereignisse können am Ende dazu beitragen, dass wir morgens bereits mit einer Grundanspannung aufwachen. In deinem Fall früher oft mit einer Anspannung vor der nächsten Sendung, die sich erst löste, wenn endlich das rote Licht der Kameras aufleuchtete und du auf Sendung warst. Dann erst tauchte »Pawlow« bei dir auf und regelte über einen klassisch konditionierten Reflex die Lautstärke der Amygdala mächtig herunter oder schaltete sie sogar ganz aus.

3
Wie wir unsere persönlichen Strategien gegen Stress finden

🧠 Nun wissen wir, wie es zu Stress kommt, was er im Körper bewirkt, wozu er notwendig ist und wo er fehl am Platz ist. Gibt es denn neben meinem Laufband und deinem 4:1-Gesetz noch weitere wirksame Methoden zum Stressabbau?

🧠 Ja: Das vegetative Nervensystem – den Vagusnerv – positiv fordern, Gedanken unterbrechen und ablenken, gute Ernährung in angemessener Menge, wissen, was wirklich wichtig ist, und viele andere. Gute Methoden für den Stressabbau zu finden geht dann recht einfach, wenn man es schafft, diese biologischen Strukturen systematisch zu beeinflussen. Die Amygdala beruhigen, dem Stirnhirn neue Gedanken und Abwechslung schenken, Gewohnheiten ändern.

🧠 Häufig kommt ja der Stress nicht von außen, durch Zeitdruck oder zu viel Arbeit, sondern aus uns selbst. Weil wir mit uns unzufrieden sind und überall Korrekturbedarf sehen.

🧠 Viele Menschen sind am Arbeitsplatz oder im Privatleben permanent in einen Wettbewerb mit anderen verstrickt, der sie davon ablenkt, zu erkennen, was für sie wirklich wichtig im Leben ist. Bei diesem Wettbewerb zählt, wer am frühesten bei der Arbeit ist, wer als Letzter geht, wer die letzte E-Mail absendet, wer das größte Budget anvertraut bekommt, wer am häufigsten auf Kur gehen durfte, wer im angesagtesten Stadtteil lebt, wer das tollste Auto fährt oder wer sich einen Luxusurlaub leisten kann. Wer sich in solche Wettkämpfe verstrickt, vergisst ganz oft, was ihm wirklich guttut, und sucht seine Entspannung stattdessen in Tätigkeiten, die diesen sozialen Wettkampf noch verstärken. Da will man sich vielleicht unbedingt noch vor dem Sommer ein Sixpack antrainieren oder darbt für die Bikinifigur. Manchen Menschen wird eingeredet, sie entspannen sich beim Einkaufen, und diese Personen geraten erst recht in Stress, weil sie sich wegen einer edlen Uhr verschulden oder wegen einer Designerhandtasche einen Kredit aufnehmen müssen. Ein sehr guter Weg, aus dem Stress zu finden, ist es jedoch, Abstand von genau diesen Dingen zu gewinnen. Dies gelingt oft sehr gut durch einfache Tätigkeiten: zum Beispiel Puzzle zusammensetzen oder Sudoku lösen, Joggen oder Radfahren. Obwohl diese Erkenntnis so offensichtlich ist und von vielen geteilt wird, gehört oft Mut dazu, nicht mit der Herde mitzulaufen und stattdessen seinen ganz persönlichen, meist unspektakulären, aber eben entspannenden Weg zu wählen.

🧠 Ich glaube, mit zunehmendem Alter fällt einem das leichter. Auf vielen Schulhöfen spielt es ja bereits eine Rolle, welche Markenklamotten die Schüler tragen. Jenseits der sechzig hat man es dann hoffentlich nicht mehr nötig, mit irgendwelchen Statussymbolen zu protzen. Und dann lässt auch der Stress nach. Aber grundsätzlich höre ich aus deinen Antworten heraus, dass man Stress eigentlich recht gut in den Griff bekommen kann.

🧠 Ja. Das steht und fällt allerdings mal wieder mit der Übung und damit, dass die meisten Menschen, wenn sie dann nicht mehr unter Stress sind, gleich wieder mit den Übungen aufhören. Dabei sollte man sich eher daran orientieren, wie lange es dauert, ein Musikinstrument oder ein Computerspiel zu lernen. Auch für unsere Übungen ist es wichtig, Zeit zu investieren und ihnen die notwendige Aufmerksamkeit zu schenken. Von nichts kommt nichts.

🧠 Wir haben bei »Verstehen Sie Spaß?« unsere Opfer häufig in extremen Stress versetzt. Das Perfide dabei war, dass sie ja nichts für die abstruse Situation konnten, in die wir sie gebracht hatten und die wir zusätzlich andauernd verstärkten, sodass die Opfer gar nicht mehr dazu kamen, einen klaren Gedanken zu fassen. Das führte manchmal dazu, dass sie Dinge getan haben, die sie bei kurzem Nachdenken als völligen Humbug erkannt hätten. Manche Situationen waren wirklich aberwitzig, wenn eine alberne Puppe plötzlich staatstragende Beschlüsse verkündet oder irgendwelche angeblichen Polizisten völlig unsinnige Kontrollen durchführten.

🧠 Den Stress zu unterbrechen ist umso schwieriger, je mehr Stress auslösende Faktoren auf einen einprasseln, und das passiert bei »Verstehen Sie Spaß?« ja ständig. Eigentlich bräuchte man als Opfer nun Zeit zum Überlegen, welche Strategie weiterhilft, und um sich eine entsprechende Reaktion einfallen zu lassen. Übersetzt bedeutet das mal wieder: Man muss die Amygdala beruhigen und ihre Lautstärke reduzieren, damit man wieder klare Gedanken fassen und konsequent handeln kann.

🧠 Lässt die sich überhaupt beruhigen? Anscheinend hat sie ja einen Hang zum Drama …

🧠 Deine Amygdala kannst du beispielsweise über die Kraft des Stirnhirns beeinflussen, also mithilfe deiner Gedanken und der Fähigkeit, dich zu konzentrieren. Ob du es schaffst, die eigenen Gedanken besser zu kontrollieren und nicht von ihnen heruntergezogen zu werden, hängt davon ab, wie du tickst und wo dieses Ticken herkommt (siehe Kapitel 1).

Bei einer anderen Methode spielt es eine Rolle, ob du deine Routinen und Gewohnheiten kennst und in der Lage bist, sie zu beeinflussen – und damit auch zu verhindern, dass gelegentlich unpassende Lernlektionen nach vorne drängen und das Ruder übernehmen wollen (siehe Kapitel 2).

Weitere Methoden finden sich in der Gruppe der Wahrnehmungsübungen, also Achtsamkeits- oder mentalen Entspannungsübungen. Wobei hier – etwa bei der Meditation – auch die Fähigkeit, sich konzentrieren zu können, eine große Rolle spielt.

Ein völlig anderer Pfad geht über physische Entspannungsmaßnahmen, die den Vagusnerv aktivieren. Diese Übungen gehen nicht vom Großhirn aus wie die anderen, sondern haben viel mit Sensorik zu tun, weil die Amygdala darüber beeinflusst werden kann und so das Stressniveau herabsetzt. Das ist etwas für Menschen, die mit allen anderen Übungsarten nicht so zurechtkommen oder denen die anderen Übungen nicht ausreichen. Hierunter fallen beispielsweise Aktivitäten wie Sauna, Massage, Badewanne, Fangopackungen, Schwimmen, ganz generell Sport und all diese wunderbaren Unternehmungen, bei denen die Uhr langsamer zu ticken scheint.

🧠 Lass uns einmal genauer über Entspannungsmethoden sprechen. Wo setzen die an?

🧠 Das ist auch eine Domäne des Stirnhirns. Die vielen Entspannungs-, Achtsamkeits- und Meditationstechniken werden dort erlernt und sorgen dafür, dass die Aktivität der Amygdala gezielt in eine bestimmte Richtung gelenkt wird. Das fühlt sich am Anfang ein bisschen an wie geistiges Armdrücken, also wie ein Kampf darum, wer im Kopf die Oberherrschaft behält; die aufrüttelnden Gedanken und Gefühle – oder aber die ersehnte Entspannung. Das zu erkennen wird aber mit etwas Training leichter, denn das Stirnhirn muss zwar anfangs viel Konzentration aufbringen, legt die Übungen aber später, wenn es sie gelernt hat, in anderen Hirnregionen als automatische Schablonen ab. Diese Schablonen können nun wie eine App in unserem Smartphone gestartet werden und laufen dann automatisch ab. So funktionieren zum Beispiel das autogene Training und die progressive Muskelrelaxation nach Jacobson, aber auch das Mindfulnesstraining (MBSR) nach Jon Kabat-Zinn. Hier kann über die bewusste Kontrolle der »Amygdala-Lautstärke« der Stress indirekt nach unten gedreht werden. Jeder, der das mal gelernt hat, weiß, wie effektiv das ist.

🧠 Und die Achtsamkeitstrainings? Kannst du dazu noch etwas sagen?

🧠 Für Achtsamkeits- oder Mindfulnesstrainings gibt es äußerst unterschiedliche Konzepte. Letztlich basieren sie aber alle auf dem Prinzip: »Genau hinschauen, was wirklich da ist – und nicht stumpf durch den Tag gehen.« Das Problem beim Achtsamkeitstraining ist, dass viele Menschen die Techniken nicht richtig anwenden, auch hier wieder nicht genug üben oder aber die Methoden ungeschickt beigebracht bekommen. Das liegt allein schon daran, dass es so viele Spielarten gibt. Dabei geht es im Grunde bei all diesen Trainings nur darum, dass man Momente genau wahrnimmt, ohne dauernd zu werten und ohne die auftauchenden Gedanken im Kopf immer gleich ernst zu nehmen. Das Wort Achtsamkeit ist mittlerweile recht abgegriffen, viele Leute setzen es mit Meditation oder irgendeinem spirituellen Vorgehen gleich. Das ist es aber nicht. Es ist ein sehr effektives, ganz natürliches Werkzeug, das man gezielt anwenden sollte. Allerdings muss man auch vorsichtig mit diesem Instrument umgehen: Wenn du nämlich deine Gefühle »achtsam wahrnimmst«, spürst du nicht nur die positiven, sondern auch die negativen Emotionen intensiver! Mit der Zeit verliert man aber die Angst vor der Konfrontation mit seinen Ängsten, denn es ist nun einmal so, dass zum Leben auch negative Gefühle gehören. Mit der richtigen Anleitung aber kann Achtsamkeit tatsächlich ein weiterer Schlüssel dazu sein, Stress zu minimieren und neue Energien zu tanken.

🧠 Gut, nun zurück zu unserem Gehirn. Was mich überrascht hat, als wir an dem Buch *Bonusjahre* arbeiteten, war die Erkenntnis, dass der Sympathikus und der Parasympathikus nicht nur die Befehle vom Gehirn zu vielen Teilen unseres Körpers übermitteln, sondern auch umgekehrt Botschaften von unserem Inneren an die Zentrale senden.

🧠 Stimmt, es ist tatsächlich äußerst interessant, sich mit diesen Funktionen einmal auseinanderzusetzen. Denn hier liegt eine wahre Fundgrube für Ideen, wie Stress reduziert werden kann. Während der Parasympathikus die Pulsfrequenz und den Blutdruck verringert, wird durch den Sympathikus beides erhöht. Während der Parasympathikus die Luftwege etwas verengt, die Aktivität des Magen-Darm-Traktes erhöht und den Muskeltonus in der Körpermuskulatur verringert, bewirkt der Sympathikus genau das Gegenteil an denselben Stellen. Die meisten Entspannungsmethoden sind deshalb darauf ausgerichtet, den Parasympathikus zu aktivieren und über diesen Weg die Stress erzeugende Aktivität der Amygdala zu reduzieren. Das gelingt zum Beispiel durch Meditation, aber auch durch Massagen, Saunagänge, Kneippkuren und vieles mehr. Hier sind kaum Grenzen gesetzt, und für jeden sollte etwas vorhanden sein. Interessanterweise kann auch eine Aktivierung des Sympathikus – also genau des Teils des vegetativen Nervensystems, der gemeinsam mit der Hypophysen-Hypothalamus-Nebennierenachse eigentlich den Stress produziert – sehr effektiv bei der Reduktion von Stress helfen. Nach dem Motto »Sich anstrengen, um besser zu entspannen« ist vor allem Ausdauersport besonders gut geeignet. Du könntest beispielsweise an sechs von sieben Tagen länger als 20 Minuten am Stück laufen, radfahren oder schwimmen, das hilft auf Dauer auch gegen Depressionen oder Angst.

🧠 Ich kenne noch ein Mittel, das Stress abbaut und das du bisher elegant ignorierst. Es hilft allerdings nur in flüssiger Form!

🧠 Du meinst das obligatorische Feierabendbier oder den berühmten Schluck Rotwein zum Entspannen. Das und auch der Einsatz von Medikamenten kann halt zur Sucht werden, vor allem, wenn man glaubt, dass man nur durch Alkohol oder Tabletten seinen Stress reduzieren kann. Dabei ist das schon eine Art Resignation: Man gibt zu, dass man seine Grenzen deutlich überschritten hat und sich keine Anti-Stress-Methoden antrainieren will. Wenn der Druck so hoch ist, dass Alkohol, Drogen oder Medikamente gebraucht werden, um ihn abzubauen, sollte unbedingt ein Facharzt für Psychiatrie und Psychotherapie aufgesucht werden! Das bedeutet nicht unbedingt, dass man krank ist, man beweist damit zunächst einmal nur, dass man schlau genug ist, sich im richtigen Moment die richtige Hilfe zu suchen. Es ist nichts anderes als eine in jeder Hinsicht gesunde Entscheidung.

4
Was eigentlich Burn-out ist

🧠 Nun sag bitte noch zwei Worte zum Thema Burn-out.

🧠 Das ist kein einfaches Thema. Es ist keine Diagnose im medizinischen Sinne, allerdings mittlerweile als ein sogenannter Risikozustand anerkannt. Das heißt: Es beschreibt keine spezifische Erkrankung, sondern einen Zustand. Er wird meist im Zusammenhang mit der Arbeit diagnostiziert und beschreibt eine angespannte körperliche Verfassung, die durchaus in eine Erkrankung, meistens eine Depression oder zumindest in eine Krise münden kann. Er ist in jedem Fall deutlich abzugrenzen von starker Unlust, zur Arbeit zu gehen, oder dem Wunsch, seinen Kollegen oder Chefs nicht zu begegnen.

🧠 Ist der Begriff also missverständlich?

🧠 Ja, weil jeder glaubt, mit dieser Bezeichnung etwas anfangen zu können, sich aber nur wenige Menschen mit dem tatsächlichen Zustand beschäftigen. Es ist einfach zu verführerisch, diesen Begriff zu verwenden, weil er eine Erklärung anbietet, ohne dass man gleich als psychisch krank abgestempelt wird. Deshalb wird in die Burn-out-Kiste fälschlicherweise alles gesteckt, was einen am Arbeitsplatz stark anstrengt. Vielleicht gibt sich die betroffene Person zunehmend mehr Mühe in ihrem Job und versteht nicht, dass hier eigentlich eine unsichtbare Barriere besteht, gegen die sie ankämpft. Auch so etwas macht müde und erschöpft – ist aber kein Burn-out.

🧠 Ich denke, diese Erfahrung machen viele. Worin besteht der Unterschied zu einem Burn-out?

🧠 Eigentlich ist es genau das Gegenteil, nämlich eine Situation, die unüberhörbar nach einer Lösung verlangt. Hier müssen kreative Lösungen gesucht werden. Sich hinter einem medizinischen Begriff zu verstecken hindert viele, nach ebendiesen Lösungen zu suchen. Dabei würde übrigens ein Coach oder eine andere wirkungsvolle Beratung von einem Profi helfen – aber bitte nicht jedem selbst ernannten Experten Glauben schenken.

🧠 Dann Butter bei die Fische: Wie definiert sich das Burn-out-Syndrom?

🧠 Als Burn-out werden nach dem Psychologen und Psychoanalytiker Herbert Freudenberger (1926–1999) die Folgen einer über Jahre anhaltenden Überbelastung bezeichnet, die sich gesundheitlich negativ äußern. Freudenberger hat diesen Risikozustand übrigens bereits 1974 beschrieben, es handelt sich dabei also um kein wirklich neues Phänomen. Die nach dieser Definition betroffenen Personen …
- fühlen sich emotional erschöpft und ausgehöhlt,
- distanzieren sich zunehmend von ihrer Arbeit, obwohl sie vorher dafür brannten,

- weisen mit der Zeit eine verringerte Arbeitsleistung auf, obwohl sie selbst den Eindruck haben, immer alles zu geben.

Die Betroffenen befinden sich – was ihre Arbeit angeht – dauerhaft in einem negativen Zustand. Der Verlauf zieht sich meist über mehrere Jahre hin. Es gibt ab einem bestimmten Punkt kaum noch einen Weg, diesem Belastungsgefühl zu entrinnen, selbst im Urlaub schaffen sie es nicht, den Druck zu verarbeiten; in ihrem Kopf dreht sich alles unablässig weiter.

🧠 Was sind denn die ersten Alarmzeichen, wann muss ich reagieren?

🧠 Da gibt es einen probaten Plan, den Herbert Freudenberger und Gail North erstellt haben. Sie haben das Risiko für einen Burn-out in zwölf Phasen unterteilt. Dabei kann es Monate dauern, bis die jeweils nächsthöhere Stufe erreicht ist, und sogar bis zu 15 Jahre bis zur letzten Stufe. Fangen wir vorne an:

Starten wir die Rakete: In den Phasen 1 bis 3 steht das »Sich-beweisen-Wollen« im Vordergrund – zum Beispiel auf einer neuen Arbeitsstelle. Der Einsatz für die Arbeit wird immer stärker, andere Bedürfnisse wie Hobbys oder die Pflege von Freundschaften treten dagegen immer mehr in den Hintergrund. Klingt nicht sonderlich dramatisch, ist es auch nicht, in diesem Stadium ist das Burn-out-Syndrom noch gut zu managen und nicht von dem Verhalten von engagierten, freudig leistungsbewussten jungen Menschen zu unterscheiden.

🧠 Das wollte ich gerade sagen: Das haben sicher die meisten von uns erlebt, ohne dass wir dauernden Schaden davongetragen hätten.

🧠 Genau. Daher auch der Begriff Risikozustand. Er weist diskret darauf hin, dass man bei allem Engagement und aller Leidenschaft im Job nicht gleich alles andere über Bord werfen sollte, weil man sonst irgendwann in die Falle tappt. Dann wird es zunehmend schwieriger, sich gegen den Sog des Burn-outs zu wehren. Sehr gefährdet sind Personen, die darauf programmiert sind, es anderen immer recht machen oder allen gefallen zu wollen. Gleiches gilt für Menschen, die besonders gründlich sind und schlecht delegieren können. Beide neigen dazu, sich zu viel aufzuladen. Es ist doch so, keiner würde durch das Amazonasbecken wandern, ohne ausreichende Vorbereitung, Ausrüstung und einen Guide, der sich auskennt. Aber die Tools, die man für den eigenen Weg durchs Leben braucht, die sollen einfach so vom Himmel fallen, selbst wenn man zeitweilig auf schwierigem Terrain unterwegs ist.

🧠 Gut, zunächst kann man das sich andeutende Burn-out-Syndrom noch ganz gut in den Griff bekommen. Zünden wir die nächste Stufe!

🧠 In den Phasen 4 bis 6 wird es nun schon etwas unangenehmer. Die Betroffenen lassen drängende Probleme in anderen Lebensbereichen auf Dauer ungelöst liegen. Und sie verändern sich mit der Zeit, werden zynischer, auch emotionaler, sind nur noch selten mit ihren Freunden zusammen oder gehen kaum noch ihren Hobbys nach. Wenn man ihnen sagt, dass sie zu viel Zeit mit ihrer Arbeit verbringen oder offensichtlich überfordert sind, wird das abgestritten – obwohl sie oft nicht mehr wissen, wie sie alles unter einen Hut bringen sollen. Freunde, Lebenspartner und Familienangehörige halten in dieser Zeit oft noch still, sagen aber gelegentlich Dinge wie »Du fehlst uns« oder »Was findest du nur so toll an deinem Job?«. Oder sie stellen fest: »Früher warst du so umgänglich. Du hast dich unter deiner Arbeit so verändert.«

🧠 »Houston, wir haben ein Problem« – spätestens da wäre es dann gut zu handeln.

🧠 Spätestens, ja. Dann sind aus kleinen Rissen nämlich oft schon riesige Baustellen geworden. Aber noch halten viele Betroffene es nicht für sonderlich angesagt, ihr Verhalten zu ändern und in ruhigere Gefilde zurückzukehren. Dabei stünden ihre Chancen in diesem Stadium noch gut.

🧠 Was kommt dann?

🧠 Freudenberger und North kennzeichnen die folgenden Stadien 7 bis 9 mit Rückzug der Person aus seinem Freundes- und Familienkreis, deutlichen Änderungen des alltäglichen Verhaltens, oft begleitet von Wutausbrüchen, Ungeduld und zunehmender Abstumpfung. An Tagen, an denen früher nie gearbeitet wurde – wie beispielsweise an Heiligabend oder Ostern –, werden nun E-Mails versendet und noch dienstliche Telefonate geführt. Das ist auch die Phase, in der die meisten Betroffenen ihr Dilemma am eigenen Leib spüren. Sie merken, wie viel sie schon

212

geopfert haben, und erleben mitunter schmerzhaft, dass ihre Leistung und ihre Kraftreserven allmählich nachlassen. Sie wissen sich darüber hinaus aber nicht zu helfen. Sie sind vielleicht noch zu gesund für eine klärende Psychotherapie, aber bereits zu müde und ausgehöhlt, um den Alltag weiterhin gut bestreiten zu können. Erholungspausen wirken nicht mehr.

🧠 Heißt es dann »Fragen Sie Ihren Arzt oder Apotheker«?

🧠 Jetzt sollten sie wirklich zum Fachmann oder zur Fachfrau gehen. Der oder die wird dann auch eine gründliche Anamnese erheben und einen verständlichen Plan erstellen, wie vorzugehen ist. Und das müssen nicht zwangsläufig ewig lange Therapien sein, sondern eher intensive Beratungsgespräche. Da reicht oft schon eines oder zwei. Und ganz wichtig: Wenn etwas nicht verstanden wird, immer so lange erklären lassen, bis Klarheit herrscht. Und wenn das nicht funktioniert: nachfragen, beharrlich sein oder, falls es aussichtslos erscheint, einen anderen Kollegen meiner Zunft aufsuchen. Ich kann allerdings nur davon abraten, zu teuren Laienhelfern und selbst ernannten Experten zu gehen. Hier geht es schon um zu viel, da braucht man echte Profis.

🧠 Psychologen, Psychotherapeuten oder Psychiater – in England oder den USA ist es gang und gäbe, solche Fachleute zu konsultieren. Die meisten Schauspieler plaudern auch gerne über ihre Erfahrungen bei den wöchentlichen Therapien, Woody Allen zum Beispiel geht schon seit 1959 zum Psychiater, was er ja auch in seinen Filmen erfolgreich thematisiert hat. In Deutschland ist das Bekenntnis zur psychologischen Hilfe noch immer nicht so ausgeprägt, da müssen noch einige Vorurteile überwunden werden. Viele halten es eben für eine Stärke, Probleme mit sich selbst auszumachen. Dabei wird oft übersehen, dass die dadurch in der Regel nicht verschwinden. Im Gegenteil.

🧠 Genau. Deswegen wäre es – wie bei der Krebsvorsorge – ab einem gewissen Alter ratsam, auch mal einen Psycho-Boxenstopp einzulegen. Selbst wenn man offensichtlich nicht von großen Zweifeln geplagt ist. Es gibt ja auch andere Anzeichen: Oft schlafen die Betroffenen nicht mehr gut, quälen sich schon länger mit Ein- und Durchschlafstörungen, grübeln die halbe Nacht und werfen sich im Bett hin und her. Dann

kommt oft der Griff zum Alkohol als Einschlafhilfe, der zwar beim Ein-
schlafen hilft, aber die gesamte Schlafstruktur des Gehirns zerstört. Somit wird der erholende Teil des Schlafs in der Nacht deutlich gemindert,
und der nächste Tag beginnt gleich mit schlechten Startbedingungen.

In den Phasen 10 bis 12 folgen schließlich das Gefühl innerer Leere,
Depression und zuletzt die völlige Erschöpfung. Die Depression ist am
Ende die erste wirklich klinisch-medizinische Diagnose, die gestellt werden kann. Hier geht es dann nach der heutigen Definition tatsächlich
um die Behandlung einer Krankheit.

🧠 Da gilt es dann zu retten, was noch zu retten ist. Aber, unter uns, es
gibt nun mal Positionen, die extrem stressen. Damit meine ich nicht
nur die Verantwortlichen großer Unternehmen, bei denen es nahezu
täglich um Millionen geht, sondern auch Notärzte, Rettungssanitäter,
Feuerwehrleute, Polizisten – Berufe also, bei denen man nie weiß, was
die nächsten Minuten bringen.

🧠 Die Jobs an sich sind ja machbar. Aber es ist auf jeden Fall ratsam, sich
beizeiten eine mentale Rüstung anzulegen. Das 12-Phasen-Modell kann
dabei wie ein Navigationssystem eingesetzt werden, das ihnen anzeigen
kann, wo sie ungefähr stehen. Und wie sie sich effektiver aufstellen. Bei
den Pkws wurde irgendwann einmal der fünfte und sechste Gang erfunden, um Benzin zu sparen und die Motordrehzahl zu reduzieren. Übertragen auf Stress und Burn-out bedeutet das: Je ehrlicher man zu sich
selbst ist, desto schneller kann man Tools finden und einsetzen, die es
einem ermöglichen, sich rascher zu erholen und Ressourcen zu schonen
beziehungsweise rechtzeitig wieder aufzubauen. Je länger man wartet,
desto höher ist der Preis und desto dünner ist der seidene Faden, an dem
der berufliche Erfolg, vor allem aber die eigene Gesundheit hängt. Ich
denke, jeder, der hart arbeitet, sollte seine Position mit einem solchen
Navi immer wieder bestimmen, zum Beispiel alle drei Monate. Und statt
immer mit Vollgas unterwegs zu sein, ab und zu mal in den Schongang
schalten. Auch hier fährt man mit der 4 : 1-Regel ganz gut.

PRAXISTEST

Bitte antworten Sie mit Ja oder Nein, ob der jeweilige Satz auf Ihre aktuell Situation zutrifft oder nicht.

1. Ich fühle mich durch meine Arbeit emotional erschöpft. ☐ ja ☐ nein

2. Ich fühle mich bereits ermüdet, wenn ich morgens aufstehe und einen neuen Arbeitstag vor mir habe. ☐ ja ☐ nein

3. Ich kann mich leicht in andere Menschen hineinversetzen. ☐ ja ☐ nein

4. Ich gehe erfolgreich mit den Problemen anderer Menschen um. ☐ ja ☐ nein

5. Ich fühle mich durch meine Arbeit ausgebrannt. ☐ ja ☐ nein

6. Ich fühle mich voller Tatkraft. ☐ ja ☐ nein

7. Ich habe das Gefühl, in meinem Beruf hart zu arbeiten. ☐ ja ☐ nein

8. Bei der Arbeit in direktem Kontakt mit Menschen zu stehen stresst mich zu sehr. ☐ ja ☐ nein

9. Mir fällt es leicht, eine entspannte Atmosphäre zu schaffen. ☐ ja ☐ nein

10. Ich habe viele lohnende Ziele bei meiner Arbeit erreicht. ☐ ja ☐ nein

11. Ich habe das Gefühl, am Ende meiner Weisheit zu sein. ☐ ja ☐ nein

Auswertungsschlüssel

Je 1 Punkt für Antwort »Ja« bei Fragen Nummer 1, 2, 5, 7, 8 und 11. Je 1 Punkt für Antwort »Nein« bei Fragen Nummer 3, 4, 6, 9 und 10. Bei allen anderen Antwortmöglichkeiten werden 0 Punkte vergeben.

Auswertung

Bei mehr als 5 Punkten:
Sie stecken tief in Ihrer Arbeit. Das kann durchaus gut sein, aber Sie sollten gelegentlich einmal schauen, ob nicht das ein oder andere Wichtige dabei auf der Strecke bleibt, und gegebenenfalls korrigieren. Reizbarkeit, anhaltendes Stressempfinden, wenig Aussichten auf Erholungsphasen, aber auch Schlafstörungen können Hinweise darauf sein, dass Sie von einer kurzen Ruhepause und dem gewählten Einsatz der von Ihnen gesammelten Anti-Stress-Tätigkeiten (siehe Kapitel 7.1) profitieren. Planen Sie Ihre Arbeitsphasen nach der 4:1-Regel. Wiederholen Sie diesen Test nach vier Wochen, sollten Sie dann nicht unter 5 Punkte kommen, ist ein Beratungsgespräch bei einer approbierten Fachperson zu empfehlen.

ERKENNTNISSE AUS DER PSYCHOKISTE

Wir können nicht arbeiten, während wir schlafen! Aber wir können besser schlafen, wenn wir wissen, dass wir dann nicht arbeiten müssen.

Der Wunsch, glücklich zu sein, vereitelt es, zufrieden zu werden.

Gelassenheit entsteht, wenn die Angst vor den eigenen Gefühlen sinkt.

8

Welche Persönlichkeitstypen es gibt und wie wir mit ihnen umgehen können

1

Was »Persönlichkeit« ist

FRANK ELSTNER

🧠 Am 30. Juli 1947 kam in dem österreichischen Dorf Thal ein Junge auf die Welt. Sein Vater war Polizist und hätte es gerne gesehen, wenn der Sohn in seine Fußstapfen getreten wäre, doch der Bub hatte andere Pläne. Er wollte etwas Besonderes sein, nicht sein Leben in einem österreichischen Dorf als Gendarm verbringen. Was er genau tun wollte, wusste er nicht so recht, bis er eines Tages in Graz ein Bodybuilding-Magazin sah. Auf dem Cover das Bild von Reg Park, einem britischen Bodybuilder und Schauspieler. Das beeindruckte den Jungen. »Das will ich auch«, sagte er sich und machte sich an die Arbeit. Natürlich rieten ihm viele ab und erklärten ihm, dass er keine Chance hätte, jemals Erfolg zu haben. Doch er ignorierte das Gerede, wurde Bodybuilder, Schauspieler, Politiker – und wenn er nicht in Österreich, sondern in den USA auf die Welt gekommen wäre, hätte er es vielleicht noch zum US-Präsidenten gebracht. So hat es »nur« zum Gouverneur von Kalifornien gereicht.

THORSTEN KIENAST
🧠 Arnold Schwarzenegger!

🧠 Genau der. Er hat einmal gesagt, dass er nie einen Plan B hatte. Dass er scheitern würde, kam in seinen Überlegungen nämlich gar nicht vor. Oder wenn, dann eher als Ansporn, es noch einmal zu versuchen und zur Not ein weiteres Mal. Sein Erfolgsrezept war eigentlich ganz einfach: eine Vision entwickeln und dann hart arbeiten. Alle Zweifler ignorieren. Weitermachen, wenn andere schon aufhören. Das Ergebnis: Er wurde der erfolgreichste Bodybuilder aller Zeiten und einer der bestbezahlten Schauspieler der Welt! Nun müssen wir ja nicht alle anfangen, Gewichte zu stemmen, aber wir können uns fragen: Was treibt so jemanden an? Welche Charaktereigenschaften stecken da dahinter, welche Persönlichkeitsmerkmale sind ausschlaggebend? Gibt es so etwas wie eine spezielle Prägung, die den Weg an die Spitze erleichtert? Ich denke, was bei Schwarzenegger funktionierte, würde bei Millionen anderen Menschen wahrscheinlich gar nicht funktionieren …

🧠 Das ist genau das, was für mich das Leben mit anderen Menschen so faszinierend macht: diese so unglaublich verschiedenen Perspektiven und die unterschiedlichen Methoden, mit Situationen und Widerständen umzugehen. Das Mysteriöse dabei ist: Jeder denkt, nur er habe recht. Dabei werden Perspektiven und Methodenauswahl nicht nur von der Realität, sondern zu einem ganz großen Teil von unserer Persönlichkeit gesteuert. Und die wirft einen teilweise sehr eigenwilligen Blick auf die Wirklichkeit!

🧠 Da kommen wir doch direkt zu der Frage: Was ist denn eigentlich »Persönlichkeit«?

🧠 Zunächst einmal muss festgestellt werden, dass keine zentrale Struktur im Gehirn bekannt ist, die speziell für das, was wir »Persönlichkeit« nennen, verantwortlich wäre. Wie »Gedanken« oder »Gefühle« scheint also auch Persönlichkeit ein Ergebnis der Zusammenarbeit vieler Hirnregionen zu sein. Es gibt mehrere wissenschaftliche Definitionen, was häufig der Fall ist, wenn ein Forschungsfeld noch jung und nicht eindeutig verstanden ist. Da versuchen viele Forschungslabore, ihre eigenen Definitionen zu finden. Diese decken sich jedoch in wesentlichen Teilen. Die folgende Definition ist meiner Meinung nach am einfachsten zu verstehen: Persönlichkeit ist das Ergebnis aus der Zusammenarbeit aller biologischen Systeme und psychologischen Programme, die für das Denken, Fühlen und Verhalten einer Person wichtig sind.

🧠 Das klingt erst einmal etwas kompliziert.

🧠 Jeder Mensch lebt die für ihn typischen Denk-, Fühl- und Verhaltensweisen – nennen wir sie einfach seine »Signatur«. Interessanterweise bleibt diese über das Leben hinweg einigermaßen konstant. Das ist auch der Grund, warum langjährige Bekannte bei einem Wiedersehen nach Jahrzehnten feststellen: »Du bist immer noch der Alte«, obwohl man sich äußerlich und situativ erheblich verändert hat. Im Grunde ist es paradox: Diese psychologischen Programme und die ganze Biologie müssen eine wirklich sehr hohe Anpassungsleistung vollbringen, damit die Reaktion der Person trotz unterschiedlichster Situationen immer einigermaßen vertraut ausfällt. Das ist schon erstaunlich. Und falls man doch einmal »aus der Rolle« fällt, wird es meist schnell korrigiert, und man ist wieder der Alte. Wenn zum Beispiel ein Zuschauer bei einem Fußballspiel gereizt in eine wüste Schimpftirade verfällt, weil das eigene Team eine gute Chance vergeigt, heißt es gerne: »Die Gäule sind mit ihm durchgegangen.« Stell dir vor, das passiert ihm gelegentlich auch mit seinen Kollegen an seiner Arbeitsstelle. Er ist gewöhnlich sehr ehrgeizig, aber auch jemand, der schnell seiner Wut freien Lauf lässt. Sein Verhalten ist in verschiedenen Situationen etwas impulsiv. Und wenn das über viele Jahre, vielleicht schon seit der Pubertät so ist, dann sprechen wir von einem »Persönlichkeitsstil aus dem impulsiven Spektrum«.

🧠 Das heißt, man verändert sich letztendlich nicht mehr großartig, auch wenn neue oder extrem ungewöhnliche Erfahrungen gemacht werden? Also sind wir vor, während und nach der Corona-Krise immer etwa gleich aufgestellt? War denn Neil Armstrongs Persönlichkeit während seines Mondspaziergangs identisch mit der, die er vorher auf der sicheren Erde hatte?

🧠 Nun, man kann sich schon verändern. Auch ausreichend, um im Leben neue Herausforderungen gut zu meistern und sich in neuen Situationen wohlzufühlen. Aber im Kern spürt man immer wieder sein altes Herz schlagen. Und was Neil Armstrong angeht: Er wird trotz aller Übung und Sicherheitsvorkehrungen seine eigene persönliche Einstellung zum Thema Risiko gehabt haben …

Aber um über Jahre hinweg authentisch zu sein, muss man hart arbeiten – man muss die Erfahrungen immer wieder mit unserer Persönlichkeit zur Deckung bringen, was ja gar nicht so einfach ist. Deswegen müssen beispielsweise starrsinnige Menschen besonders flexibel sein – egal, was passiert, es darf ihren eigenen Standpunkt nicht erschüttern. Sie müssen immer einen Dreh finden, um doch noch auf ihrem Standpunkt zu beharren, so abstrus er vielleicht sein mag – nur so können sie ihren Starrsinn durchziehen. Es gehört wirklich viel dazu, in völlig unterschiedlichen Situationen am Ende immer wieder in dieselben Gefühle, Gedanken und Verhaltensweisen zu kommen und die dann für stimmig zu halten.

🧠 Gut, ich kenne einige solcher Menschen, die nicht aus ihrer Haut können, wie man gern sagt. Sie haben ja letztlich auch etwas Verlässliches, man ist quasi vor Überraschungen sicher.

🧠 Ein Problem bekommen wir erst, wenn der Persönlichkeitsstil zu starr ist – was sich im Denken, Fühlen und Verhalten zeigt – und die Personen selbst oder ihr Umfeld dadurch immer wieder in Schwierigkeiten geraten. Dann sprechen Psychologen und Psychiater von einer »Persönlichkeitsstörung«. Wenn dieselbe Person aber in einem Umfeld lebt, das perfekt zu ihr passt und in dem sie und ihre Mitmenschen miteinander zufrieden sind, dann kann es sein, dass eine solche Persönlichkeitsstörung gar nicht erkannt wird. Möglicherweise nehmen die Betroffenen diese Störung auch wahr und ziehen sich auf eine kleine, funktionierende Lebensinsel zurück. Dadurch verlieren sie jedoch wertvolle Lebensbereiche, wie zum Beispiel Familie, Partnerschaft und so weiter. In unseren Trainings lernen diese Leute, verloren gegangene Lebensbereiche zurückzuerobern und neu zu gestalten.

🧠 Das klingt nach viel schmerzhafter Arbeit.

🧠 Ist es auch, aber es lohnt sich sehr. Vor allem, wenn die Betroffenen ernsthaft mitarbeiten. Die können dann zum Beispiel auch viel von Schwarzenegger lernen!

🧠 Viele fanden Schwarzenegger anfangs peinlich. Dieses ganze männliche Gehabe schien etwas aus der Zeit gefallen zu sein. Für seine Erfolge – er war immerhin sieben Mal »Mister Olympia« – habe ich ihn bewundert. Nun gilt diese Einschätzung ja nur für mich, andere Menschen sehen das Lebenswerk vielleicht völlig anders, definieren ihn über die gescheiterte Ehe oder seinen merkwürdigen Dialekt oder eben das Machogehabe.

🧠 Auch diese unterschiedlichen Einschätzungen hängen von der Situation und von der Persönlichkeit des Betrachters ab. Die unterschiedlichen Persönlichkeiten kann man katalogisieren, am populärsten ist das *Diagnostic and Statistical Manual of Mental Disorders,* kurz DSM genannt. Das beschreibt zehn verschiedene Persönlichkeitstypen, eingeteilt in die drei Cluster A, B und C. Wir haben es wieder einmal mit einer Art Schublade zu tun, die nennen wir Cluster, und in jeder von ihnen sind je drei bis vier Typen eingeordnet. Manche der Typen sind zwar in der Wissenschaft heiß umstritten, aber bei vielen gibt es eindeutige Hinweise, dass sie – und das ist die Voraussetzung – in allen Kulturen zu Hause sind.

Klinisch ist diese Einteilung jedenfalls sehr hilfreich. John Oldham und Lois Morris, zwei US-amerikanische Verhaltenswissenschaftler, haben hier ein tolles Buch mit dem Titel *Ihr Persönlichkeits-Porträt* geschrieben, in dem diese Stile ausführlich und allgemein verständlich beschrieben sind. Aber ich möchte unbedingt vorwegschicken, dass jeder Mensch von jedem Stil etwas in sich hat. Es kann sein, dass in verschiedenen Lebensphasen verschiedene Mischungen aus diesen Stilen spürbar werden – je nachdem, in welchem Umfeld wir uns befinden und welche Erfahrungen wir machen. Am wohlsten fühlen wir uns aber, wenn wir den uns naheliegendsten Stil zu einem ausreichenden Grad leben können und uns darin wertgeschätzt fühlen. Dieser naheliegendste Stil zieht sich wie ein roter Faden durch unser Leben, mal stärker, mal kaum spürbar. Wenn der Stil zum Umfeld passt, dann spüren wir: »Es läuft.« Und das Gefühl macht sich in uns breit, unsere Bestimmung gefunden zu haben.

🧠 Das kann manchmal dauern, bis man seine eigentliche Bestimmung findet. Besonders kurios in diesem Zusammenhang ist die Geschichte von Siegfried Massat. Seine berufliche Tätigkeit, wenn man so will, war es, Banken zu überfallen. Das ging natürlich auf Dauer nicht gut, er saß lange im Gefängnis. Danach aber änderte er sein Leben und wurde Sicherheitsberater, weil er sich ja auch mit den einschlägigen Sicherheitseinrichtungen von Banken und Juweliergeschäften hervorragend auskannte – und vor allem ihre Schwächen aufzeigen konnte. Und weil er das so gut beherrschte, hat das Landeskriminalamt eine Sonderkommission für den ehemaligen Juwelendieb ins Leben gerufen. Siegfried Massat musste also ein paar verschlungene Pfade gehen, bevor er seine eigentliche Berufung fand. Was denkst du, was für ein Persönlichkeitsstil liegt bei ihm vor?

🧠 Nun, ich habe ihn nicht untersucht. Und unsere professionellen Testungen zu solch einer Frage sind tiefgehend, daher muss ich mich hier zurückhalten. Aber die Geschichte, die du mir gerade berichtet hast, sagt mir, dass diese Person mindestens über einen »furchtlos-gewagten Stil« verfügt. Wenn ich sie testen würde, wäre mit hoher Wahrscheinlichkeit sogar eine antisoziale Persönlichkeitsstörung zu diagnostizieren.

2
Die zehn Persönlichkeitsstile kennenlernen und was wir mit diesem Wissen alles erreichen können

🧠 Du hast bereits erwähnt, dass zehn Stile unterschieden werden, gebündelt in drei Clustern. Welche sind das im Einzelnen?

🧠 Cluster A umfasst drei Stilrichtungen. Kennzeichen dieses ersten Clusters ist, dass Menschen mit diesen Stilen auf andere etwas befremdlich wirken. Dazu gehören der »wachsame«, der »exzentrische« und der »ungesellige« Stil.

In Cluster B geht es emotional öfter hoch her, wobei auch mal etwas zu Bruch gehen kann. In diesem Cluster finden sich vier Stile: der »selbstbewusste«, der »sprunghafte«, der »dramatische« und der »furchtlos-gewagte« Stil.

Und Cluster C umfasst schließlich noch die Stilrichtungen, die sehr gut darin sind, für Sicherheit zu sorgen. Das sind der »treu ergebene«, der »selbstunsichere« und der »pflichtbewusste« Stil.

Im Übrigen sind diese Stile keine Krankheitsbilder aus psychologischen oder psychiatrischen Lehrbüchern, auch wenn durchaus Probleme entstehen können, sollten sie bei einer Person zu stark und zu einseitig ausgebildet sein. Zu jedem Stil gibt es bei einer ungesunden Übersteigerung eine eigene »Persönlichkeitsstörungsdiagnose«. Aber so weit gehen wir hier nicht, wir konzentrieren uns auf die Vielfältigkeit der Mitglieder unserer Gesellschaft. Ich schlage daher vor, dass wir die Reihenfolge bei der Vorstellung der Stile nicht lehrbuchhaft nach Clustern vornehmen, sondern zufällig mischen. So werden die Kontraste deutlicher.

🧠 Einverstanden. Dann gehen wir doch mal konkret diese unterschiedlichen Typen durch. Wie und woran erkenne ich denn zum Beispiel eine pflichtbewusste Persönlichkeit?

1 Der pflichtbewusste Persönlichkeitsstil

🧠 Der gehört zu Cluster C, den »Sicherheitsfreunden«, und in diesem Fall handelt es sich um Personen, die hohe Standards haben, loyal sind und mit ihrem guten Namen für das stehen, was sie tun. Sie sind nicht wirklich großzügig zu sich selbst und legen dieselben hohen Maßstäbe auch auf andere an. Oft leisten sie harte Arbeit, um an ihr Ziel zu kommen, und selten haben sie das Gefühl, etwas geschenkt zu bekommen. Zu bluffen oder etwas zu präsentieren, was ihren Kriterien nicht standhält, ist ihnen fremd. Und wenn andere sie loben, fühlen sie sich oft peinlich berührt oder spielen sich und ihre Leistung herunter. Gute Qualitätsarbeit zu einem angemessenen Preis ist ihr Markenzeichen. Man findet sie oft nachts noch im Betrieb, wo sie Überstunden machen. In

Spitzen- und Führungspositionen tun sie sich schwer zu delegieren und haben einen ausgeprägten Wunsch, die Kontrolle über alle Prozesse zu behalten. Das ist stressig!

🧠 Ich glaube, das sind Persönlichkeiten, die man oft in Kliniken antrifft. Ich habe viele Ärzte kennengelernt, die genau in dieses Muster passen. Gut, die können sich auch keine Fehler leisten.

🧠 So ist es. Menschen mit einem gewissenhaften Persönlichkeitsstil, oder man kann ihn auch als pflichtbewussten Stil bezeichnen, sind das Rückgrat einer Gesellschaft, sie sind der Qualität oft bis ins Detail verpflichtet. Hier erhalten sie Anerkennung und finden eine befriedigende Arbeit. Grundsätzlich sind sie recht anpassungsfähig, aber sie machen es sich immer dann schwer, wenn sie unter Druck geraten oder sich über ihre selbst gesteckten Regeln hinwegsetzen müssen. Das kann sie sehr beschäftigen und auch unter Stress setzen. Solche Persönlichkeiten findet man vorwiegend in Berufen, in denen Präzision gefordert ist, beispielsweise in allen Handwerksberufen, bei Bankern mit Termingeschäften, Juristen, Buchhaltern oder Programmierern, Ingenieuren, Forschern und vielen anderen mehr. Gewissenhafte Menschen definieren sich oft über ihre Leistung.

🧠 Es ist ja auch durchaus positiv, ein pflichtbewusster Mensch zu sein. Oder hat das auch Nachteile?

🧠 Bei ihnen kommt es übermäßig oft vor, dass sie Arbeit mit in die Freizeit nehmen, Urlaubstage verfallen lassen, sich wenig erholen und dadurch auch rascher als andere in Stress geraten. Wenn man solche Personen darauf anspricht, dann berichten sie in der Regel, dass sie schon immer so gewesen sind. Das unterscheidet sie von Personen, bei denen solche Züge nur vorübergehend sichtbar werden, etwa während der Probezeit in einem neuen Job, bevor der unbefristete Vertrag greift. Ein weiteres Kennzeichen dieses Stils ist, dass sie sich schwertun, Dinge abzugeben, obwohl sich für alle anderen deutlich abzeichnet, dass sie diese nicht mehr benötigen werden. Es herrschen kraftvolle innere Regeln im Kopf dieser Menschen. Diese Regeln sorgen für Brillanz und Regelkonformität, allerdings in unterschiedlich starker Ausprägung bei so gut wie allen Vorhaben. Generell wägen diese Personen bei Entscheidungen viele verschiedene Möglichkeiten ab, und es fällt ihnen schwer, Wichtiges von Unwichtigem zu unterscheiden. Manche von ihnen leiden, wenn sie zu Führungskräften ernannt werden und dann feststellen, dass ihre Untergebenen ihre hohe Qualitätsstandards nicht erfüllen können. Weil ihnen das Delegieren schwerfällt, machen sie alles selbst und werden dann mit der Arbeit nicht mehr fertig.

🧠 Und in privaten Beziehungen? Das klingt ja zumindest so, als seien diese Personen sehr zuverlässig und sehr gute Partner oder Freunde.

🧠 Ja, so etwas liegt ihnen sehr. Sie können tolle Freunde sein, wenn sie dann mal vom Arbeitstisch aufstehen. Allerdings produzieren sie seltener neckische Ausrutscher, experimentieren weniger und gehen ungern Risiken ein. Zu Spontaneität lassen sie sich zwar durchaus verleiten, aber der Antrieb kommt nicht so häufig aus ihnen selbst heraus.

🧠 Welchen Tipp kannst du den Partnern von gewissenhaften Menschen geben? Wie kommt man mit diesen – oft pedantischen – Persönlichkeiten am besten aus?

🧠 Was gut hilft, ist, deren Eigenheiten mit Humor und liebevoller Toleranz zu begegnen! Also gerne mal von sich aus den Partner zu Experimenten und Abenteuern verführen. Nicht erwarten, dass der die Initiative ergreift. Stattdessen die von ihm ausgehende Sicherheit im Alltag genießen. Offen für die Stärken des Partners sein und die persönlichen Freiräume, die durch dessen lange Arbeitstage entstehen, nutzen, um eigene Vorhaben umzusetzen. Sich nicht so viel daraus machen, dass gewissenhafte Menschen gerne debattieren und am Ende gewinnen möchten. Die sind halt einfach so, und die meisten Diskussionen sind ohnehin nicht wichtig. Hitzige Auseinandersetzungen würde ich mir für wirklich wichtige Themen aufheben.

🧠 Nun ist es ja so, dass sich die gewissenhaften und pflichtbewussten Personen vielleicht selbst manchmal wünschen, aus ihrer Haut zu können und fünf gerade sein zu lassen. Wie schaffen die das?

🧠 Sie haben ja, wie gesagt, oft Schwierigkeiten, Entscheidungen zu fällen. Eine gut funktionierende Übung hierzu ist beispielsweise, drei gleichwertige Aktivitäten für sich und mindestens eine weitere Person auszuwählen, die am Wochenende unternommen werden können: ins Kino oder essen zu gehen, eine Stadtführung zu machen oder Ähnliches. Innerhalb von zehn Minuten muss nun eine einzige ausgewählt – und auch am nächsten Wochenende mit so wenig Planung wie möglich umgesetzt werden. Je mehr improvisiert wird, desto besser der Trainingseffekt. Das klingt für dich wahrscheinlich sehr einfach, ist für diese Persönlichkeiten aber eine große Herausforderung.

Eine weitere Aufgabe besteht darin, eine Arbeit lediglich mit einem Minimum an notwendiger Leistung zu erledigen. Und sich dabei nicht in Recherchen oder Detailarbeiten zu verlieren. Zum Beispiel, wenn man eine Präsentation vorbereiten muss, sich wenig um die Formatierung zu kümmern. Oder aber einmal ein kleines »Abenteuer« eingehen: sich einfach in den nächsten Zug setzen und spontan irgendwo vor Ort ein Hotel suchen. Oder eine Nummer kleiner: einkaufen gehen ohne Einkaufszettel! Beginnen sollte man allerdings mit Planungen, bei denen es nicht um allzu Wichtiges geht, um es mit dem Stress nicht zu übertreiben. Ein gutes Gefühl für Spontaneität stellt sich nämlich nicht sofort, sondern erst später ein.

Ziel ist es, sich an das Gefühl der mangelnden Kontrolle zu gewöhnen. Menschen mit diesem Stil versuchen, zu viel im Griff zu haben.

TRAININGSBEISPIEL FÜR PFLICHTBEWUSSTE BZW. GEWISSENHAFTE MENSCHEN

Diese Übung trainiert Mut und mehr Laisser-faire: Vereinbaren Sie dreimal in zeitnahen Abständen eine Aktivität mit guten Freuden oder Familienmitgliedern. Teilen Sie mit, dass Sie persönlich der Organisator des Abends sein werden. Notieren Sie nun mehrere gleichwertige Ziele – zum Beispiel einen Kinoabend, ein gemeinsames Kochevent zu Hause oder einen Besuch in einer Bar –, und entscheiden Sie innerhalb von maximal zehn Minuten für eine der Möglichkeiten. Ab jetzt dürfen Sie diesen Entschluss nicht mehr ändern. Planen Sie dann nicht weiter, sondern erledigen Sie den Rest »spontan« am Abend. Beispiel: Sie suchen sich keinen Kinofilm/kein Kino heraus, kein besonderes Essen, keine Bar usw. Registrieren Sie nun bewusst Ihr Gefühl der Unzufriedenheit und Unsicherheit vor und während des Abends. Nach dem Abend vergleichen Sie: Wie unzufrieden waren die Gäste wirklich? Sind Ihre Befürchtungen eingetroffen? Es ist wahrscheinlich, dass Ihnen Ihr Gefühl einen recht negativen Verlauf des Abends signalisiert, die Gäste aber ganz zufrieden gewesen sind. Machen Sie diese Übung häufiger.

🧠 Mit solchen Leuten hast du es in der Praxis wohl selten zu tun, oder?

🧠 Doch, schon, dann nämlich, wenn es tatsächlich zu viel wird mit dem Perfektionismus und es dadurch auf anderen Ebenen zu Schäden kommt, zum Beispiel in der Ehe. Oder wenn die Person mit der Arbeit überhaupt nicht mehr fertig wird, aus dem Zeichnen von Plänen und Listen nicht mehr herauskommt und die vordringlichste Arbeit liegen lässt, weil sie im Moment alles andere für ebenso wichtig hält. Oder aber wenn durch lauter Abwägen wichtige Entscheidungen nicht oder zu spät gefällt werden. Dann könnte es sein, dass der Persönlichkeitsstil nicht mehr nur gewissenhaft ist, sondern bereits zwanghafte Züge zeigt. Da kann man aber mit etwas Training wieder Leichtigkeit hineinbringen.

🧠 In den Medien werden pflichtbewusste Menschen meistens hinter den Kulissen arbeiten. Vor der Kamera sind ja eher die Selbstdarsteller gefragt. Oder zumindest solche, die so tun, als wären sie selbstsicher und unerschütterlich …

2 Der selbstbewusste Persönlichkeitsstil

🧠 Viele werden etwas neidisch, wenn sie Menschen erleben, die einen festen, unerschütterlichen Kern in sich spüren, die wissen, wo es für sie langgeht, die für sich und ihre Interessen sorgen und kämpfen können – wie du es bei Arnold Schwarzenegger angesprochen hast. Im Rückblick erscheint da alles sehr schlüssig und geradezu zwangsläufig. Ihre Entscheidungen fallen schnell, und sie sind außergewöhnlich zielstrebig und geradlinig. Der selbstbewusste Stil ist dem Cluster B zugeordnet und zeichnet Menschen aus, die eine deutliche Wirkung auf andere haben, Ausstrahlung besitzen und allein dadurch schon imponieren, ohne dass man mit ihnen gesprochen hat. Sie füllen mit ihrer Anwesenheit den Raum und sind aus sich heraus Führungspersonen – dabei müssen sie sich nicht einmal fachlich überdurchschnittlich gut auskennen.

Selbstbewusste Menschen sehen sich als Mittelpunkt des Geschehens. Einige schaffen das, ohne dabei unangenehm aufzufallen oder Druck auszuüben. Sie haben einen einnehmenden Charme und können andere dazu bewegen, alles für eine Sache zu geben. Diese Personen verleihen allein durch ihre Anwesenheit Zuversicht und können andere Menschen gut bestärken, allerdings auch seelisch schwer verletzen, wenn sie eigenen Interessen entgegenstehen. Selbstsichere Menschen lieben es, »Ich« zu sein, und glauben an sich selbst. Auch sie arbeiten hart für ihre Ziele – Konkurrenz, Karriere, Macht und Status sind wichtige Themen für sie. Mäßig ausgeprägt ist das auch kein Problem für ihre Umgebung, im Gegenteil, es wird sehr gern gesehen. Aber wenn diese Eigenschaften zu sehr dominieren, ecken selbstbewusste Menschen an. Geduldig zu sein oder feinfühlig anderen Personen den Vortritt zu lassen gehört nicht gerade zu ihren Kernkompetenzen …

🧠 Und ich habe den Eindruck, dass sie oft sehr schnell gekränkt sind!

🧠 Das ist ein entscheidender Punkt. Sehr selbstbewusste Personen haben wenig Bezug zu ihren eigenen Schwächen und können sie deswegen oft nicht schnell genug erkennen. Sie spüren sie jedoch unmittelbar und können emotional regelrecht explodieren, wenn sie an diesen Punkten getroffen werden. Selbst ein freundliches, konstruktiv-korrigierendes Gespräch bei einem Regelverstoß kann auf sie stark kränkend wirken, obwohl ganz klar erkenntlich ist, dass das vom Gegenüber nicht so gemeint ist. Selbstsichere Menschen sind temperamentvoll und bei Auseinandersetzungen nicht selten impulsiv. Eine weitere Schwäche kann ihr unermüdlicher Drang nach oben sein. So sind sie oft neidisch auf Personen, die hierarchisch über ihnen stehen, und dieser Neid treibt sie an, stärkt ihr Konkurrenzverhalten – ohne Rücksicht auf die eigenen Kräfte.

🧠 Es ist sicher nicht einfach, mit einem Partner klarzukommen, der diese Charaktereigenschaften hat. Wie geht man denn am besten mit ausgeprägt selbstbewussten Menschen um?

🧠 Gut kommen mit ihnen Personen aus, die nicht groß konkurrieren und mit sich selbst zufrieden sind. Es hilft, wenn man sich nicht zu viel daraus macht, mal übersehen oder übergangen zu werden. Wenn man unter einer solchen Person Karriere machen will, zählen nicht nur Einsatz, Geschick und Leistung, sondern es hilft auch, gelegentlich diese Person zu loben und anzuerkennen – hierfür sind selbstbewusste Menschen sehr empfänglich. Bei Meinungsverschiedenheiten ist zu beachten, dass sich selbstbewusste Menschen schnell gedemütigt fühlen. Daher ist zu empfehlen, die strittigen Punkte freundlich und offen anzusprechen und zu verhindern, dass die Argumente möglicherweise nur auf der persönlichen Ebene interpretiert werden. Es gibt mit diesen Menschen viele Konflikte auszukämpfen, aber meist auch viel zu gewinnen.

🧠 Es ist sicher selten, dass selbstsichere Menschen von alleine erkennen, dass sie durch ihren Stil Schaden anrichten. Aber falls sie es doch einmal registrieren – wie können sie ihren eigenen Fallen entgegensteuern?

🧠 Da gibt es eine altbewährte Übung – mal wieder mit einer Liste! Die selbstbewusste Person soll nämlich eine Liste mit den Tätigkeiten erstellen, die sie eigentlich nicht gut beherrscht. Dafür muss sie gnadenlos ehrlich mit sich selbst sein. Ihre Schwächen sollte sie auch aus den Kommentaren und Reaktionen von Freunden und ehemaligen Partnern herausfiltern können. Je impulsiver eine solche Person ist, desto mehr Angst haben jedoch nahestehende Mitmenschen vor ihrer Reaktion. Dann wird es noch schwerer, sich realistisch einzuschätzen, weil sie keine ehrlichen Rückmeldungen mehr bekommt. Das Wichtigste an dieser Übung ist es, Kritik aushalten zu lernen und die Fähigkeit zu entwickeln, das Feedback anderer konstruktiv zu nutzen.

Mit einer zweiten Übung lässt sich Empathie trainieren. Am besten geht das, indem die Person versucht, einen gedanklichen Rollenwechsel zu vollziehen, um sich in andere Personen hineinzufühlen. Beispielsweise indem sie überlegt, wie andere Menschen feinfühlig auf eine bestimmte Situation reagieren könnten, und daraus Schlussfolgerungen für sich zieht. Vor allem bei Themen, die ihnen besonders wichtig sind, gelingt das selbstbewussten Personen eher weniger gut …

Und noch eine dritte Übung: Selbstsichere Personen sollten immer wieder einmal Inventur hinsichtlich ihrer Impulsivität machen. Dafür zählen sie zum Beispiel, wie oft am Tag sie aufbrausend sind. Zusätzlich notieren sie, in welchen Situationen das vorkam, wie lange das »Aufbrausen« dauerte, wie stark es war und wann es wieder abnahm. Gut wäre es, diese Übung über mindestens zwei typische Arbeitstage und zwei Familientage hintereinander durchzuführen, also Donnerstag bis Sonntag oder Samstag bis Dienstag. Das schärft die Wahrnehmung des eigenen Verhaltens und führt zu der Frage, ob Impulsivität tatsächlich

die einzige Möglichkeit ist, um mit seinen Mitbürgern in Kontakt zu
kommen.

TRAININGSBEISPIEL FÜR SELBSTBEWUSSTE MENSCHEN

Diese Übung trainiert Empathievermögen und Kontaktbildungsfertigkeiten. Verbringen
Sie einen Tag mit Menschen, die Sie als langweilig und entschlussunfreudig empfinden.
Geben Sie den Personen im Gespräch immer wieder verschiedene Entscheidungsmög-
lichkeiten vor (zum Beispiel: »Sollen wir chinesisch oder italienisch essen gehen?«), und
ordnen Sie sich ihnen unter. Diskutieren sie nicht! Beobachten Sie dabei die anderen Personen, und notieren Sie deren Stärken, die Sie während des gesamten Kontaktes erkennen können. Zu jeder Person müsste pro Stunde mindestens eine offensichtliche Stärke
auffallen.

🧠 Wann brauchen diese Personen einen Psychologen?

🧠 Spätestens wenn sie merken, dass wertvolle Lebensbereiche, wie Familie, Freunde oder Mitarbeiter, durch ihr Handeln Schaden nehmen
oder sie es von anderen empfohlen bekommen. Wenn Gefühlsausbrü-
che, Selbstsucht und Rücksichtslosigkeit oder die Abwertung anderer
Menschen negative Folgen haben. Damit zerstören sie oft alles, was sie
aufgebaut haben – und das macht am Ende einsam. Wir nennen diesen Stil dann »narzisstisch«, und in noch stärkerer Ausprägung sprechen
wir von einer »narzisstischen Persönlichkeitsstörung«. Leider kommen
die betroffenen Personen meist überhaupt nicht oder erst sehr spät, um
sich Hilfe zu suchen. Weil sie die Ursache für ihre schlechte Lebensqualität außen suchen, bei anderen Menschen oder widrigen Umständen,
und den Besuch beim Therapeuten als demütigend empfinden. Mein
Tipp hier: Es schadet nie, sich frühzeitig Rat zu holen, es zeugt sogar von
Klugheit und echtem »Selbst-Bewusstsein«.

3 Der treu ergebene Persönlichkeitsstil

🧠 Man sagt ja gerne: Hinter jedem starken Mann steckt eine starke Frau.
Und ich kenne in meinem Bekanntenkreis viele Beispiele, bei denen das
so ist. Besonders bemerkenswert war das bei dem schon erwähnten Die-

ter Thomas Heck, dessen Frau Ragnhild alles für ihn managte und ihm den Rücken freihielt. Genau wie Hilde, die Frau von Peter Alexander. Der betonte oft und überall, dass er ohne sein »Schnurrdiburr« nie eine solch unglaubliche Karriere hätte machen können. Als Hilde starb, verlor auch Peter seinen Lebenswillen. Joachim Fuchsberger nannte seine Frau Gundel »die Regierung«, das war liebevoll gemeint, und sie hat ihn bis zuletzt inspiriert und eine vorbildliche Ehe mit ihm geführt – dabei ihre eigene Karriere als Schauspielerin ihm zuliebe aufgegeben. Unter welchen Stil würdest du die sehr dominierenden Damen einordnen?

🧠 Nun, was für einen Stil die drei von dir genannten Damen hatten, ist aus den wenigen Informationen noch nicht abzuleiten. Aber ich nehme deine Vorlage einmal zum Anlass, den »treu ergebenen« Stil anzusprechen. Dieser Stil ist häufig bei den guten Geistern vorherrschend, die ein Leben in Harmonie anstreben, sich um vieles innig kümmern, andere liebevoll versorgen und dabei große Freude empfinden. Sie sind immer da, wenn man sie benötigt, sind loyale und treue Freunde. Sie schätzen das Zusammensein mit anderen sehr und fühlen sich alleine nicht besonders wohl. Bei der Arbeit ordnen sie sich oft unter, sind engagierte Mitarbeiter im Team und übernehmen weniger gern die Führung. Lieber überlassen sie Entscheidungen anderen. Sie sind stets bemüht, rücksichtsvoll zu sein, während sie ihre eigenen Bedürfnisse oft hinter dem Wohl anderer zurückstellen, ohne sich dabei schlecht zu fühlen. Vielmehr fühlen sie sich schuldig, wenn sie ihren eigenen Ansprüchen nicht genügen.

🧠 Wahrscheinlich ist dieser Stil stärker bei Frauen verbreitet als bei Männern. Ich denke da beispielsweise an Mutter Teresa und ihre Ordensschwestern, an Ruth Pfau, die sich ein Leben lang für Leprakranke in Pakistan eingesetzt hat, an Rosi Gollmann und ihre Andheri Hilfe, die sich für arme Menschen in Indien und Bangladesch einsetzt, an Jane Goodall, die Bemerkenswertes für die Schimpansen tut, aber natürlich auch an einen ganz besonderen Mann, der sein Leben in den Dienst armer Menschen in Äthiopien gestellt hat: Karlheinz Böhm. Das sind und waren alles starke Persönlichkeiten. Aber alle habe ich auch als selbstbewusste Menschen erlebt, die sich nicht scheuten, für ihre Werte zu kämpfen, zugunsten der Tiere, der Armen oder wie anfangs erwähnt für ihre Männer, die Karriere im Showbusiness machten. Ich glaube nicht, dass sie sich ausgenutzt fühlten.

⊕ Wenn Menschen, die sich für andere aufopfern, dadurch eine Führungsrolle übernehmen müssen oder mediale Aufmerksamkeit bekommen und nutzen, haben sie mit Sicherheit noch mindestens einen Stil mehr, den sie zeitgleich leben. Treu ergebene Menschen selbst müssen aufpassen, dass sie nicht ausgenutzt werden. Sie benötigen ein förderliches Umfeld, das ihre Leistungsstärke zu schätzen weiß. Sie leben für die anderen und werden auch wenig nach Gegenlohn fragen.

DAS REZIPROZITÄTSPRINZIP

Das Reziprozitätsprinzip bezieht sich auf ein schlechtes Gewissen, das entsteht, nachdem man beschenkt wurde: Man fühlt sich dem Schenkenden gegenüber irgendwie verpflichtet, weshalb auch von der »Gefälligkeitsfalle« gesprochen wird. Diese wird nämlich zuweilen auch absichtlich gestellt: Die Organisation amerikanischer Kriegsversehrter berichtete einmal, dass die Rücklaufquote auf Spendenaufrufe bei 18 Prozent läge – wird den Briefen aber ein kleines Präsent, zum Beispiel handbemalte Postkarten, beigefügt, stiege die Erfolgsquote auf über 35 Prozent. Gratisproben in Supermärkten funktionieren nach demselben Prinzip – und auch die Scheibe Extrawurst für den Nachwuchs motiviert so manche Mutter dazu, beim Metzger noch etwas mehr einzukaufen.

⊕ Wie schaut es mit dem Selbstbewusstsein dieser Personen aus?

⊕ Sie definieren sich oft über die Reaktion der Menschen, die sie versorgen und für die sie Opfer bringen. Sie möchten gefallen, sind dabei aber wenig experimentierfreudig und fragen sehr gern auch schon bei kleineren Alltagsentscheidungen um Rat, weil sie sich sehr ungern auf ihr eigenes Gefühl verlassen. Und sie neigen dazu, andere zu idealisieren.

⊕ Wie reagieren Menschen mit diesem Stil, wenn es in Beziehungen zu Konflikten kommt, und wie sollten Partner damit umgehen?

⊕ Es fällt ihnen schwer, bei ihrer Meinung zu bleiben, wenn das Gegenüber eine andere Ansicht als sie vertritt. Konflikte führen schnell zu starkem Stress, und eine Trennung wird oft wie ein Weltuntergang empfunden. Es ist wichtig, das andere das treue und oft große Engagement dieser Personen nicht für selbstverständlich nehmen. Treu ergebene Personen haben einen geringeren Mut, ihre eigenen Bedürfnisse zu formulieren, und laden daher andere ungewollt oft dazu ein, dass sie sie ausnutzen. Hier sollte man zuvorkommend sein und ihnen auch einmal ungefragt eine Freude machen. Konflikte müssen natürlich in einem guten Rahmen ausgetragen werden. Das kann schon einmal etwas emotionale Arbeit für beide Parteien bedeuten.

🧠 Was können diese Menschen denn selbst tun, wenn sie mit ihrem Stil in die Bredouille kommen?

🧠 Die Menschen, die du vorhin genannt hast, haben es vorgelebt, aber auch Glück gehabt, dass das Umfeld zum richtigen Zeitpunkt offen für ihre Ideen war. Mutter Teresa wird nicht die Erste in Kalkutta gewesen sein, die versucht hat, Gutes zu tun: Viele erfolgreiche »Wohltäter« widmen ihr Leben zwar anderen, beziehen aber auch ehrlich und mutig Stellung, wenn es darum geht, den eigenen Standpunkt zu vertreten. Das sollten Menschen mit diesem Persönlichkeitsstil trainieren.

Auch das frühzeitige, wohltemperierte Mitteilen von Gefühlen, beispielsweise von Ärger oder Angst, ist wichtig, sodass andere die Chance haben, mitzubekommen, was in ihnen vorgeht. Sie sollten also üben, freundlich, aber klar die eigene Sicht darzustellen.

Außerdem ist es ganz wichtig, die eigene Entscheidungsfähigkeit zu trainieren und damit Verantwortung zu übernehmen. Das kann mit kleinen, eher nebensächlichen Entscheidungen beginnen, wie zum Beispiel dem Planen gemeinsamer Aktivitäten für das Wochenende.

Und zu guter Letzt sollten treu ergebene Personen regelmäßig üben, auch mal das Alleinsein auszuhalten. Das wird sich für sie zwar auch über eine längere Zeit noch nicht gut anfühlen, ist aber ein sehr effektives Training. So verhindern sie beispielsweise, dass sie sich nach einer Trennung schnell und unüberlegt in eine vielleicht ungünstige neue Beziehung stürzen.

TRAININGSBEISPIEL FÜR TREU ERGEBENE MENSCHEN

Ziel dieser Übung ist es, Ihre Unabhängigkeit zu trainieren.

Aufgabe 1: Geben Sie über zwei Wochen mindestens dreimal am Tag in Gegenwart von anderen die Richtung vor. Zum Beispiel, in welchen Film die Gruppe gehen soll, wo das Mittagessen eingenommen wird oder anderes.

Aufgabe 2: Sollten Sie über den Tag regelmäßig mehr als drei Telefon- oder SMS-Kontakte mit Ihrem Partner suchen, um sich seiner emotionalen Nähe zu vergewissern, zögern Sie jeden Impuls, eine Nachricht zu senden, zu antworten oder zu telefonieren, um mindestens eine Stunde länger hinaus, als Sie es normalerweise tun würden.

Erfassen Sie nach allen Übungen Intensität und Dauer Ihrer Gefühle: Wie haben die anderen, der Partner auf Sie reagiert, als Sie die Übung gemacht haben? Gehen Sie nicht davon aus, dass die während der Übung aufkommenden Gefühle schnell leichter werden, das wird sich erst mit der Zeit einstellen. Ihr Vorteil wird es aber sein, dass Sie Ihr Leben trotz dieser Empfindungen unabhängiger gestalten können.

🧠 Wann brauchen denn Menschen mit diesem Stil professionelle Hilfe?

🧠 Wenn sie sich abhängig fühlen und nur noch darauf ausgerichtet sind, anderen zu gefallen oder es ihnen recht zu machen. Wenn aus diesem Stil Leiden, zu viel Stress und Ärger entstehen und die Personen kein eigenes Leben mehr führen. Dann nämlich kann es sein, dass eine »abhängige Persönlichkeitsstörung«, eine extreme Form des »treu ergebenen Stils«, vorliegt. Dabei wird die Hilflosigkeit beispielsweise in einer Beziehungskrise so groß, dass die betroffene Person keinen anderen Ausweg mehr sieht, als sich mit allen Mitteln an ihren Partner zu klammern, statt eine notwendige und konstruktive Auseinandersetzung zu führen. Wenn sich die Betroffenen aufgrund ihrer guten Taten ausgenutzt fühlen oder den Eindruck haben, dass sie unfair unter Druck gesetzt werden, kann ein Persönlichkeitstraining oder eine Therapie sehr hilfreich sein.

4 Der dramatische Persönlichkeitsstil

🧠 Das klingt jetzt mal nach großem Kino. Damit hat übrigens »Wetten dass …?« am 14. Februar 1981 begonnen, mit zwei Vertretern des dramatischen Stils: einmal Barbara Valentin, die sich vom »Busenwunder« zur anerkannten Charakterdarstellerin entwickelt hat, und der großartige Curd Jürgens. Beide nahmen sofort den Raum ein, beide waren extrovertiert – aber auch unglaublich verletzlich.

🧠 Das wundert mich nicht, von Menschen diesen Stils lebt das Unterhaltungsfernsehen tatsächlich in besonderem Maße. Menschen mit dramatischem Stil haben eine starke Ausstrahlung, man könnte deshalb auch »strahlender« Stil dazu sagen. Sie haben »Charakter«, wie es oft heißt, sind charmant, lebhaft und ein echter Hingucker. Sie leben ihre Gefühle von einem Moment zum andern. Sie sind herzlich, können aber in ihrer Stimmung rasch wechseln und ganz plötzlich abgrundtief düster werden. Dabei fällt es ihnen schwer, die niedergedrückte Stimmung zu verbergen, auch wenn es in bestimmten Situationen besser für sie wäre. Sie erleben das Leben als bunt und sind spontan. Es fällt ihnen leicht, im Mittelpunkt zu stehen, und sie sind recht enttäuscht, wenn sie nicht so viel Aufmerksamkeit und Anerkennung bekommen, wie sie es sich eigentlich wünschen.

Fernsehschaffende dieses Persönlichkeitsstils kommen besonders häufig in übermäßig schwierige Gefühlslagen, wenn die Einschaltquote abnimmt. Dann bekommt ihre Kreativität schnell einen Dämpfer, weil sie einen solchen »Absturz« sehr persönlich nehmen. Sie zeigen ihr Gefühlsleben oft auch offen und laut – im positiven wie im negativen Sinn. Für ihren Beruf bedeutet das, dass sie bodenständige Assistenten brauchen!

🧠 Dann gib doch mal den Assistenten einen Tipp, wie man mit solchen Chefs oder Chefinnen geschmeidig umgeht!

🧠 Als generelle Regel sollte gelten: Nicht jede emotionale Eruption persönlich nehmen, sondern sie über sich hinwegrollen lassen, solange man es erträgt. Immer sachlich bleiben. Damit kommt man schon recht weit, wenn es im Kontakt mit einer solchen Person Turbulenzen gibt. Hilfreich ist es auch, Lob und Anerkennung zu spenden, wenn es angemessen ist. Weil diese Personen emotional so sprunghaft sind, sollten sie in Tätigkeiten eingebunden werden, die Konstanz erfordern, und dazu ermuntert werden, diese Tätigkeiten trotz ihrer vielen emotionalen Krisen zu Ende zu bringen. Das trainiert.

Und Vorsicht: Eifersucht ist ein großes Thema im Zusammenleben mit diesen Menschen! Darunter leiden aber meist die Partner. Personen mit dramatischem Stil streiten häufig und teilweise enorm hart. Den Anlass und den Streit selbst vergessen sie mitunter rasch wieder, aber der Partner bleibt oft stark verletzt zurück. Es hilft hier, verbindliche

Streitregeln aufzustellen und in ruhigen Momenten zu besprechen, was verletzend war und ist und nicht noch einmal getan werden sollte.

🧠 Und auch hier wieder die Frage an den Mentaltrainer und Psychotherapeuten: Welche Übungen helfen diesen Personen?

🧠 Sie müssen einen angemessenen Umgang mit ihren Gefühlen lernen! Gefühle zu spüren ist das eine, Gefühle auszuleben das andere. Zentrales Thema ist, dass Personen mit einem dramatischen Stil ein zu stark ausgeprägtes Bedürfnis haben, für ihre Umwelt in irgendeiner Weise attraktiv zu sein. Ihre Stimmung ist davon abhängig, wie weit ihnen dies gelingt. Die folgende Übung unterstützt sie dabei, sich hier unabhängiger zu machen. Dabei geht es darum, Eigenschaften zu finden, die man unabhängig von der Meinung anderer an sich schätzt. Diese Sammlung sollte man stetig ergänzen und sich in Krisenzeiten vor Augen führen. Keine Sorge: Falls sich das anfangs vielleicht nicht ehrlich anfühlt, liegt das lediglich an der mangelnden Übung!

Eine weitere Übung ist es, jedes Mal, wenn ein starkes Gefühl aufkommt, mit der Antwort oder Reaktion erst einmal abzuwarten. Passiert es in einer Auseinandersetzung, dass ein starkes Gefühl aufkommt, sollte die Antwort erst zehn bis 15 Sekunden verzögert gegeben werden. Dann ist der erste Überschwang des Gefühls oft schon etwas gedämpft und die Reaktion etwas besser durchdacht. Für die zehn bis 15 Sekunden Übergangszeit sollte eine Überbrückungsaktivität eingebaut werden. Zum Beispiel der ruhig und freundlich formulierte Satz: »Warte mal, da muss ich erst einmal kurz nachdenken.«

Eine dritte Übungskategorie widmet sich dem Training von emotionaler Stabilität. Da viele Betroffene recht wankelmütig in ihrer Meinung sind, hilft es besonders, Dinge nicht spontan zu organisieren und gleich wieder umzuwerfen, sondern längerfristig zu planen und mit einer hohen Verbindlichkeit genauso durchzuführen. Für Menschen mit einem dramatischen Stil werden sich die Übungen anfühlen, als hätte man ihnen ihr Lebenselixier genommen. Aber es geht darum, einen ausgewogenen Umgang mit Emotionen zu lernen, statt sich und andere durch ungute Gefühle zu verschleißen.

TRAININGSBEISPIEL FÜR MENSCHEN
MIT DRAMATISCHEM STIL

Lernen Sie Ihr Selbstwertgefühl kennen, indem Sie sich Ihre Stärken notieren. Es sollten mindestens fünf verschiedene Stärken zusammengetragen werden. Wählen Sie nun einen Tag in der Woche aus, an dem Sie recht viel mit anderen Menschen zu tun haben. Kleiden und benehmen Sie sich an diesem Tag durchschnittlich und gezielt unauffällig. Tun Sie nichts, was Sie aus der Masse herausstechen lässt, flirten und kokettieren Sie nicht, machen Sie niemandem eine Szene, aber nehmen Sie am normalen Leben weiterhin teil.

Sie machen die Übung richtig, wenn Sie den Impuls bekommen, diese graue Zurückgezogenheit durchbrechen zu müssen und Ihre Lebendigkeit in die Gruppe zu tragen – aber genau das nicht tun. Als Gegenmittel erinnern Sie sich an Ihre Stärken, die Ihnen durch dieses Experiment nicht genommen werden. Notieren Sie am Ende des Tages Ihre Erfahrungen, und seien Sie dabei fair zu sich. Wiederholen Sie diese Übung regelmäßig an einem Tag pro Woche, um mittelfristig mehr Selbstwert zu spüren und Ihre Gefühle besser unter Kontrolle zu halten.

Im Grunde verlangen diese psychologischen Tipps ja fast immer, dass man seinen unerwünschten Gefühlen entgegengesetzt handelt. Das erzeugt doch einen hohen Druck und ein unangenehmes Gefühl.

Ja, aber nur am Anfang. Es ist wie im Fitnessstudio: Zuerst stemmt man leichte Gewichte, dann erhöht man Schritt für Schritt die Last. So wird man immer ein bisschen stärker, der Muskelkater und die Anstrengung bleiben bei einem intensiven Training jedoch annähernd gleich. Und der Alltag außerhalb des Fitnessstudios wird leichter. Genauso ist es mit allen unseren Übungen!

Ab wann ist der dramatische Stil behandlungsbedürftig?

Wenn Beziehungen immer wieder zerbrechen, daraus Schmerz und Einsamkeit entstehen und eigentlich keine logische Erklärung dafür gefunden werden kann – außer vielleicht die eigene Erkenntnis, dass die Partner schnell langweilig werden und deswegen der suchende Blick nach einer neuen Beziehung beginnt. Außerdem, wenn die Sprunghaftigkeit allzu groß wird, die Gefühle zu stark stürmen und die stabilen Konstanten im Leben kritisch bröckeln. Nicht selten kommen Hilf- und Hoffnungslosigkeit auf, begleitet von Gedanken an die scheinbare Sinnlosigkeit und Unerträglichkeit des Lebens. Spätestens dann sollte eine

Beratung stattfinden. Menschen mit diesem Stil, die diese Probleme haben, greifen öfter zu Alkohol und Beruhigungsmitteln als andere, um die wild gewordenen Gefühle zu bändigen. Hier besteht durchaus Suchtgefahr. Der vielleicht wichtigste Rat für diese Personengruppe lautet, ehrlich zu sich selbst zu sein. Menschen mit dramatischem Persönlichkeitsstil schauen unangenehmen Tatsachen noch weniger gerne ins Auge als der Durchschnittsbürger. Ein probates Mittel kann darin bestehen, jeden Abend ein Resümee zu ziehen und den Tag ehrlich zu bilanzieren. Schon nach acht Wochen Übung stellt sich eine viel größere Fairness und Fähigkeit ein, Frustration zu tolerieren.

🧠 Nun haben wir ausführlich über Persönlichkeiten gesprochen, die sich gerne in den Vordergrund drängen oder auch für ihre Mitmenschen da sind. Aber es gibt ja auch Menschen, die lieber für sich sind und froh, wenn sie allein sein können und ihre Ruhe haben.

5 Der wachsame Persönlichkeitsstil

🧠 Der Wunsch nach Ruhe und Distanz findet sich in mehreren Kategorien, beispielsweise auch bei Menschen mit wachsamem Persönlichkeitsstil. Diese Personen sind sehr aufmerksam und sofort hellwach, wenn sie befürchten, dass ihre Interessen bedroht werden. Sie wehren sich lieber einmal zu viel als zu wenig. Sie gehen auch kein Risiko ein, das ihre zurückgezogene Lebensweise gefährden könnte. Eigenständigkeit und Unabhängigkeit sind ihnen wichtig. Sie kommen auch ohne viel Austausch mit anderen klar. Neuen Personen oder Gruppen gegenüber sind sie erst einmal misstrauisch und zurückhaltend. Wenn man mit ihnen redet, sind sie eher kurz angebunden und reizbar, wenn man ihnen zu nahe kommt, sie geben sich oft kühl, damit man sich ihnen nicht leichtfertig nähert. Findet doch ein Austausch statt, nehmen sie Feedback von anderen ernst, jedoch ohne sich selbst unter Druck gesetzt zu fühlen. Unter investigativen Journalisten oder auch Literaturkritikern findet man »wachsame« Personen häufig. Genau hinschauen und aufdecken, das können sie wirklich gut.

Kooperation ist dagegen nicht ihre Stärke, außer mit Menschen, deren Loyalität sie sich sicher sind. Dank ihrer Aufmerksamkeit verstehen sie beispielsweise auf ihrer Arbeitsstelle schnell, wer wie viel Einfluss hat und aus welchen Motiven handelt. Strategisches Denken fühlt sich für sie überlebensnotwendig an, weil sie dadurch bösen Überraschungen zuvorkommen können. Weniger Angriff, sondern Verteidigung ist ihr Thema. Weil sie nicht einschätzen können, ob sie am Ende nicht doch verraten oder enttäuscht werden, bleiben sie selbst bei guten Kollegen oder sogar Familienangehörigen vorsichtig. Im Grunde wird die Welt bis zum Beweis des Gegenteils mit Misstrauen gesehen. Ihre Gefühle können sie in der Regel recht gut kontrollieren, außer, wenn sie sich angegriffen fühlen.

🧠 Ich kann mir vorstellen, dass so ein Leben auch sehr anstrengend ist.

🧠 Ja, dieses mangelnde Vertrauen sorgt für durchgehenden Stress. Am besten kommen sie mit berechenbaren und ebenfalls wenig emotionalen Menschen zurecht. Nicht so gut können sie mit Personen, die nach Führung und Karriere streben. Im Job haben sie sich entweder eine kleine Nische geschaffen, die von anderen wenig beachtet wird, oder sie vertreten eine oppositionelle Position im Team. Je stärker der Druck wird, desto härter verteidigen sie sich. Am besten, man behandelt sie im Falle eines Konfliktes sehr feinfühlig, wenn sie sich nicht bedroht fühlen, sind sie nämlich starke, eigenständige Leistungsträger.

🧠 Hast du denn auch eine Bedienungsanleitung für diesen Stil?

🧠 Es ist wichtig zu verstehen, dass sich wachsame Persönlichkeiten nach Achtung und Sicherheit sehnen. Und sie sind, wie gesagt, sehr leistungsbereit. Aus diesem Grund wirken sie im Auftreten oft hart, selbstbewusst und durchsetzungsfähig. Innige Beziehungen benötigen dagegen eine lange Anlaufphase und Geduld. Kommt man mit ihnen in Konflikt, ist es hilfreich, eine Sprache zu verwenden, die das Misstrauen auf persönlicher Ebene nicht befeuert. Es ist fast schon ein feststehendes Gesetz, dass sich wachsame Menschen bei stärkerer Kritik erst einmal vehement verteidigen oder still zurückziehen. Oft sind sie geradezu darauf angewiesen, dass ihr Partner mehr Antrieb hat, wenn es darum geht, soziale Kontakte zu knüpfen, um früher oder später nicht zu vereinsamen.

Ich denke, viele Menschen mit diesen Eigenschaften werden einfach übersehen und vielleicht auch zu Unrecht verkannt. Was oft schade ist. Wie bekommen wir die jetzt heraus aus ihrer Isolation?

Einige werden nicht übersehen, weil sie eine passiv-aggressive Stimmung um sich herum aufbauen. Wenn die Sorgen und das Misstrauen zu stark werden, hilft alles, was diese Gedankenströme abreißen lässt. Akutmaßnahmen sind Gedankenunterbrecher, die volle Konzentration benötigen – das kann sogar mit Puzzeln erreicht werden – die Konzentration auf die einzelnen Puzzlestücke reißt aus den Gedanken heraus. Genauso wirksam ist Meditation oder auch andere intensive Freizeitaktivitäten. Was am Ende wirkt, wird jeder selbst schnell herausfinden.

Eine zweite Übung für Wachsame ist, bewusst Zeit mit anderen Menschen zu verbringen – im günstigsten Fall bei einem Hobby, das Spaß macht. Und wenn ihr Verstand anzeigt, dass eine Bedrohung existiert, sollten sie sich diesem Gefühl bewusst eine Weile aussetzen, ohne den Kontakt gleich abzubrechen. Es ist sehr gut möglich, dass ein Missverständnis vorliegt und das anscheinend provozierende Verhalten des Gegenübers völlig anders gemeint ist. Es geht darum zu lernen, solche unklaren Situationen aushalten zu können, ohne gleich in Misstrauen zu verfallen. Anschließend kann überprüft werden: Wer hatte recht – mein Misstrauen oder mein Mut?

In einer dritten Übung gilt es, viele Verabredungen einzugehen. Nicht weil sie Spaß machen, sondern weil nur so die Chance besteht, gute Erfahrungen mit Menschen zu machen. Das wirkt dem ständigen Misstrauen entgegen. Ziel aller Übungen ist es, den oft stark ausgeprägten Impuls, vorsichtig zu sein, auf ein angemessenes Maß zu reduzieren.

TRAININGSBEISPIEL FÜR WACHSAME MENSCHEN

Nun gilt es, Erfahrungen mit dem eigenen Misstrauen zu machen. Halten Sie zwei Tage lang ein Notizbuch und einen Stift parat. Versuchen Sie, genau mitzubekommen, wann Gedanken aufkommen, die Ihnen »Gefahr im Verzug« signalisieren, wann Sie den Eindruck haben, einer Person nicht trauen zu können, und befürchten, verraten oder beschummelt zu werden, oder Ähnliches. Werten Sie Ihre Notizen jeweils am Ende des Tages aus, und überlegen Sie, ob Sie mit Ihrer Einschätzung richtiggelegen haben. Beachten Sie dabei: Der bloße Eindruck, dass diese Gedanken stimmig sein könnten, reicht als Beweis nicht aus!

🧠 Welche Anzeichen deuten darauf hin, dass man mit dem Arzt seines Vertrauens sprechen soll?

🧠 Wenn die Angst vor Verrat immer mehr zu Isolation und zu stetigem Stress bei der Arbeit, in der Familie oder mit Nachbarn führt. Wenn die Person sich häufig ohne angemessenen Grund hintergangen oder ausgenutzt fühlt. Wenn das ungerechtfertigte Misstrauen immer stärker wird, in Wut und Vorwärtsverteidigung umschlägt und so familiäre oder berufliche Beziehungen schwer beschädigt werden.

🧠 Menschen mit diesem Persönlichkeitsstil sind also immer ein Stück weit in einer Angriffshaltung. Bei einigen von ihnen habe ich aber das Gefühl, dass sie damit auch ihre Unsicherheit überspielen wollen und gar nicht so stark sind, wie sie gerne tun.

6 *Der selbstunsichere Persönlichkeitsstil*

🧠 Diese Personen gehören aber in eine andere Gruppe, nämlich zu denen mit einem »selbstunsicheren Persönlichkeitsstil«. Sie treten höflich, aber reserviert-bescheiden auf – und zwar von warmherzig-distanziert bis hin zu unnahbar. Sie strahlen durchaus eine hohe Verbindlichkeit aus, ziehen sich dann aber immer wieder zurück. Auch sie fühlen sich in ihrer vertrauten kleinen Gruppe zu Hause und in ihrer Familie oder in Zweierbeziehungen am wohlsten. Ihre Arbeit machen auch sie am liebsten in Ruhe, sie wollen keinen Trubel um sich herum haben. In dieser Nische haben sie vollen Zugriff auf ihre Talente und können exzellente Ergebnisse erzielen. Insgesamt neigen sie aber dazu, sich zu viele unnötige Gedanken und Sorgen zu machen; Risiken auf sich zu nehmen und zu experimentieren ist weniger ihr Ding.

🧠 Gut, aber mit so einer Eigenschaft kann man ja an sich gut leben. Was sind denn die Nachteile?

🧠 »Vermeidung« ist das Problem. Sie investieren viel, um unangenehmen Gefühlen aus dem Weg zu gehen. Sie verbrauchen viele Ressourcen damit, Kontrolle über potenziell furchterregende Momente zu bekommen. Aus diesem Grund sind selbstunsichere Personen auch stark verstandesbetont. Sie ziehen sich oft zurück, statt für ihre Meinung einzustehen. Sie mögen keinen umtriebigen gesellschaftlichen Umgang, aus Angst davor, für »unwert« befunden zu werden, »fehl am Platz« oder »minderwertig« zu sein. So kommt es, dass sie sich letztlich auch dem gesellschaftlichen Leben fernhalten. Wenn sie aber gezwungen werden, unter Menschen zu gehen, können sie ihre Angst zum Beispiel dadurch reduzieren, dass sie ihren Partner oder einen Freund mitnehmen. Sollte das nicht möglich sein, fühlen sie sich schnell in der Gruppe verloren. Selbst die Erfahrung, dass solche Veranstaltungen bisher immer angenehm verlaufen sind, führt nicht dazu, dass es ihnen beim nächsten Mal leichter fällt.

Selbstunsichere Menschen machen sich viele Gedanken darüber, was andere von ihnen denken, und wollen immer wieder ergründen, warum sie so sind und was der Sinn des Ganzen ist. Manchmal beneiden sie die anderen, denen es anscheinend gut gelingt, gesellig zu sein – denn die Sehnsucht danach haben auch sie. Manchmal fühlen sie sich sogar vor ganz unspektakulären Treffen, wie einer Weihnachtsfeier, sehr nervös. Immer steht die Frage im Zentrum, was andere von ihnen denken. Zum Selbstschutz halten sie ihre Mitmenschen auf Distanz. Damit wirken sie oft unterkühlt und desinteressiert, obwohl genau das Gegenteil der Fall ist – sie kommen nur nicht raus aus ihrem inneren Gefängnis. Auftauen tun sie dann wieder bei ihren wenigen intensiven Kontakten.

🧠 »Klasse statt Masse« – ist doch auch ein gutes Motto.

🧠 Genau das kann aber auch zur Stressfalle dieser Personengruppe werden. Entweder Stress durch drohende Vereinsamung oder zu viel Arbeit oder aber Kommunikationsstress in einer Gruppe. Da sind andere leichtfüßiger unterwegs. Selbstunsicher bedeutet ja nicht, dass die Personen weniger Qualität oder Leistung liefern, sondern dass sie einen anderen Maßstab anlegen. Und den haben sie so gewählt, dass er eher zu ihren Ungunsten ausfällt. Die Furcht davor lässt sie zu zurückhaltend werden. Bei Feierlichkeiten fehlen sie oft und verschwinden alleine im Hotelzimmer. Bereiten vielleicht noch etwas für den Folgetag vor, sind auch insgesamt eher diszipliniert und selbstbeherrscht. Im Beruf suchen sie sich oft Aufgaben, in denen sie wenig Kritik bekommen können, sind in der Anfangszeit recht zurückhaltend, später aber durchaus erfolgreich.

Wenn es um fachliche Gespräche geht, sind sie gut vorbereitet und können ihr Wissen lebendig präsentieren. Sie freuen sich sehr, wenn ihre Arbeit ihren Chefs gefällt.

🧠 Und wie gehen die Chefs, Freunde und Partner am besten mit ihnen um?

🧠 Menschen mit diesem Stil sind keine Marketinghelden, ihre Arbeit wird deswegen gerne übersehen. Ihr Umfeld sollte also das Engagement dieser Personen hinter den Kulissen, im stillen Kämmerlein, angemessen anerkennen. Das baut sie auf. Feinfühlig sollte der Umgang mit ihnen sein und im richtigen Moment für Mut sorgen, um so das Selbstbewusstsein der betroffenen Personen zu stärken. Sie sollten sich immer wieder die Mühe machen, die Augen für all das zu öffnen, was diese Personen tun, ohne dass sie es – wie andere Mitarbeiter – ständig nach außen hin kommunizieren. Perfekt wäre es, wenn die Betroffenen selbst sich bewusst eine Art »Reizklima« schaffen, indem sie sich ihren Befürchtungen und Ängsten in einem gewissen Rahmen aussetzen – beispielsweise von sich aus mit anderen ins Gespräch kommen, selbst eine kleine Feier initiieren usw. Das hilft ihnen, sich an unangenehme Situationen zu gewöhnen. Und das wiederum ist die Basis dafür, ihre Talente noch weiter zu entfalten. Mögen werden die unsicheren Menschen solch ein Reizklima wohl nie, aber Rückzug und die eigene Leistung unter den Scheffel zu stellen ist auf Dauer auch keine Lösung. Selbstunsichere Menschen, die nicht im Reizklima trainieren, bleiben fast immer unerkannt, nicht selten unterbezahlt und werden vielleicht nie als die Leistungsträger gewürdigt, die sie eigentlich sind.

🧠 Ich kann mir vorstellen, dass eine Liaison mit einem selbstunsicheren Menschen nicht einfach ist. Wie können denn solche Beziehungen überhaupt funktionieren? Wie muss der ideale Partner gestrickt sein?

🧠 Menschen mit diesem Stil sind liebenswert, man »rasselt« nicht so schnell ernsthaft mit ihnen zusammen – es gibt viel Puffer in der Beziehung. Aber wenn der Partner sich mehr gesellschaftlichen Kontakt wünscht und vielleicht öfter mal wieder auf eine Feier gehen will, sollte er einfach die Initiative ergreifen und den selbstunsicheren Partner mitnehmen. Nicht darauf warten, dass die Initiative von ihm kommt oder dass sich dieser sogar darüber freut. Für diese Menschen bedeutet so eine Unternehmung immer Stress. Alternativ kann er aber auch alleine gehen. Aus Solidarität mit dem unsicheren Partner auf solche Veranstaltungen zu verzichten ist nicht zu empfehlen. Die Angst vor größeren Menschenansammlungen sinkt auch, wenn vorher schon für Rückzugsräume gesorgt wird, die immer wieder mal aufgesucht werden können. Zum Beispiel ein Telefonat zwischendrin, oder aber es wird eine Aufgabe auf einem Event vereinbart, beispielsweise kann die betroffene Person dafür verantwortlich sein, dass sie auf die auf einem Stuhl befindlichen Jacken und Taschen der Freunde aufpasst. Ihre Partner haben es einfacher, wenn sie etwas fürsorglich planen und solche Schritte in Erwägung ziehen. Regel sollte aber sein, dass sich beide Personen nach ihrer eigenen Persönlichkeit frei bewegen dürfen und keiner dem anderen gegenüber ein schlechtes Gefühl erzeugt. Für den Fall, dass es gelegentlich für den Partner doch etwas zu belastend wird, gilt als weiterer Tipp, sich immer wieder klarzumachen, was für ein loyaler Partner oder Kollege diese Person ist, die lieber in einem kleinen, bekannten Rahmen voll und ganz präsent ist, statt sich dauernd irgendwo in der Masse herumzutreiben und in der Oberflächlichkeit zu verschwinden.

🧠 Dann folgen jetzt noch weitere Tipps für die Bekämpfung der »unnötigen Unsicherheit …«

🧠 Dabei können auch wieder ein paar kleine Übungen äußerst erfolgversprechend sein. Grundsätzlich gilt bei allen Übungen, dass sie das erwähnte »Reizklima« schaffen, also immer wieder bewusst Situationen herstellen, vor denen sich die Betroffenen fürchten. Diese Furcht darf aber noch nicht so groß sein, dass sie sich zurückziehen. Übungen in dieser »Unkomfortzone« führen langfristig tatsächlich zu weniger Stress, höherer Leistungsfähigkeit und so zu einer besseren Lebensqualität.

Die erste Übung könnte sein: Jeden Tag etwas Ungewohntes tun. Beispielsweise eine andere Strecke von der Arbeit nach Hause zu gehen, ein anderes Getränk zum Mittagessen auszuprobieren, sich in der Kantine jeden Tag neben andere Menschen zu setzen.

Bei der zweiten Übung sucht die sensible Person aktiv den Kontakt zu anderen Menschen. Rückblickend rekonstruiert sie diesen Kontakt und fahndet nach Hinweisen, die beweisen, dass sie unterlegen war oder abgewertet wurde.

Eine dritte Übung zielt darauf ab, eine bessere Balance mit dem Lebenspartner zu schaffen. Absprache sollte sein: Jedes Mal, wenn dieser aus Rücksicht auf die Ängste der unsicheren Person auf eine gemeinsame Unternehmung verzichtet, springt diese über ihren Schatten und stimmt einer gemeinsamen Aktivität zu, die ihr eigentlich nicht liegt. Diese gemeinsame Aktivität sollte dem Lebenspartner Freude bereiten und das Treffen mit immer wieder anderen Personen einschließen.

TRAININGSBEISPIEL FÜR SELBSTUNSICHERE MENSCHEN

Ziel ist es, über den eigenen Schatten zu springen, den Lebensraum zu erweitern und unterm Strich mehr Freude zu haben. Nehmen Sie sich eine Stunde Zeit, und planen Sie die nächsten vierzehn Tage mit den oben genannten drei Übungen. Teilen Sie Ihren Plan und Ihr Vorhaben mit einem guten Freund, und berichten Sie regelmäßig über Ihre Erfahrungen. Erwarten Sie nicht, dass Sie Freude an den Aufgaben entwickeln. Seien Sie dafür umso aufmerksamer, wie Ihr Umfeld während und nach den Übungen auf Sie reagiert.

🧠 Und was würdest du sagen, wann sollten sich Menschen mit selbstunsicherem Stil professionelle Hilfe suchen?

🧠 Wenn aus lauter Vorsicht das Leben so stark eingeschränkt wird, dass Leid entsteht, entweder für sich oder für andere Personen. In diesem Fall sprechen wir Psychologen von einer »selbstunsicher-vermeidenden Persönlichkeitsstörung«. Oft führt dann Führungs- und Entscheidungslosigkeit zu Problemen, zum Beispiel wenn eine wichtige Bezugsperson weggefallen ist, wenn Alkohol und andere Substanzen im Spiel sind – oder wenn die Betroffenen sich schlichtweg einsam fühlen.

7   Der furchtlos-gewagte Persönlichkeitsstil

🧠 Stärker im allgemeinen Bewusstsein als wachsame oder selbstunsichere Menschen sind ja diejenigen Vertreter unserer Spezies, die eher waghalsig auftreten und selbst dann keine Angst oder Zweifel haben, wenn es angebracht wäre. Besonders bei Boxern ist die Pose beliebt: »I am the greatest«, verkündete Cassius Clay alias Muhammad Ali schon

1964 in aller Bescheidenheit. In einer von mir produzierten Sendung ist ein anderer Boxer von der Bühne weg verhaftet worden – wegen Hehlerei und Kokainhandels. Dabei hätte er solche Betrügereien gar nicht nötig gehabt.

🧠 Nun, diese Personen gehören in die Rubrik »furchtlos-gewagter« Persönlichkeitsstil, und wenn diese Züge extremer sind, sprechen wir in der Medizin von »antisozial« und »psychopathisch«. Nicht selten bewegen sie sich – wie in deinem Beispiel – in rechtlichen Grauzonen. Sie wirken nach außen hin sehr mutig, weil sie anscheinend mit Leichtigkeit Risiken eingehen. Durchschnittliche Personen sind hier deutlich zurückhaltender oder haben dabei schlaflose Nächte. Aber Mut spielt da in Wirklichkeit keine Rolle, denn Mut benötigt man zum Überwinden von Angst. Und für Angst muss man eine Barriere spüren, die besser nicht zu überschreiten ist. Aber diese Personengruppe verspürt nur wenig Angst – und wer keine Angst spürt, braucht auch keinen Mut.

🧠 Das bedeutet, dass diese Menschen auch kein soziales Frühwarnsystem haben?

🧠 Zumindest springt es erst sehr viel später an. Es ist hier ja wie bei allen Persönlichkeitsstilen so, dass die Züge eines Stils in schwacher, mittlerer oder stärkerer Ausprägung, also auch in Zwischenstufen vorhanden sind. Je geringer ein Stil ausgeprägt ist, desto mehr durchmischt er sich mit anderen Stilen. Die korrigieren dann extreme Verhaltenstendenzen. Daher kann man nicht so absolut argumentieren. Aber: Viele Menschen mit diesem Stil lieben den Thrill, die Spannung, die vom Risiko ausgeht. Ohne das langweilen sie sich rasch. Außerdem halten sie sich selbst für das Wichtigste auf der Welt. Sie haben erhebliche zwischenmenschliche Schwächen, zum Beispiel ist ihnen der Gedanke nicht fremd, dass andere Menschen nur dazu da sind, um für ihre Zwecke benutzt zu werden. Vor allem haben sie Defizite dabei, sich in andere Personen hineinzuversetzen, und ihr Gewissen meldet sich – wenn überhaupt – erst recht spät. Empathie lernen ist hier dringend angesagt. Mit diesem Stil kann man enorm viel Materielles gewinnen und sozial auch einiges verändern. Aber häufiger als gewinnen wird man verlieren. Dieses Risiko gehen Menschen mit einer stärkeren Ausprägung dieses Stils durchaus bewusst ein.

246

🧠 Also wissen sie um die Gefahren ihres Lebensstils?

🧠 Ja, das wissen sie, aber sie finden es nicht so schlimm wie andere. Sie haben ihre eigenen Wertvorstellungen, und weil es ihnen eben oft an Empathie fehlt, verachten sie nicht selten Menschen, die ängstlicher sind als sie und vergleichsweise zögerlich erscheinen. Ihr Standpunkt ist: Alles ist einfach – nur die anderen bekommen es nicht auf die Reihe. Sie haben ihre eigenen Gesetze, andere Regeln legen sie sehr freizügig zu ihren Gunsten aus. Deshalb haben sie auch keine Skrupel, gesellschaftliche und zwischenmenschliche Regeln zu brechen. Es fehlt dabei oft ein Unrechtsempfinden oder Schuldgefühl. All das kann offen oder verborgen stattfinden. Personen dieser Gruppe sind dabei sogar oft äußerst charmant und betörend, und man bemerkt erst gar nicht, wie sie einem ihre eigenen Regeln überstülpen. Zusammengefasst, kann man sagen: Sie suchen immer nach neuen, abenteuerlichen Herausforderungen, und nachdem sie diese angenommen haben, stellen sie freudig fest, dass alles doch möglich ist, wenn Grenzen nur überschritten werden.

🧠 Vieles, was du mir sagst, trifft ja eindeutig auf Donald Trump zu … Aber – lassen wir mal die objektiv negativen Aspekte weg. Wir haben ja gesagt, dass es für den Fortschritt oft wichtig ist, Grenzen zu überschreiten und eingetretene Pfade zu verlassen, Visionen zu haben. Das ist letztlich der Antrieb für viele Erfindungen, für neue Ideen und soziale Veränderungen.

🧠 Ja, das funktioniert auch mit diesem Typus. Und zwar dann, wenn dieser Stil nicht zu extrem ausgeprägt ist. Dann schaffen diese Personen tatsächlich oft Neues, zum Vorteil für sich und alle anderen. Wenn die betreffenden Charaktereigenschaften allerdings zu stark sind oder sie Feinde haben und glauben, diese bekämpfen zu müssen, dann überschreiten sie sinnvolle Grenzen oder scheitern früher oder später an ihrem Eigensinn. Das Interesse dieser Menschen ist ja weniger das Gemeinwohl als der eigene Vorteil. Andererseits gilt, dass sie zu denjenigen gehören, die oft die Initiative ergreifen, weil sie eben keine Angst kennen. Und wenn alte Muster durchbrochen werden, kann daraus durchaus Raum für wirklich gute Innovationen entstehen. Wenn es passiert, dass durch dieses Verhalten sowohl die betreffende Person als auch die Gesellschaft profitieren, dann passt es!

🧠 Gibt es noch weitere Kennzeichen diesen Stils? Das alles klingt recht selbstbewusst.

🧠 Ein gutes Selbstbewusstsein findet man bei vergleichsweise vielen Menschen. Hier ist es so, dass die sprachliche und gestische Argumentationskraft, ähnlich wie beim selbstbewussten Stil, auf andere im ersten Moment erstaunlich überzeugend wirkt und Standpunkte auch in aller Klarheit vorgetragen werden – da wird beispielsweise eine Argumentationslinie aufgebaut, die einleuchtend klingt. So eine Argumentationslinie ist dann durchaus ehrlich gemeint, wird aber oft so schnell vorgetragen, dass die Zuhörer damit überrumpelt werden. Der charismatische Gründer von Apple, Steve Jobs, hat in einem anderen Zusammenhang diese Atmosphäre der Realitätsverzerrung zugunsten eines Standpunktes als »Reality Distortion Field« bezeichnet, eine Stimmung, die suggeriert, dass der nächste Schritt, die nächste Entwicklung zwingend und einfach ist und genau in diese Richtung gehen muss. Dummerweise basiert diese erzeugte Stimmung nicht immer auf belastbaren Fakten, und erst wenn man wieder draußen ist, bekommt man einen klaren Kopf und wundert sich über das, was man eben geglaubt hat.

🧠 So geht es ja häufig bei den berüchtigten Kaffeefahrten zu, wo Händler mit solchen Überrumpelungstaktiken »gute« Ergebnisse erzielen.

🧠 Leider ja. Im seriösen Alltagsgeschäft kann aber auch etwas sehr Gutes daraus werden, dann nämlich, wenn es ihnen gelingt, die Handlungspartner mitzunehmen und für gemeinsame Ziele zu begeistern. Allerdings binden sich Personen mit furchtlos-gewagtem Stil ungern länger an Institutionen und Kooperationen. Gegebene Versprechen halten sie manchmal nur mit starkem Gegendruck ein. Sie arbeiten bevorzugt selbstständig, und in schwierigen Zeiten kann das durchaus hilfreich sein, um neue Schneisen zu schlagen. In ruhigen Zeiten riskieren diese Personen dagegen oft Wohlstand, Job und Familie. Manchmal sogar das eigene Leben.

🧠 Nehmen Menschen mit solch ausgeprägten Eigenschaften ihre Umgebung überhaupt annähernd realistisch wahr? Registrieren sie beispielsweise die Bedürfnisse ihrer Lebenspartner? Es ist doch sicher sehr herausfordernd, mit so jemandem zusammenzuleben.

248

● Zunächst einmal ist es toll, mit diesen Personen etwas zu erleben. Sie sind großzügig und dem Amüsement zugewandt. Wer das schätzt und mit gehörigem Selbstbewusstsein ausgestattet ist, ist ein adäquater Partner. Die Bedürfnisse anderer registrieren sie am ehesten, wenn ihr eigenes unmittelbares Wohl damit verbunden ist. In jedem Fall bietet sich an, mit diesen Personen verbindliche Regeln aufzustellen und darauf zu achten, dass diese auch eingehalten werden. Bei Regelbrüchen sollte sofort gegengesteuert werden. Menschen mit einem furchtlos-gewagten Stil müssen spüren oder darauf hingewiesen werden, dass sie anderen – gerade auch sehr nahestehenden Personen – Schaden zufügen. Die Hoffnung von einigen Partnern, dass sich irgendwann eine Art »gemütliche Bürgerlichkeit« einstellt, wird bei stärkerer Ausprägung dieses Stils wahrscheinlich enttäuscht, allenfalls brennen diese Charakterzüge im Laufe des Lebens ein Stück weit aus. Daher: Werden Grenzen überschritten, muss das unmittelbar in einem gesunden, erwachsenen Stil geklärt werden. Sonst drohen wirklich gute Geschäfts- oder Ehepartner mit der Zeit zu verschwinden.

● Was können denn Personen mit diesem Stil tun, wenn sie selbst darunter leiden oder in Schwierigkeiten geraten?

● Empathie und regelkonformes Verhalten trainieren. Da muss der Druck aber schon ziemlich stark sein, denn das sind genau die Themen, die diesen Personen die meiste Geduld abverlangen, weil sie eigentlich keinen übergeordneten Sinn darin sehen, sich überhaupt irgendwelchen Regeln zu unterwerfen. Das Wichtigste, was sich diese Personen vorausschauend klarmachen müssen, ist, dass es fast immer eine sehr harte Arbeit ist, einmal verlorenes Vertrauen wiederzugewinnen. Und Vorsicht! Sobald der Druck etwas sinkt, werden die guten Vorsätze schnell über Bord geworfen, und das alte Verhalten schleicht sich wieder ein. Hier hilft es, sich selbst zu versprechen, in den eigenen heiligen Bereichen, wie Job oder Familie, vom einsamen, aber erfolgreichen »Cowboy« zum »fürsorglichen Farmer« zu werden.

Eine erste wichtige Übung besteht darin, sich darüber klar zu werden, was neben der Sehnsucht nach Freiheit, Geld und Selbsterfüllung wirklich wichtig ist. Ziel ist es, zukünftig mehr rational gesteuert zu agieren. Sich im Kontakt mit anderen zweimal täglich über mindestens fünf Minuten in deren Denken und Empfinden hineinzuversetzen und sie darin ernst zu nehmen ist ein gutes Training. Wichtig dabei ist, die gewonnenen Informationen mit der jeweiligen Person abzugleichen, um herauszubekommen, ob man deren Gefühlslage realistisch beurteilt hat. Alternativ kann man sich auch eine Sequenz aus einem noch unbekannten Spielfilm ohne Ton ansehen und sich darüber Gedanken machen, was in dieser Sequenz passiert ist und von den handelnden Personen offenbar besprochen wurde. Danach dieselbe Sequenz mit Ton anschauen, damit ein Abgleich erfolgen kann.

Die zweite Übung läuft über vier Wochen und besteht darin, Impulse, die ins Risiko treiben, zu erkennen und ihnen bewusst entgegenzusteuern. Ziel ist es, die persönliche Risikobereitschaft im Alltag zu reduzieren. Innerhalb der ersten vierzehn Tage sollen alle Situationen identifiziert werden, in denen Sachgegenstände, Finanzen, gute Beziehungen, Qualität mit der Familie oder die eigene Gesundheit riskiert werden. In den darauffolgenden zwei Wochen besteht die Aufgabe darin, den ersten Teil des Identifizierens fortzuführen, aber nun den Umsetzungsimpuls zu unterbrechen, also nicht sofort zu handeln. Das geschieht dadurch, dass *vor* der Umsetzung eines potenziell riskanten Verhaltens die Risiken genau abgewägt werden und erst auf dieser differenzierten Grundlage entschieden wird, ob sich die Unternehmung über den bloßen Nervenkitzel hinaus lohnt. Ziel ist es hier, einen angemessenen Bezug zum eigenen Verhalten entstehen zu lassen und überschießende Verhaltensimpulse zu entschärfen.

Eine dritte Übung besteht darin, über einen Zeitraum von vier Wochen die Beziehung zu zwei wertvollen Personen, von denen sie keine Gegenleistung erwarten können, auf wohlwollende und selbstlose Weise zu pflegen. Der Clou dabei ist es, sich in die anderen Personen hineinzuversetzen und aus der jeweils neuen Perspektive herauszufinden, was diese sich wirklich wünschen und brauchen. Das ist in den seltensten Fällen ein Brillantring.

TRAININGSBEISPIEL FÜR MENSCHEN MIT FURCHTLOS-GEWAGTEM STIL

Ziel ist es, einen Anfang zu machen und sein Leben auf wirklich stabile Beine zu stellen. Beginnen Sie mit Empathietraining, und führen Sie es über drei aufeinanderfolgende Tage hinweg durch.

Aufgabe:
Versuchen Sie mehrfach täglich zu erahnen, was Ihr Partner, Ihre Partnerin gerade denkt, fühlt oder benötigt. So könnte es beispielsweise sein, dass sie gerade traurig ist, sich etwas zu essen machen möchte oder aber vielleicht ein nettes Wort benötigt, weil sie gerade unter Stress steht. Finden Sie dabei heraus, ob Sie mit Ihren Einschätzungen richtig- oder falschliegen, indem Sie das Erahnte tun oder die Partnerin danach fragen. Voraussetzung: Sie dürfen keine Gegenleistung für Ihre Einfühlsamkeit erwarten – keinen »Deal«. Es geht um selbstloses Einfühlen. Beachten Sie: Sie werden umso besser abschneiden, je mehr Sie dabei eigene Impulse, Bewertungsmaßstäbe oder Ungeduld zurückstellen.

Auch hier gilt natürlich: Je mehr Sie üben, desto einfacher wird es für Sie.

🧠 Um noch einmal auf den Boxer zurückzukommen, den man nach einer Sendung verhaftet hat – wie hätte man verhindern können, dass ein doch recht erfolgreicher Sportler so tief sinkt?

🧠 Die Personen sehen das nicht als tiefes Sinken an. Sie verbuchen das als »Pech gehabt« und sind verärgert darüber. »Das nächste Mal muss es besser laufen«, denken sie. Ihr Erfolg im Sport fußt genau auf denselben Persönlichkeitseigenschaften, und die haben ja zu Erfolgen geführt. Aber diese Personen kommen fast nie in eine Behandlung. Außer, wenn sie einen Vorteil darin sehen oder der Druck tatsächlich zu hoch wird, zum Beispiel, wenn eine anstehende Verurteilung mit hoher Geld- oder Haftstrafe droht. Oder aber der Ehepartner sich trennen möchte und es noch eine letzte Chance gibt. Aber da ist es meist schon zu spät. Formal sprechen wir bei einer solchen gesteigerten Persönlichkeitsstruktur von einer »antisozialen Persönlichkeitsstörung«. Empfehlenswert wäre ein Besuch beim Experten, wenn Absichten für eine schwerwiegende rechtswidrige Handlung im Raum stehen, wenn Lügen, Verletzungen und persönliche Angriffe ein erträgliches Maß überschritten haben.

8 Der exzentrische Persönlichkeitsstil

🧠 Nun kommen wir zu den Typen, die jede Fernsehsendung aufmischen: Nina Hagen, Harald Glööckler, Salvador Dalí, Markus Lüpertz, Karl Lagerfeld, Klaus Kinski, die frühe Gloria von Thurn und Taxis und so weiter. Was haben die alle gemeinsam?

🧠 Metaphysik, Träumereien, aber auch die Suche nach der absoluten Wahrheit, Visionen und Mystik – das sind die Themen des »exzentrischen« Persönlichkeitsstils. Ihre Welt und deren Hintergründe sind vielgestaltiger als die aller anderen Menschen, das macht sie so interessant und außergewöhnlich. Die von dir genannten Personen haben aber auch einen starken Schuss des »Sternchen-Gens«, damit meine ich einen starken Anteil des dramatischen Persönlichkeitsstils. Der macht sie in ihrer vollen Pracht dann noch bühnenreif.

🧠 Nun sind einige dieser Vertreter ziemlich extrovertiert, aber auch eigenbrötlerisch. Die brauchen andere Menschen vielleicht hin und wieder als Publikum, kommen sonst aber auch gut allein zurecht.

🧠 Schauen wir mal nur Menschen mit dem betont exzentrischen Stil an. Die brauchen keine Aufmerksamkeit. Alleinsein ist keine Bedrohung für die, denn sie leben in ihrer eigenen Welt. Sie können daher durchaus mit wenigen Kontakten glücklich werden und ein zufriedenes Leben führen. Sie fühlen sich wohl, wenn sie über die Welt philosophieren und spekulieren können. Ihr Denken folgt dabei keiner wissenschaftlichen Methode. Freies Denken übt eine sehr hohe Attraktion auf sie aus. So kommt es, dass sie oft an die Existenz von Energieströmen, Geistwesen und an andere übersinnliche Phänomene glauben. Sie sind, mental gesehen, »kreative Allrounder«, schaffen neue Interpretationen, wie wir es in der Kunst etwa von Salvador Dalí kennen. Sie sind in einigen Verhaltensweisen durchaus merkwürdig, aber alles in allem eine Quelle toller neuer Gedanken und verrückter Ideen. Wenn sie mal in der Öffentlichkeit stehen, kehren sie gerne schnell in ihr eigenes Konstrukt zurück. Durch Glanz und Glamour sind sie im Kern nicht verführbar. Ihr Credo lautet: »Die Welt ist mehr, als sie scheint.« Und sie sind mit ihrer eigenen, sich stetig wandelnden Welt tief verbunden.

🧠 Ist das eine reine Schein- und Fantasiewelt? Oder hat die durchaus etwas mit der Realität zu tun? Und: Was machen die anders als wir »Normalsterblichen«?

🧠 Was ist Realität? Diese Menschen denken anders, haben andere Bezüge und Ideen, leben mehr oder weniger unaufdringlich kulturfremde Ansichten. Sie drehen und wenden Wahrnehmungen und Gedanken in ungewohnte Richtungen. Der Glaube an Telepathie, an die Wirkung eines Regentanzes oder die Idee, dass man mit bloßen Gedanken den Lauf der Welt beeinflussen kann, sind nur einige Beispiele für Denken im exzentrischen Stil. Für sie selbst ist das ganz »normal« und somit realistisch. Solche Gedankengebäude können traurige Menschen trösten, können Glauben und Kräfte wecken, wenn alles aussichtslos erscheint. Menschen mit einem exzentrischen Stil wissen natürlich, dass sie Ansichten haben, die andere für merkwürdig halten. Manche genießen das, wenn es der Sache dient, Erich von Däniken beispielsweise. Andere dagegen teilen ihre Erkenntnisse nur wenigen mit, leben nach außen hin eher unauffällig. Alle Exzentriker können gut akzeptieren, dass andere Menschen eben anders denken, und sie finden sich in der »normalen Welt« auch gut zurecht. Vielleicht bevorzugen sie ein paar ausgefallenere Schuhmodelle, haben ein Faible für schräge Kleidung oder ungewöhnliche Düfte, aber das bleibt meist im Rahmen. Auf viele Beobachter machen sie einen skurrilen Eindruck, wirklich interessierte Personen, die sich das Vertrauen dieser Menschen verdient haben, werden aber mit einer Fülle an neuen Impulsen und Impressionen belohnt – wenn sie sich auf das Abenteuer einlassen.

🧠 Ist das nicht fürchterlich anstrengend, ein Exzentriker zu sein? Man muss ja immer aus der Rolle fallen, schließlich hat man einen Ruf zu verlieren … Ich stelle mir das ziemlich stressig vor.

🧠 Exzentrisch zu sein kostet sie keine Mühe. Es sind ja auch die anderen, die sie als exzentrisch einordnen. Stress entsteht bei diesen Menschen eher durch das ständige Hinterfragen ihres Weltbildes und durch viele Themen, über die sich andere Menschen noch nie Gedanken gemacht haben. Besonders die Anhänger von übersinnlichen Phänomenen wären da für einen Beweis aus der anderen Dimension manchmal sehr dankbar. Ihre Bemühungen, sich spirituell weiterzuentwickeln, ihre

Hoffnung, auf irgendeine Art »erlöst« zu werden, ihre Zweifel, Enttäuschungen, Spekulationen über das Leben sind bestimmt kräftezehrend. Gängige wissenschaftliche Erklärungen sind für sie nicht befriedigend. Und das ist, nebenbei bemerkt, ja auch für uns Wissenschaftler oft anregend. Stress entsteht für diese Personen, wenn dieser Persönlichkeitsstil zwar stark ausgeprägt ist, der Betroffene aber keine Chance hat, mit seiner eigentlichen Leidenschaft seinen Lebensunterhalt zu verdienen, sondern in einen von ihm ungeliebten Beruf gezwängt wird.

🧠 Wie geht man denn mit einem exzentrischen Menschen um?

🧠 Wenn man mit ihnen zu tun hat, ist es hilfreich, selbst einen Hang zu Außergewöhnlichem zu haben und neugierig, wertschätzend und unbefangen an dieser exzentrischen Welt teilnehmen zu können. Wenn es auch nicht jedem gelingt, ihre Weltsichten zu akzeptieren, muss man diese Menschen allein für ihre Ideenvielfalt bewundern. Sie können wirklich Vorreiter neuer Entwicklungen und Erfindungen sein. Aber nicht vergessen: Ihr Tagesrhythmus muss genügend Spielraum für Meditationen, Gebete und besinnliche, inspirierende Gespräche beinhalten. Als wirklich kraftvolle Synergie kann es sehr erhellend sein, seine eigenen Ideen und Erfahrungen mit exzentrischen Menschen zu teilen. Wenn man sich darauf einlässt, bringt die Verschiedenheit Würze ins Spiel, eröffnet neue Blickwinkel auf die eigene Welt und ermuntert wieder einmal zu Regelbrüchen, ohne andere dabei zu schädigen.

🧠 Angst, dass diese Menschen unter ihrem exzentrischen Auftreten leiden, muss man wohl nicht haben, oder?

🧠 Manchmal schon, denn exzentrische Personen laufen, wie eben angedeutet, mit ihren außergewöhnlichen Sichtweisen und manchmal trotziger Zurückgezogenheit Gefahr, sich in sozialen Systemen ins Abseits zu manövrieren. Beruflich und privat. Dann wird die Lebensgrundlage poröser, Jobs geraten in Gefahr, die Kinder werden aufgrund ihrer Andersartigkeit gemobbt, Geld wird knapp, und nötige Entscheidungen werden nicht diskutiert, sondern den Gesetzen eines Weltbildes überlassen, das nur wenige teilen. Daher sind auch hier vorbeugend einige Maßnahmen hilfreich.

Mit einer ersten Übung wird eine Brücke zwischen dem eigenen Leben und dem Leben der anderen geschlagen. Dafür ist es notwendig, sich über acht Wochen täglich zehn Minuten Zeit zu nehmen und die eigene Meinung zu strittigen gesellschaftlichen Themen mit der Position der Allgemeinheit zu vergleichen. Dabei geht es nicht darum, richtig oder falsch zu definieren, sondern die Vor- und Nachteile beider Positionen zu erkennen. Ziel dieser Übung ist, dass ein Zugang zu pragmatischen Gedankengängen entsteht.

In Übung zwei geht es darum, sich in die Welt der großen Gruppe der »Normaldenkenden« zu integrieren und dafür acht Wochen lang in Gesellschaft anderer bewusst deren allgemeingültige Gepflogenheiten zu übernehmen, sofern sie nicht schädlich sind. Beispielsweise die Teamregeln zu befolgen, ohne sich Ausnahmen herauszunehmen, wie zu spät zu kommen oder im außergewöhnlichen Outfit aufzutauchen, Sonderpausen oder -tätigkeiten zu beanspruchen und so weiter. Acht Tage nach Beginn sollte die Person schauen, welche Auswirkungen dies für ihre Position im Team hat, und positive von negativen Folgen unterscheiden. Diese Übung stärkt die Fähigkeit, eine reale Isolation aus eigener Kraft zu vermeiden.

Eine dritte Übung ist, über vier Wochen täglich einer anderen Person einen Gefallen zu tun, den sie auch als einen solchen wahrnimmt. Beispielsweise der Kollegin bei der Arbeit endlich mal den geliebten Keksriegel mit Industriezucker zu schenken, statt wie immer mit einer handgeschnittenen Paprika aus kontrolliert biologischem Anbau anzukommen …

TRAININGSBEISPIEL FÜR EXZENTRISCHE MENSCHEN

Probieren Sie einfach einmal Übung 1, zunächst mit einer Probeeinheit von zwei Tagen. Modifizieren Sie die Übung, indem Sie sich einen Gesprächspartner mit einem »Mainstream«-Blick auf die Welt suchen, und diskutieren Sie praktische Vor- und Nachteile der verschiedenen Sichtweisen. Erwarten Sie nicht, dass es Sie motiviert und begeistert oder dass Sie gut finden, was Sie erfahren. Es geht darum, sich dem Leben der anderen zu öffnen und das ein oder andere davon zu übernehmen.

🧠 Nun gibt es sicher Vertreter dieser exzentrischen Fraktion, die professionelle Hilfe benötigen. Ich denke beispielsweise an die Wunderheilerin Uriella, die sich als Sprachrohr Gottes bezeichnete und davon überzeugt war, mit einem speziellen Ritual Wunderwasser herstellen zu können. Wie kann man diesen Menschen helfen?

So, wie ich es verstanden habe, konnte sie damit gut leben, und sie störte auch niemanden, insofern benötigte sie keine psychiatrische Hilfe. Bedarf entsteht nur, wenn der Glaube an eine Weltsicht so extreme Züge annimmt, dass mit Schäden für die Gesundheit der betroffenen Person oder anderer, von ihr abhängigen Menschen zu rechnen ist. Dann muss dringend für psychiatrisch-psychotherapeutische Behandlung gesorgt werden, mit dem Ziel, die Funktionsfähigkeit wiederherzustellen. In Fachkreisen wird ein stark ausgeprägter exzentrischer Persönlichkeitsstil auch »schizotypische Persönlichkeitsstörung« genannt. Aber es ist auch hier nicht einfach, die Betroffenen zu überzeugen, dass sie Hilfe brauchen. Eine Behandlung bei einer schizotypischen Persönlichkeitsstörung ist deutlich schwieriger als beispielsweise bei einer Schizophrenie.

9 Der ungesellige Persönlichkeitsstil

Gibt es auch das gegenteilige Phänomen, also Leute, die alles dafür tun, dass sie nicht wahrgenommen werden? Denen Partnerschaften, Candle-Light-Dinner, Feiern, rote Teppiche, Medieninteresse oder betriebliche Feten und Treffen mit netten Kollegen völlig egal sind? Die zufrieden sind, wenn sie zu Hause in aller Ruhe ihren eigenen Interessen nachgehen können?

Ja, einen solchen Stil gibt es. Das sind die »Ungeselligen«. Anders als die Menschen mit einem selbstunsicheren Stil sind sie nicht gehemmt und traurig darüber, dass sie wenig Kontakt mit anderen haben. Sie mögen Kontakt schlichtweg nicht! Ungesellige Menschen reagieren grundsätzlich wenig emotional, es sei denn, sie werden bedrängt, dann werden sie unwirsch. Müssen sie mit anderen Zeit verbringen, wirken sie kühl und eher unnahbar, sind aber bei dem, was sie interessiert, immer sehr gut informiert. Partner dieser Menschen leiden oft unter der emotionalen Unzugänglichkeit und verstehen häufig nicht, dass da kaum Gefühle vorhanden sind. Exzesse sind auch nicht ihr Thema, sie sind bodenständig und auf sexueller Ebene oft wenig verführbar. Stress und Emotionen, vor allem Ärger und Ablehnung, treten bei ihnen dann auf, wenn sie unter den Druck geraten, mit anderen Personen eng zusammenarbeiten zu müssen. Freiraum zu haben und die Privatsphäre zu leben sind zwei ihrer Maximen. Dort können sie ihre Talente spielen lassen und blühen auf – für andere aber leider meist im Verborgenen, von außen betrachtet, wirkt das oft leidenschaftslos. Ein toller Film, dessen Hauptdarsteller einen solchen Stil spielt, ist *Im Rausch der Tiefe* von Luc Besson.

🧠 Das sind die besten Voraussetzungen für Einsiedler. In Deutschland gibt es rund achtzig Eremiten, die irgendwo völlig allein leben und das genießen. Jedenfalls praktizieren die wohl die effektivste Form der Entschleunigung.

🧠 Man muss aber nicht gleich als Einsiedler im Wald verschwinden. Menschen mit dieser Veranlagung schließen sich halt nicht gerne Gruppen an, buchen keine Pauschalreisen, sondern verfolgen möglichst ihre eigenen Pläne. Dabei erwerben sie oft großes Detailwissen, das sie durchaus sehr gut weitergeben können – allerdings ohne die wohlwollende Wärme eines guten Mentors. Sie senden auch nicht unablässig WhatsApp-Nachrichten oder SMS an Freunde, allenfalls geben und erfragen sie sachliche Hilfe oder Ratschläge. Sie sind nicht selten brillante, ausdauernde Handwerker, Wissenschaftler und Tüftler, manchmal richtige Freaks – solange sie dabei nicht ausschließlich in Teams arbeiten müssen.

🧠 Das ist sicherlich nicht einfach für Partner und Familie.

🧠 Oft haben sie keine. Aber bei den Menschen, bei denen das Verhalten nicht ganz so stark ausgeprägt ist, stimmt das durchaus. Diese Personen ziehen sich oft aus dem Familienleben zurück, machen ihre eigenen Sachen oder sind zwar präsent, aber emotional wenig erreichbar. Quantity Time ist vielleicht noch drin, Quality Time zu produzieren, also Intensität zu erzeugen gelingt ihnen dagegen weniger, auch wenn sie sich sehr bemühen. Sie benötigen viel Freiheit, um gut zu funktionieren.

🧠 Sind diese Menschen jetzt eher zu beneiden oder eher zu bedauern? Denn eigentlich klingt es ja ganz gut: Man macht einfach, was man will, ohne sich um den Rest der Menschheit groß zu kümmern.

🧠 Da ungesellige Menschen intuitiv wenig von dem erfassen, was anderen wichtig ist, geraten sie häufiger ungewollt in Konflikte. Diese zwingen sie dann dazu, sich mit ihren Mitmenschen auseinanderzusetzen, also genau das zu tun, was sie nun gar nicht wollen. Logische Folge: Sie ziehen sich noch weiter zurück! Ein Tipp für Kollegen oder Angehörige: Der gut gemeinte Versuch, Kritik durch die Blume zu äußern oder zwischen den Zeilen zu verstecken, funktioniert hier eher schlecht. Besser ist es, die entscheidenden Punkte freundlich und sachlich anzusprechen. In Beziehungen kommen die ungeselligen Zeitgenossen mit solchen Partnern am besten zurecht, die ihnen genügend Freiraum geben und ihrerseits mit sich allein gut zurechtkommen. Am Arbeitsplatz fühlen sie sich am wohlsten, wenn sie einen eigenen Bereich haben und ihnen keiner hineinredet.

🧠 Wie kann man denn mit diesen Personen überhaupt produktiv umgehen?

🧠 Das ist gar nicht so schwer, denn sie sind von sich aus sehr produktiv – wenn man sie lässt. Weiterhin kommen manchmal einige Eigenschaften durch, die den Wunsch nach Alleinsein zeitweise überdecken, beispielsweise wenn es um die Weiterentwicklung ihrer Sache geht. Aber am einfachsten ist es, ihnen so viel Freiraum wie möglich zu lassen und trotzdem nicht aufzugeben, »Kontaktangebote« zu machen – solange das Ergebnis stimmt. Dann kann man sich einfach darüber freuen, dass diese Personen so gründlich arbeiten, und das Ergebnis dieser Arbeit wertschätzen.

Ein zweiter Tipp: Man sollte sich nicht zu viele Gedanken machen, wenn ungesellige Personen stundenlang alleine unterwegs sind. Das gilt auch, wenn die Familie oder die Kollegen eine tolle Party feiern und sie nicht auftauchen. Die Menschen mit dem ungeselligen Stil fühlen sich eben sehr wohl mit sich selbst. Für sie bedeutet Alleinsein aufzutanken. Sie freuen sich auch, wenn ihre Partner eine gute Zeit mit anderen haben, denn dann müssen sie sich schon mal nicht selbst um sie kümmern.

Ein dritter Tipp ist, nicht auf große Liebeserklärungen oder langfristige Lebensentwürfe zu hoffen. Also: Nicht gekränkt sein, wenn hierzu keine Initiative vom Partner kommt. Ungesellige Menschen sind einfach nicht romantisch veranlagt. Dafür aber funktional. Allein, dass sie sich in einer Partnerschaft binden, ist schon ein großes Entgegenkommen. Wenn sich Partner das vergegenwärtigen, ist die Enttäuschung vielleicht nicht zu groß.

Ein vierter Tipp ist es, die eigene freie Zeit mit guten Aktivitäten, auch mit Freunden und in Geselligkeit zu verbringen. Und ein fünfter Tipp: Diskutieren Sie mit ungeselligen Menschen möglichst rational, bei einem emotionalen Diskussionsstil sind sie eher hilf- und ratlos.

Eigentlich lässt man die ungeselligen Menschen einfach in ihrem Biotop … In deiner Praxis werden sie ja nur selten auftauchen, größere Probleme scheinen sie nicht zu haben – oder täuscht das?

Probleme können auftauchen, wenn soziale Kontakte gepflegt werden müssen, um die Lebensgrundlage zu erhalten oder Stress zu vermeiden, wenn Teamwork angesagt ist und oft lange Konferenzen auf der Tagesordnung stehen. Dann ist kontinuierliches Training gegen das Bedürfnis, sich abzuschotten eine Maßnahme. Ungesellige Personen, die hier im Training bleiben, finden das nicht toll, aber sind deutlich besser in der Lage, Pflichtkommunikationen gut zu überstehen. Auch hier ist es so, dass durch die Übungen die eigene Komfortzone verlassen werden muss.

Die erste Übung trainiert die Wahrnehmung der Emotionen von anderen, sprich: Empathie. Ungesellige Menschen unterschätzen nämlich die Tatsache, dass auch Emotionen eine sachliche Ebene haben. Über zwei Wochen sollten täglich zweimal zehn Minuten damit verbracht werden, andere Personen und Gruppen bei ihrem Austausch zu beobachten und dabei die folgenden Fragen zu beantworten: Wie fühlen sich die einzelnen Gruppenmitglieder? Und welche Gefühle teilen sie sich untereinander mit? Eine »Versuchsanordnung« wäre, sich in ein Café zu setzen und aus der Ferne zuzuschauen, wie zwei oder mehr Menschen miteinander interagieren. Sind sie geschäftsmäßig distanziert? Freudig oder eher förmlich? Wie entwickelt sich das Gespräch? Verabschieden sie sich freundlich-wohlwollend, neutral oder distanziert? Es gilt zu beobachten, wie sich diese Leute verhalten, und deren Emotionen anhand der Gestik und Mimik zu erraten, falls die Worte nicht zu verstehen sind. Diese Übung kann man auch wieder zu Hause mit einem Film durchführen – einfach den Ton ausschalten, eine Sequenz anschauen, überlegen, welches Thema besprochen wird und in welchem Verhältnis die Gesprächspartner zueinander stehen. Danach dieselbe Sequenz mit Ton schauen und herausfinden, ob die Konstellation richtig wahrgenommen wurde.

Eine zweite Übung trainiert, die eigenen Gefühle besser wahrzunehmen, auch wenn sie noch so schwach ausgeprägt sind. Über ebenfalls zwei Wochen heißt es nun, sich täglich fünf Zeitpunkte über den Tag verteilt herauszunehmen und zu versuchen, das Gefühl zu benennen, das jetzt gerade dominiert. Das sollte in weniger als zehn Sekunden geschehen. Wenn der Eindruck entsteht, es seien gar keine Gefühle vorhanden, kann man eine kleine Körperübung machen und beispielsweise über 30 Sekunden in halber Kniebeuge verharren. Danach werden zumindest im Oberschenkelmuskel Gefühle wahrgenommen, die beschrieben werden können. Es wird sehr schnell offensichtlich, dass in dieser »Behelfsübung« ein so lange angespannter Oberschenkelmuskel schmerzt und danach ruft, sich endlich wieder aufzurichten. Bei Gefühlen ist das ähnlich. Sinn der Übung ist es, zu verstehen, dass Gefühle einen Einfluss auf unser Verhalten haben.

In der dritten Übung sollen ungesellige Menschen deshalb das Aushalten von Gefühlen trainieren. Es geht darum, nicht vor Gefühlen davonzulaufen, die zwar objektiv ungefährlich, aber subjektiv unerwünscht sind. Der Gewinn ist die Erkenntnis, dass das Zulassen von Nähe nicht mehr mit überstürzter Flucht beantwortet wird. Ziel der Aufgabe ist es, immer fünf Minuten länger im Kontakt mit anderen Menschen zu verweilen als bisher und dadurch das ungeliebte Gefühl der Nähe mit anderen ebenfalls etwas länger aushalten zu lernen. Diese Übung zeigt den größten Effekt, wenn sie mindestens dreimal täglich und durchgehend für mindestens zwei Wochen durchgeführt wird.

Noch eine Anmerkung: Die vorgeschlagenen Zeiträume entsprechen einem Schnupperkurs. Ein ernsthaftes Training benötigt dann eine längere Laufzeit.

Auch hier wieder der Hinweis: Wenn das Leben aufgrund dieses Stils entgleitet oder wenn Angehörige empfehlen, sich einmal beraten zu lassen, sollten die Betroffenen das tun. Insbesondere, wenn diese Persönlichkeitszüge so ausgeprägt auftreten, dass man selbst oder andere darunter leiden. Fachleute sprechen dann von einer »schizoiden Persönlichkeitsstörung«.

Das Problem wird sein, dass auch diese Menschen keine Hilfe aufsuchen, sondern lieber alles mit sich selbst ausmachen und sich bei auftauchenden Problemen eher zurückziehen werden.

Genau das ist die Gefahr. Daher sollten Kollegen oder Angehörige einspringen und helfen, wenn sie merken, dass diese Personen in ihrem Leben zu straucheln beginnen. Profis können dann ein Hilfsangebot machen, aber gleichzeitig den so geschätzten Freiraum zulassen. Je weniger aufdringlich die Hilfe ist, desto besser!

10 Der sprunghafte Persönlichkeitsstil

Bei den unterschiedlichen Persönlichkeitsstilen, die wir bisher besprochen haben, fällt mir auf, dass die meisten in ihrem Verhalten relativ konstant sind: Die Ungeselligen ziehen sich zurück, die Furchtlosen hangeln sich am Rande der Legalität entlang, die Dramatischen lieben den großen Auftritt und so weiter. Was ist mit denen, deren Gemütslage sich häufig ändert, von himmelhoch jauchzend bis zu Tode betrübt …

🧠 Menschen mit einem sprunghaften Persönlichkeitsstil leben intensiv, sind bezaubernd, fantasievoll und offen und dann, aus dem scheinbaren Nichts heraus, empathielos und abgrundtief. Diese Personen nehmen ihre Gefühle sehr ernst, oder besser: Sie werden von ihren Gefühlen für eine kurze Zeit »gekidnappt« und haben dann nur eingeschränkte Kontrolle über sie. Man könnte sagen, dass sie emotional Achterbahn fahren. Mit viel Freude und mit viel Schrecken, rauf und runter, hin und her. Das ist von ihnen aber nicht so gewollt, und es quält sie selbst oft. Diese Menschen treten schnell in einen engen emotionalen Kontakt mit anderen Personen, sie können leidenschaftlich einfühlsam, kreativ und leistungsfähig sein – aber dicht daneben stehen tiefe Melancholie, Schmerz, Enttäuschungen und härtester Kampf mit dem Gegenüber oder dem eigenen Selbstwert. Was sie machen, machen sie mit aufrechter Hingabe. Sie sind Künstler im Aushalten schwierigster Situationen.

🧠 Als Partner weiß man aber nie, welches Extrem einen als Nächstes erwartet. Ich stelle mir das auf Dauer wirklich schwer vor.

🧠 Das ist es. Aber für beide. Ihre persönlichen Beziehungen wechseln zwischen Idealisierung und Abwertung. Schwarz oder weiß, dazwischen gibt es meist nichts. Liebesbeziehungen sind einerseits außerordentlich gefühlvoll, romantisch und positiv aufregend, andererseits auch extrem dynamisch, fordernd bis turbulent konfliktbeladen. Es fällt diesen Menschen schwer, Dinge leichtzunehmen. Mit ihren Partnern verschmelzen sie geradezu, und wenn in der Beziehung phasenweise etwas Distanz entstehen sollte, kontern sie mit Intensität: entweder liebevoller Ritt über den Wolken oder harter Streit unter Tage. In engen Beziehungen zeigen sie ihre Gefühle nicht selten ungefiltert, sie haben viel Energie und sind unternehmungslustig, kreativ. Aber eben auch explosiv. Der Verstand gewinnt erst wieder ausreichend Mitspracherecht, wenn die Welle der Emotion abgeflaut ist. Auch große Risiken scheuen sie nicht, wenn ihnen ihr Gefühl sagt, dass es sich lohnt. Es kann auch passieren, dass sie von den Gefühlen in ein hohes Risiko hineingetragen werden und anschließend über ihr eigenes Verhalten erschrecken. Das kann sehr gefährlich werden.

🧠 Kein leichtes Schicksal!

Aber tolle, intensive Menschen. Klar, Gefühle und Impulse kontrollieren zu lernen ist oft eine Lebensaufgabe für sie. Aber auch hier gibt es mittlerweile gute Programme, beispielsweise das Programm der Dialektisch-Behavioralen Therapie (DBT).

Ich könnte mir vorstellen, dass diese Behandlung recht schwierig ist – wenn Leute flatterhaft sind, neigen sie ja auch dazu, Termine sausen zu lassen, Verabredungen nicht einzuhalten, Versprechen zu brechen. Da tun mir wirklich die Partner leid, die mit solchen sprunghaften Personen zusammenleben!

Für die Partner geht es primär darum, zu verstehen, dass die Gehirne dieser Menschen Gefühle abrupter und stärker produzieren als die Denkorgane anderer Personen. Und diese Gefühlsschwankungen rufen eine emotionale Reaktion hervor, daher hilft eine rationale Beratung nur bedingt weiter. Gute wissenschaftliche Untersuchungen haben gezeigt, dass die innere Haltung, die vom Gegenüber eingenommen wird, einen positiven Effekt auf das Miteinander haben kann, weil diese innere Haltung die emotionale Wucht aus einer Auseinandersetzung nehmen kann. Wenn der sprunghafte Typ etwas sagt oder tut, was sein Gegenüber verletzt, wird dieses natürlich entsprechend sauer reagieren. Wenn der Partner aber weiß, dass die vermeintliche Attacke kein rücksichtsloser Angriff war, sondern eher der missglückte Versuch, eine Sache gut zu machen, kann er die Schärfe aus dem Konflikt nehmen. Mit dieser Haltung werden Wut und Verzweiflung bei den Betroffenen als das erkannt, was sie wirklich meistens sind: ein Ausdruck von Ratlosigkeit! Mit diesem Wissen im Hinterkopf wird dann beispielsweise Schmollen als unbeholfene Bitte, Zuneigung zu zeigen, entlarvt und so weiter. Es ist eben wichtig, zu erkennen, dass diese Gefühlsschwankungen des sprunghaften Menschen keine Schikane oder Einbildungen sind. Echt ist, was da ist, auch wenn ihm die rationalen Zusammenhänge fehlen.

Der Umgang damit wird leichter, wenn sie als das Resultat wechselnder emotionaler »Wetterzonen« interpretiert werden. Man muss sich bewusst machen, dass sich Menschen mit einem sprunghaften Persönlichkeitsstil ernsthaft Mühe geben. In allem, was sie tun. Am besten gestaltet sich das Miteinander, wenn die zweite Person im Krisenfall besonnen und mitfühlend die hilflosen Versuche der Betroffenen anerkennt, das Beste aus der Situation machen zu wollen.

🧠 Welche Therapien sind in eurem Portfolio? Und was meinst du mit »Dialektisch-Behavioraler Therapie«?

🧠 Das ist das beste Trainingsprogramm, das eigens für Menschen mit diesem Persönlichkeitsstil entwickelt wurde. Die Dialektisch-Behaviorale Therapie ist ein Konzept der US-amerikanischen Psychologin Marsha Linehan, mit der wir lange zusammengearbeitet haben. Weil es so eine Fundgrube für Ideen und Übungen ist, kann ich es gerne einmal kurz skizzieren, es ist nämlich auch dann alltagstauglich, wenn bei einem sprunghaften Stil keine gravierende Störung vorliegt. Es liefert fünf Trainingsmodule: 1. Stresstoleranz, 2. Umgang mit Gefühlen, 3. zwischenmenschliche Fertigkeiten, 4. Achtsamkeit und 5. Selbstwertstärkung. Alle Module enthalten ein eigenes Set an wertvollen Übungen, aus denen ausgewählt werden kann.

Eine sehr gute Übung für den Bereich Hochstress ist es, sofort andere starke Reize im Bereich Schmecken, Fühlen, Sehen, Hören, Riechen zu setzen, um die Wucht des akuten Stresses oder des momentanen Gefühls zu übertönen.

🧠 Ach ja, Chili. Habe ich doch fast vergessen …

🧠 Zum Beispiel! Hochstress führt dazu, dass das klare Denken beeinträchtigt wird und die Impulsivität das Kommando übernimmt. Das kann man durch einen starken sensorischen Reiz umleiten, natürlich auch durch das schon mehrfach erwähnte Kauen einer extrascharfen Chilischote. In den folgenden Minuten wird die Schärfe im Mund so stark, dass das ursprüngliche Gefühl oder der vorangegangene Stress für eine kurze Weile kaum noch spürbar ist. Gefühle, Gedanken und Verhalten werden unterbrochen, und danach ist der erste Stresshöhepunkt möglicherweise überwunden und Schaden vermieden. Statt einer Chilischote können natürlich auch andere passende Reize gesetzt werden, etwa Wechselduschen, Hände in Eiswasser tauchen, ein Sudokurätsel lösen, an einem Geruchsflacon riechen, das vorhin begonnene Puzzle weiterspielen und viele mehr. Wenn dann der auslösende Stress vorbei ist, sollten unbedingt Lösungen gefunden werden, um die Gefahr eines erneuten Auftretens zu vermindern.

Eine Übung für den Umgang mit lang anhaltenden quälenden Gefühlen ist beispielsweise der Ansatz »Dem Gefühl entgegengesetzt handeln«.

Das klingt ganz banal, muss aber trainiert werden. Gefühle erzeugen Gedanken, Körperereignisse, Verhaltensweisen und verändern die Wahrnehmung. Dieser Ansatz empfiehlt, in quälenden Situationen genau das Gegenteil von dem zu tun, was das Gefühl auslöst. Es ist erwiesen, dass das schlechte Gefühl sich dann beleidigt verzieht …

🧠 Kannst du uns da noch ein konkretes Beispiel mit auf den Weg geben? Wie soll ich beispielsweise dem Gefühl entgegenarbeiten, wenn ich traurig bin?

🧠 Trauer führt zu sozialem Rückzug, zu einer gebeugten und leicht hängenden Körperhaltung mit gesenktem Kopf. Die Gedanken kreisen um das Unglück. Das vegetative Nervensystem stellt kaum noch Energie zur Verfügung, und die Wahrnehmung ist stark eingeengt. Nun geht es darum, genau das Gegenteil von dem zu tun, was das Gefühl von einem verlangt, also: Kopf hoch und den Blick weiten, eine aufrechte, stramme Körperhaltung einnehmen, neue Gedankenimpulse in sich aufnehmen – also raus aus der Isolation und mit anderen Menschen sprechen und Ähnliches. Das fühlt sich natürlich intuitiv nicht passend an, sorgt aber dennoch für die Abschwächung des Trauergefühls.

TRAININGSBEISPIEL FÜR MENSCHEN MIT SRUNGHAFTEM STIL

Um eine gute Widerstandsfähigkeit aufzubauen, die es Ihnen erlaubt, starken Gefühlswellen zu widerstehen, gibt es viele Möglichkeiten und Ansatzpunkte. Hier ist eine erste Checkliste:

- Führen Sie ein Positiv-Tagebuch, in dem Sie täglich gute Ereignisse notieren.
- Suchen Sie sich verantwortungsvolle Tätigkeiten, die nicht überfordern.
- Planen Sie Dinge ausreichend im Voraus.
- Machen Sie Sport, mindestens 20 Minuten an vier Tagen jeder Woche.
- Essen Sie regelmäßig und gesund.
- Sorgen Sie für guten, regelmäßigen und ausreichenden Schlaf.
- Lassen Sie Krankheiten behandeln.
- Verzichten Sie auf den Konsum von Alkohol und Drogen.

Versuchen Sie diese Checkliste über vierzehn Tage einzuhalten, und schauen Sie, ob Sie dann selbst stärkere Anflüge von Emotionen etwas gelassener überstehen.

Und wenn diese Übungen nicht ausreichen, sucht man sich professionelle Hilfe, das habe ich verinnerlicht. Und dabei wird jedes Mal eine andere Persönlichkeitsstörung diagnostiziert. Um welche handelt es sich denn bei unserem letzten Beispiel?

Du hast den Begriff sicher schon gehört, hier sprechen wir von einer »Borderline-Persönlichkeitsstörung« – und die ist wahrlich nicht ohne. Es ist nicht selten, dass die Betroffenen dann viele gefährliche Dinge tun. Manche verletzen sich selbst oder neigen zu Selbstmordgedanken und -handlungen. Es kommt häufig zu Suchtmittelkonsum und anderen Verhaltensweisen, die im Wesentlichen dafür sorgen sollen, dass die quälenden Gefühle aufhören. Diese Methoden können zwar kurzfristig wirksam sein, führen aber mittel- und langfristig zu einer Verschlechterung der Lebenssituation. Dann sollte unbedingt Hilfe aufgesucht werden!

ERKENNTNISSE AUS DER PSYCHOKISTE

Wenn wir uns überwinden, Dinge zu tun, vor denen wir im ersten Moment Angst haben, macht uns das glücklicher.

»Authentisch sein« bedeutet nicht, dass man immer dem folgen sollte, was man gerade fühlt oder denkt.

Wahrheit ist, was funktioniert. Verschiedene Persönlichkeitsstile liefern unterschiedliche Perspektiven. Perspektivenwechsel fördert Lösungskompetenz.

Ausklang

FRANK ELSTNER

🧠 Nun, lieber Thorsten, wenden sich diese gesammelten Erkenntnisse ja nicht in erster Linie an Personen, die wirklich krank sind, sondern an diejenigen, die sich und andere besser verstehen wollen. Was ich auch mitnehme, ist, dass man vielleicht etwas vorsichtiger mit vorschnellen Urteilen über andere Menschen sein sollte, oft haben deren Verhaltensweisen auch eine Berechtigung, auch wenn man es auf den ersten Blick nicht erkennt, weil man selbst »anders tickt«. Viele Erkenntnisse helfen vielleicht denjenigen, die Erklärungen suchen für das Verhalten der Mitmenschen, das nicht immer einfach zu deuten ist. Und die Übungen helfen denjenigen, die in ihrem Persönlichkeitsstil zu sehr gefangen sind und diesem Gefängnis endlich entkommen wollen – um glücklicher zu leben.

THORSTEN KIENAST

🧠 Wobei, wie gesagt, das wahre Ziel erreicht ist, wenn man, statt der Illusion eines durchgehenden Glücksgefühls nachzujagen, eine konstante Zufriedenheit erreicht. Ich hoffe, du hattest deine Freude daran und nimmst dir das ein oder andere mit auf deine Reisen.

🧠 Bestimmt. Du hast für mich einiges verständlich gemacht, was ich in vielen Situationen vielleicht nur geahnt habe. Ich hatte für manche dieser Erfahrungen im beruflichen und auch privaten Leben bisher noch keine Erklärung und vielleicht oft auch kein Verständnis. Ich denke, der ein oder andere, der sich durch diese Übungen von lästigem Ballast befreien kann, wird tatsächlich belohnt durch mehr Power im Kopf. Und die sollte er nutzen, André Heller hat ja recht:

Die wahren Abenteuer sind im Kopf, in deinem Kopf,
und sind sie nicht in deinem Kopf, dann suche sie.
Die wahren Abenteuer sind im Kopf, in euren Köpfen,
und sind sie nicht in euren Köpfen, dann suchet sie.

Ich danke dir dafür. Dann lass uns jetzt mal unsere Mäntel überwerfen und gemeinsam zum Abendessen gehen.

Sonderteil:
Orientierungshilfe für gutes Krisenmanagement

Der entscheidende Schritt für ein erfolgreiches Krisenmanagement ist, sich der Krise zu stellen und sie nicht zu leugnen. Denn nur das bietet die Chance, sie bestmöglich zu bewältigen.

Aber Krisenmanagement ist ein hartes Geschäft! Krisen treffen jeden Menschen mehrfach im Leben. Die Pandemie, die 2020 stattfand, ist nur eine von vielen möglichen Auslösern. Krisen sind zeitlich begrenzte, gefährliche Lebenssituationen, in denen einerseits Elementares auf dem Spiel steht, andererseits aber das gewohnte Denken und die bisherigen Erfahrungen einer Person oder Organisation nicht mehr ausreichen, um die Situation souverän zu meistern. In Krisensituationen können eingefahrene Vorstellungen, Stress und Gefühle den klaren Kopf blockieren. Dann hört er auf, Lösungen für die Probleme zu generieren, obwohl eigentlich Flexibilität gerade jetzt dringend gefragt ist. In einer Krise ist ein höheres Anpassungsvermögen gefragt, als es bisher denkbar oder geplant war. Was hilft, ist die Erstellung eines faktenbasierten Masterplanes, der in kürzeren Abständen immer wieder an die aktuelle Situation angepasst werden muss. Ein Trost: Der Vorteil, den eine Drucksituation wie eine Krise bietet, liegt darin, dass ein ungeeignetes Mindset, also eine fehlerhafte Denkweise, schneller überwunden wird. Und: Viele wichtige Entwicklungen werden durch den hohen Druck angestoßen, der in Krisenzeiten herrscht.

Krisen können durch die unterschiedlichsten Konstellationen oder Ereignisse im Leben hervorgerufen werden. Sie sind keine Unfälle oder Katastrophen; Unfälle und Katastrophen können aber Krisen hervorrufen. Jeder kann lernen, Krisen effektiv zu meistern. Dabei gilt: Je stärker die Krise, desto einfacher und effektiver ist der psychologische Maßnahmenkatalog. Dieser Leitfaden bietet hierfür eine Start- und Orientierungshilfe. Alle hier vorgestellten Strategien sind in diesem Buch genauer beschrieben und können vertieft werden. In Verbindung mit anderen Kapiteln des Buchs erhalten Sie darüber hinaus eine Fülle an weiteren psychologischen Tricks und Kniffen, mit denen Sie über das Sofortmanagement von Krisen hinaus auch Ihre mentale Wendigkeit erheblich steigern können.

Ein starkes Rückgrat bilden, indem Sie die fünf Bausteine psychologischen Krisenmanagements beherrschen!

Das Beachten fünf einfacher psychologischer Regeln hilft Ihnen dabei, Krisen effektiv zu meistern. Sie können es als Mentoring für Menschen, die sich in Krisen befinden, verwenden oder für sich selbst einsetzen. Es liegt in der Natur von Krisen, dass Stress und starke Gefühle klare Gedankengänge sabotieren und die Umsetzung dringender Maßnahmen lähmen können. Daher ist es sinnvoll, dass im Ernstfall die Stufen der nachstehenden Pyramide mehrfach durchlaufen werden.

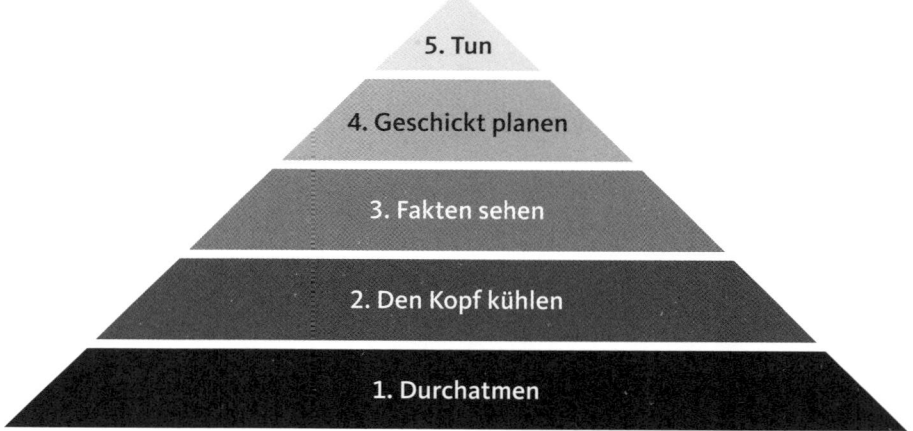

Die 1. Stufe guten Krisenmanagements: Durchatmen

Der Erfolg eines guten Krisenmanagements liegt darin, erst einmal Zeit zu gewinnen, statt blind zu reagieren. Damit ist gemeint: zügig, aber nicht überstürzt handeln. Zeit gewinnen steigert die Chance, die neue Situation klug anzugehen. Diese Erkenntnis ist äußerst hilfreich, sie beruhigt Betroffene, die auf die Schnelle noch keine Idee haben, wie eine Etappenlösung aussehen kann, und bestärkt sie darin, in Ruhe nachzudenken.

Psychologischer Hintergrund: Bei einem ungewohnten Verlust der Orientierung über einen Sachverhalt oder ein Ereignis wirft das Gehirn seine Brillanz über Bord, wird hektisch und neigt dazu, undurchdachte, reflexhafte Handlungen schnell durchzusetzen. Das ist gefährlich. Um ein Bild zu gebrauchen: Wer mit zu hoher Geschwindigkeit in unbekanntem, unerschlossenem Gelände fährt, benötigt viel Glück, um keinen Unfall zu erleiden.

Dabei liegt es in der Natur der Sache, dass man eine gewisse Zeit benötigt, um sich ausreichend neu zu orientieren und zu dem erforderlichen flexiblen Handeln zu finden. Krisen rufen immer starke Emotionen und kompromisslose Gedanken hervor.

Ziel: Zeit gewinnen, um eine provisorisch tragfähige Basis zu schaffen.

Schnell wirksame Maßnahmen: Die folgenden allgemeinen Grundlagen werden hier besonders wichtig: Disziplin wahren, für guten Schlaf sorgen, Sport machen.

1. *Ein »Anspannungsbarometer« einführen.* Darauf eine Skala von 0 bis 100 eintragen und den eigenen momentanen Wert schätzen. 100 ist dabei die maximale Anspannung. 0 völlige Entspannung. Alles über 70 bedeutet, der Druck ist bereits so hoch, dass durch die eigene Handlung noch mehr Schaden entstehen kann. Alles unter 70 bedeutet, dass trotz allen Drucks immer noch der kühle Kopf das letzte Wort hat und die Entscheidungen trifft. Da die Anspannung aber rasch schwanken kann, muss sie gelegentlich neu eingeschätzt werden.
2. *Parallele Lebensbereiche schützen.* Andere Personen/Lebensbereiche und sich selbst ganz bewusst fair behandeln. Das heißt, den empfundenen Druck nicht weitergeben – lieber versuchen, einen alternativen, nicht

schädlichen Druckabbau zu erreichen, beispielsweise eine scharfe Chilischote kauen und ein Glas Mineralwasser darauf trinken.

3. *Erst einmal den Kopf frei bekommen.* Beispielsweise durch Ablenkung, in die Sauna gehen, mit Freunden sprechen und vieles andere mehr.

4. *Wichtige Entscheidungen kurzzeitig verschieben, wenn sie noch nicht ausreichend durchdacht werden konnten. Entscheidungen eventuell durch andere Personen absichern lassen.* Bei einem Druckempfinden, das auf unserer Skala einen Wert über 70 erreicht, sollte man generell versuchen, auf weitreichende Entscheidungen zu verzichten oder mögliche Lösungswege durch seriöse und kompetente Supervisoren, die nicht unter Druck stehen und keine Eigeninteressen vertreten, beurteilen zu lassen.

5. *Bei schwerwiegenden Entscheidungen in »Zeitlupentempo« verfallen.* Selbst an starken Druck kann man sich mit der Zeit gewöhnen. Das ist eines der Merkmale von Flexibilität. Gewöhnung ist jedoch nicht mit Resignation gleichzusetzen.

Achtung: In solch einer Phase laufen Menschen Gefahr, sich von falschen Experten oder überteuerten Beratern helfen zu lassen. Professionelle Berater müssen über qualifizierte Referenzen verfügen und einen aussagekräftigen Aktionsplan vorlegen. Der Erfolg der Beratung muss anhand von objektivierbaren Erfolgskontrollen (Performance-Indikatoren) engmaschig gemessen werden.

Eine gute Strategie beginnt ab der zweiten Idee!

Die 2. Stufe guten Krisenmanagements: Den Kopf kühlen

Wut und Neid zünden Zerstörung, Angst zündet Fluchtverhalten, Einfrieren oder Kampf, Hilflosigkeit/Ohnmacht zünden Handlungsunfähigkeit, Trauer zündet Rückzug. Je stärker ein Gefühl und damit der erlebte Stress ist, desto weniger kann der rationale Kopf sein Mitspracherecht durchsetzen und vorteilhafte Strategien entwerfen. Für starke Gedanken und Überzeugungen gilt das ebenso. Dieser Teil des Krisenmanagements ist am anstrengendsten, weil er sich anfühlt, als ob man durch ein düsteres, quälendes Tal ginge – eine Empfindung, die in der

Krise mehrfach auftreten wird und den »mentalen Muskel« auf eine sehr schmerzhafte Weise trainiert. Aber auch diese Belastungsphasen sind letztendlich zeitlich begrenzt, und der »mentale Muskel« wird stärker.

Psychologischer Hintergrund: Das Gehirn reagiert auf überraschende Krisen ungefragt mit evolutionär entwickelten, uralten Reflexen. Dagegen mit der Stimme der Vernunft anzukämpfen ist bei starkem Stress oder negativen Gefühlen sehr kraftaufwendig, aber dieser zusätzliche Kraftaufwand ist unumgänglich. Starke Gefühle und negative Gedanken richten sich eben nicht mehr besonnen an Fakten aus. Diese Gefühle und Gedanken sind in der Lage, Fakten in ihrem Sinne zu interpretieren und nicht selten völlig willkürlich zu verdrehen. Hitzige Diskussionen darüber können diesen Effekt noch verstärken. In Krisenzeiten neigen emotional gewordene Menschen eher dazu, die Sachlage fehlzuinterpretieren und so falsche Entscheidungen zu treffen. Erfahrene Krisenmanager tun sich mit der Bewältigung leichter, weil sie wissen, dass viele Impulse gegen den gesunden Menschenverstand oder gegen eigene Erfahrungen gerichtet sein können. Hier ist es wieder nötig, Zeit zu gewinnen und die Lage intensiv zu prüfen. »Fake News« finden in solchen Situationen ihren Nährboden und Verschwörungstheorien ihre Anhänger. Für aufmerksames Zusammentragen von Fakten und objektives Beurteilen von schwierigen Sachverhalten lassen die starken Gefühle und Gedanken, die in Krisensituationen auftreten können, keinen Raum. Böse Falle: Lassen sich die Ursachen nicht auf den Ursprungsbereich der Krise begrenzen, schwappen Gefühle und Impulsivität in die bisher unbeteiligten Sektoren wie z. B. Familie, Partnerschaft, Selbstfürsorge, Beruf und andere Bereiche über und können hier verheerende Schäden anrichten. Ein typisches Beispiel für ein solches Überschwappen: Der Brennpunkt einer persönlichen Krise liegt im Finanzbereich, die betroffene Person ist deswegen sehr angespannt, besorgt und verärgert. In der Folge behandelt sie ihre Familie und den Partner kühl und aggressiv – ohne das Gefühl richtig zuordnen zu können.

Ziele: a) einen klaren Kopf bekommen, b) unangenehme Gefühle und Erlebnisse ertragen können, wenn sie sich nicht vermeiden lassen, c) vermeiden, eine schwierige Situation noch schlimmer zu machen.

Schnell wirksame Maßnahmen: Psychophysiologisch gilt folgender Grundsatz: Gefühle sind eine Funktion der Zeit. Sie kommen und gehen. Und zwar auch ohne dass man dafür oder dagegen etwas tut! Die unten genannten Strategien sind hochwirksam, auch wenn sie auf den ersten Blick eher banal wirken. Entscheidend ist hier die konsequente Umsetzung. Ein einigermaßen verlässlicher »kühler Kopf« ist bei einer anhaltenden Abschwächung der Stress- und Gefühlsintensität auf unter 70 auf der Skala des »Anspannungsbarometers« über eine Zeitspanne von mindestens fünf Stunden der Wachzeit erreicht. Dann ist der Boden für eine gute Strategieentwicklung bereitet.

1. *Kurzfristig wirksam: Gefühle und Stress abschwächen* durch das Setzen starker, nicht schädigender Reize (wie beispielsweise warm/kalt duschen, eine scharfe Frucht essen), sich ablenken (beispielsweise einen ausgleichenden Film schauen oder in einem Buch lesen), mit Freunden oder Vertrauten sprechen, Sinngebung anstreben oder einen Perspektivenwechsel vornehmen. Dadurch werden die Aufmerksamkeit vom unangenehmen Gefühl abgezogen und das Gefühl der Anspannung abgeschwächt.

2. *Kurzfristig wirksam: Einsetzen der »Opposite Action Skills«;* man versucht also, dem Gefühl entgegengesetzt zu handeln. Ein solches Verhalten ist in vielen Bereichen möglich, indem man bewusst eine entgegengesetzte Gestik, Mimik und Wahrnehmung einsetzt und eine entgegengesetzte Körperhaltung einnimmt.

3. *Kurz- und mittelfristig wirksam: eine gute Tagesstruktur konsequent einhalten.* Dies sorgt für einen kontrollierten Abbau der Wucht negativer Gefühle.

4. *Sport machen.* Kurze, kraftvolle Anstrengungen können einen akuten Druckabbau unterstützen, Ausdauersport von mindestens 20 Minuten täglich hebt nach sechs bis acht Wochen die Grundstimmung und reduziert Ängste.

5. *Einfache Ziele in anderen Lebensbereichen erreichen.* Das kann zum Beispiel bedeuten, täglich eine kleine Gesundheitseinheit zu absolvieren, wie etwa mindestens 20 Minuten Sport.

6. *Ausgewogene Ernährung und leichtes Essen zu sich nehmen.*

7. *Die Regeln für einen gesunden Schlaf der Deutschen Gesellschaft für Schlafforschung und Schlafmedizin (DGSM) einhalten (www.dgsm.de).*

Achtung: Lassen sich Gefühle nicht ausreichend abschwächen, tauchen Selbsttötungsgedanken auf oder sind Hilflosigkeit und gelähmtes Verhalten anhaltend und zu stark, dann sollte umgehend ein Facharzt aufgesucht werden. Er kann noch einmal weiterführende Ratschläge geben und gegebenenfalls medikamentös für eine Beruhigung sorgen.

In der Krise sind starke Gefühle und starre Einstellungen oft schlechte Ratgeber!

Die 3. Stufe guten Krisenmanagements: Fakten sehen

Wenn der Druck von Gefühlen und Gedanken auf der Skala des »Anspannungsbarometers« unter 70 liegt, hat der Kopf eine reale Chance, Fakten angemessen aufzunehmen und so eine gute Strategie zu entwerfen. Ein guter Indikator dafür ist ein ausreichendes Konzentrationsvermögen, sich sachlich mit der Situation auseinanderzusetzen. Gelegentliche Anflüge starker Emotionen dürfen auftreten, werden aber letztendlich vom klaren Kopf abgewehrt. Sie verzögern zwar für gewöhnlich den Entwurf einer guten Strategie, beeinflussen ihn jedoch nicht in wichtigen Punkten. Eine in einer solchen Phase entworfene gute Strategie bedeutet nicht, dass sie optimal ist oder richtig sein muss. Sie beinhaltet lediglich eine Risikominimierung in einer noch nie da gewesenen Situation. Je mehr die tatsächlichen Fakten angemessen verarbeitet werden können, desto größer sind die Erfolgsaussichten.

Psychologischer Hintergrund: Aus der Neurowissenschaft ist bekannt, dass eine hohe Aktivität des Kerngebietes der Amygdala – des neuronalen Zentrums für Emotionen, Angst und Stresserleben – den riskanten Impuls setzt, sofort zu reagieren, statt die Sachlage in aller Ruhe richtig zu erfassen. Trotzdem kann man auch innerhalb von Krisen in kürzester Zeit zu einem klaren Kopf kommen – im Vorteil sind hier krisenerprobte Menschen: Sie kennen die Phasen einer Krise, haben sich in einer Krise vielleicht sogar einige Erfolgserlebnisse verschafft, befreien sich rascher von negativen Gefühlen sowie starren Gedankengebäuden und schalten schneller um in einen flexiblen Modus.

Ziel: Ist Zeit gewonnen und sind die negativen Gefühle abgeschwächt, können wieder klare Gedanken zur Einschätzung der Situation genutzt werden.

Maßnahmen:
1. *Lagebericht erstellen.*
2. *Informationen einholen, verifizieren und Fakten sichten, Netzwerke, Datenbanken und qualifizierte Experten sowie erfahrene Mentoren nutzen.*
3. *Für dann noch unlösbare Probleme in Abstimmung mit Experten eine »Quick und Dirty«-Lösung finden. Selbst nicht völlig durchdachte Lösungen sind meist besser, als in Ambivalenz und Handlungsunfähigkeit zu erstarren.*
4. *Einen ersten Handlungskatalog erstellen.*
5. *Gut zu sich selbst und zu seinen Nächsten sein. Mitstreiter belohnen. Mitbetroffene Personen bei Bedarf freundlich auf dem Laufenden halten.*

Achtung: Es liegt in der Natur der Sache, dass ein kühler Kopf und ein erster Plan immer wieder durch sich erheblich ändernde Sachverhalte, starke Gefühle, Erschöpfung und den Gedanken »Ich habe keine Lust mehr auf diese Sache« ausgehebelt werden. Hier ist es wichtig, trotzdem Kurs zu halten, negative Gefühle und Stress immer wieder abzuschwächen bzw. sich Erholungsräume zu schaffen.

Factfulness gewinnt!

Die 4. Stufe guten Krisenmanagements: Geschickt planen

In der Krise muss auch der beste Plan regelmäßig überarbeitet werden. Ein Denken, das mit bisherigen Maßstäben bricht, ist dabei im Vorteil.

Ziel: Zügig und effizient aus der Krise kommen

Maßnahmen: Grundlagen sind eine ausreichende Orientierung, hilfreich ist es, zielgerichtet zu handeln, aber nicht zwanghaft zu planen.
1. *Fähige Krisenmanager im eigenen Umfeld neu erkennen und einbeziehen.*
2. *Einen einfachen Algorithmus wählen, beispielsweise Ziele* SMART *formulieren (Spezifisch, Messbar, Aktivierend/relevant, Realistisch und Terminiert).*

3. *Jede Hilfe einbeziehen, falls möglich Teamtreffen zur Nachverfolgung des Arbeitsfortschritts festlegen, delegieren, vertrauen und supervidieren.*
4. *Bei Überflutung durch sich überstürzende Ereignisse die »Salamitaktik« anwenden, also problematische Themen Stück für Stück abarbeiten.*
5. *Den Plan umso häufiger überarbeiten (wenn nötig, auch mehrfach in der Woche), je akuter die Krise ist oder je unvorhersehbarer die Entwicklungen sind.*

Achtung: Zwanghaftes Verhalten, nicht gefällte Entscheidungen und falscher Stolz können eine effiziente Planung sabotieren.

First things first!

Die 5. Stufe guten Krisenmanagements: Tun

Den Plan umsetzen und die Ergebnisse angemessen engmaschig kontrollieren. Weiterhin für einen Zufluss von Fakten aus seriöser Quelle sorgen.

Handeln in einer Krise beinhaltet immer ein Risiko. Nicht handeln birgt dabei allerdings das größte!

Dos und Don'ts für Krisenmanager

Dos: 6 Dinge, die erfolgreiche Krisenmanager sorgfältig umsetzen:
- Genau hinschauen
- Faktenbasiert handeln
- Gemeinschaft einbeziehen und Erfolge teilen
- Starres Denken über Bord werfen
- Hilfe holen
- Flexibel sein und durchhalten

Don'ts: 6 Dinge, die erfolgreiche Krisenmanager nicht tun:

- Starken Gefühlen die Entscheidung überlassen
- Entscheidungen unnötig hinauszögern
- Die Verbündeten durch Impulsivität verprellen
- Mitmenschen arbeitsunfähig machen
- Sich zurückziehen
- Aufgeben

Psychologische Tricks und Wissenswertes für ein gutes Krisenmanagement

Krisen entfesseln früher oder später erhebliche mentale Kräfte und schaffen auf unterschiedlichen Ebenen ein vorher kaum vorstellbares Innovations- und Durchhaltevermögen. Interessant ist: Unter normalen Bedingungen sind diese Kräfte nur schwer zu aktivieren. Liegt keine Erkrankung vor, durch die eine psychische Belastbarkeit reduziert wird, erfahren fast alle Menschen neue Seiten ihrer Persönlichkeit. Das Ergebnis ist dabei stets die Fokussierung von Kräften auf die Bewältigung der anstehenden Aufgaben. Momente von Lähmung und Ratlosigkeit werden früher oder später überwunden und resultieren in einem »Out-of-the-Box-Denken«. Im Folgenden liefern wir Wissenswertes und ein paar Kniffe aus der Psychologie zum Thema Krisen. Es handelt sich dabei um psychologische Erkenntnisse, die sorgfältig ausgewählt sind, aber in stark gekürzter Form präsentiert werden. Sie sind in Krisenphasen besonders hilfreich.

Wie ticke ich?

Die Trait Activation Theory: In Krisenzeiten treten bei allen Menschen früher oder später besondere Persönlichkeitsmerkmale (Traits) in den Vordergrund (Activation) – vor allem an dem Punkt, an dem ihnen alles verloren scheint und gleichgültig wird. Einige ihrer Merkmale und

Eigenschaften, die bis dahin gut bekannt waren, treten dafür erstaunlicherweise in den Hintergrund. Es lohnt sich daher, in solchen Krisensituationen die eigenen Fähigkeiten und die der Mitmenschen unabhängig von Hierarchie und früheren Leistungen aufmerksam zu beobachten und für sich selbst oder andere Aufgaben zu wählen, die in anderen Zeiten vielleicht weniger geeignet gewesen wären, nun aber genau passen. Konkret: einmal anders ticken auf Zeit!

Geben Sie sich eine Tagesstruktur. Menschen leben von Zielen und Vorhaben. Sinnvoll ist deshalb eine Tagesstruktur mit Unterscheidung zwischen Werktag und Wochenende, Aufstehzeiten, Arbeits- und Dienstschlusszeiten, Zeiten für Telefonate und so weiter, zu denen man immer wieder zurückkehrt, auch wenn man sie zeitweise einmal verlässt. Eine gute Tagesstruktur führt häufig auch zu einer willkommenen Abschwächung von Emotionen. Für die meisten Menschen erhöht ein frei laufender Rhythmus nämlich chaotisches Erleben, unnötige Grübeleien und verzehrende Gefühle. Eine Tagesstruktur zu haben reduziert all das und steigert den Eindruck von Kontrolle. Und der Eindruck von Kontrolle erhöht das Gefühl von Sicherheit! Es kann also weitergehen.

Sorgen Sie für eine gute Lebensführung. Setzen Sie vor allem in Krisenzeiten die folgenden 6 Punkte um:
1. Achten Sie auf guten Schlaf.
2. Achten Sie auf gesunde Ernährung.
3. Sorgen Sie täglich für mindestens 20 Minuten sportliche Bewegung.
4. Meiden Sie unbedingt Alkohol und Drogen.
5. Behandeln Sie Krankheiten.
6. Vergessen Sie nicht, sich regelmäßig etwas Gutes zu tun und sich bei Freunden zu melden. Das hebt die Stimmung.

Sollte es Ihnen zeitweilig nicht möglich sein, diese 6 Punkte zu beachten, setzen Sie davon so viel wie möglich um. Die Anwendung dieses Punktekataloges reduziert starke Emotionen und Stress und macht Sie belastbarer.

Steigen Sie aus dem Luxusdenken aus. Krisenzeiten sind Nadelöhre. Gehen Sie bewusst durch die Krise hindurch, und wehren sie sich nicht. Krisen verlangen immer mehr, als man geben möchte, und kosten Ressourcen.

Je absurder und überfordernder die Lage scheint, desto schneller stellt sich die notwendige mentale Flexibilität ein, die für neue Lösungswege sorgt. Ganz von alleine. Der Nachteil ist allerdings, dass sich das oft weiterhin nicht gut anfühlt.

Holen Sie sich rechtzeitig Hilfe! Hilfeholen ist ein Zeichen von Klugheit und kein Zeichen von Schwäche. Denn es geht darum, die Krise mit so wenig Verlusten wie möglich zu durchleben.

Jeder Mensch ist in einigen Punkten seiner Persönlichkeit sperrig und ungeschickt. Vor allem, wenn das in Gefahr gerät, was ihm wirklich wichtig ist. Sollte der Druck allzu hoch werden, zeugt es von Stärke, sich frühzeitig die Hilfe eines Facharztes oder Psychologen zu holen. Diese Berufsgruppen verfügen nämlich über mächtige Verfahren, die rasch von Druck und Blockade befreien können. Gleichzeitig bieten sie eine professionelle Begleitung bei dem Gang durch das tiefste Tal der Krise – dafür sind diese Fachpersonen ausgebildet.

Weitere Tipps und Kniffe, »wie man noch so ticken kann« oder damit umgeht, erfahren Sie in den Kapiteln 1 und 7.

Kommunizieren, zuhören und richtig reagieren

So hören Sie genau hin. Disziplin in der Kommunikation kostet Kraft, hilft aber, Schaden und Kosten zu verringern. Ein hilfreiches Modell hierfür ist das Kommunikationsmodell nach Friedemann Schulz von Thun. Unterscheiden Sie zwischen der Sachebene, der Appellebene, der Selbstoffenbarungsebene und der Beziehungsebene des Gesagten. Dazu ein Beispiel. Eine Person sagt: »Ich möchte aufhören.« Das kann man einfach auf der Sachebene verstehen. Auf der Appellebene kann »Ich möchte aufhören« aber auch bedeuten: »Hilf mir!« Auf der Selbstoffenbarungsebene könnte es heißen: »Ich habe keine Ideen mehr«, und auf der Beziehungsebene entspricht es vielleicht der Aufforderung: »Du bist auch einmal dran, hier etwas zu tun.« Regel: Je intensiver Gefühle bei einer Person ausgeprägt sind, desto wichtiger ist es, neben der Sachebene auch die anderen Ebenen anzusprechen (beispielsweise »Könnte es sein, dass du dich allein gelassen fühlst?«). Mit diesem Kunstgriff können Missverständnisse reduziert und Allianzen geschmiedet werden. Menschen, die sich in Krisen verstanden fühlen, werden dankbar, entwickeln Vertrauen und beruhigen sich schneller.

So drücken Sie sich effektiv aus. Wählen Sie Ihren Kommunikationsstil bewusst. Sie können zwischen a) einem »erwachsenen Stil«, also sachlich, fair, mit Etikette, aber unmissverständlich, b) einem kindlichen Stil, also impulsiv, trotzig, flehend, kurz »emotional« oder c) einem »elterlichen Stil«, also bevormundend, disziplinarisch wählen. Wägen Sie ab, welcher Stil eine positive Reaktion des Gegenübers wahrscheinlich macht. Empfehlenswert ist es, den klaren, erwachsenen Stil mit angemessener Etikette anzuwenden.

Fehler vermeiden

Schauen Sie genau hin. Wenn es um die Bewältigung von Krisen geht, zählt jede Minute. Hier werden reflektorische, in der Vergangenheit gelernte und gut eingeschliffene Verhaltensweisen automatisch aktiviert, die sich nach einprogrammierten Entscheidungsalgorithmen am ehesten dazu eignen, die jeweilige Situation erfolgreich zu meistern. Nur Menschen, die routiniert Krisen bewältigen müssen, haben hier gut erprobte Automatismen. Menschen, die das erste Mal in einer solchen Krise sind, können naturgemäß auf wenig erprobte Automatismen zurückgreifen, wenden diese aber meist unkritisch an. Diese Personen handeln jedoch viel effektiver, wenn sie sich Zeit nehmen, die neuen Situationen genau anzuschauen. So erlangen Sie mehr Informationen und können daher Strategien wählen, die erfolgreicher als reine Automatismen sind. Diese Fähigkeit des »genauen Anschauens« nennt man in der Psychotherapie »Achtsamkeit«. Wenden Sie diese Technik in einer Krise an, haben Sie rasch weniger intensive Gefühle, finden schneller Lösungen und erzielen ein besseres Ergebnis.

Weitere Tipps und Kniffe erfahren Sie in Kapitel 2, das sich mit dem Thema »Lernen« beschäftigt.

Die Motivation steigern

Nutzen Sie die Kraft der Gemeinschaft. Arbeiten Sie in einer Krise mit Menschen zusammen und nicht alleine. Belohnen Sie Ihre Helfer in einer angemessenen Form. Lassen Sie sich nicht erpressen, aber seien Sie auch nicht geizig.

Bemerken Sie, wie einfach es wird, in Krisenzeiten den inneren Schweinehund zu überwinden. Für Menschen, die in eine Schocklähmung fallen, wird dieser Effekt ebenso eintreffen, wenn auch in der Regel etwas später.

Weitere Tipps und Kniffe, um Motivation zu gewinnen, erhalten Sie in Kapitel 3.

Emotionen, Stress und Verhalten kontrollieren

Legen Sie sich eine lange »Zündschnur« zu. Je höher der Druck, desto stärker die Emotionen. Fakt ist: Emotionen sind nicht statisch, sondern verändern sich mit der Zeit. Stehen Sie unter Hochspannung, ist die Wahrscheinlichkeit von ruppigen Antworten, überschießenden Verhaltensweisen besonders hoch – die berühmte »kurze Zündschnur«. Hier hilft Folgendes: Antworten Sie beispielsweise in einem Wortgefecht mit einer Verzögerung von 5 bis 10 Sekunden. Bis dahin nehmen Sie einen Schluck Wasser aus einem Glas oder tun etwas anderes. Dann wählen Sie eine deutliche, aber nicht impulsive Antwort gemäß der passenden Etikette – das ist die »lange Zündschnur«. So bremsen Sie unnötige überschießende Handlungen. Wichtig zu wissen: Erwarten Sie nicht, dass die Anwendung dieser Technik sich gut anfühlt. Eine weitere Möglichkeit: Sie können sich die betreffende Situation auch notieren, erst einmal gar nichts sagen und sie zu einem ruhigeren Zeitpunkt mit dem Gegenüber noch einmal neu besprechen.

Handeln Sie bewusst dem Gefühl entgegen, statt Schaden anzurichten. Gefühle beeinflussen Körperhaltung, Mimik, Gestik, Wahrnehmung, Denken, die Körperreaktion und das Verhalten. Andererseits ist es möglich, über eine Änderung genau dieser Parameter auch ein Gefühl zu ändern. Ein Beispiel: Statt vor Wut grimmig zu schauen und in einer angespannt aufgerichteten, aggressiven Körperhaltung aufzutreten, können Sie mit etwas Übung beispielsweise einen künstlich erzeugten neutralen Gesichtsausdruck und eine etwas entspanntere Körperhaltung einnehmen und so das Gefühl reduzieren. Achtung: Das fühlt sich nicht authentisch an. Aber es wirkt.

Suchen Sie sich einen Ausgleich. Krise bedeutet, dass mindestens ein persönlicher Bereich, der wirklich wichtig ist, in ernsthafter Gefahr ist – beispielsweise der Beruf. Suchen Sie sich jetzt einen Bereich, der nicht bedroht ist, und pflegen Sie ihn regelmäßig – zum Beispiel die Familie oder Ihre Gesundheit. In diesen Bereichen sind Fortschritte einfacher zu erreichen und Erfolge schneller spürbar. Dies reduziert Stress.

Weitere Tipps und Kniffe für den Umgang mit Gefühlen bekommen Sie in Kapitel 4.

Wie Sie wirksame Stressbewältigungsstrategien entwerfen, lesen Sie in Kapitel 7.

Gedanken und Verhalten hilfreich verändern

Sortieren Sie wenig hilfreiche Gedanken aus wie »Spam-E-Mails«. Menschen lieben es, sich in Krisen unsinnige Gedanken zu teilweise völlig abstrusen Erklärungsmodellen zu machen, und zwar ganz unabhängig von deren Wahrheitsgehalt. Daniel Kahneman hat hier hervorragende Forschung geleistet. Krisenzeiten sind nämlich auch Zeiten der Mythen und Verschwörungstheorien. Dahinter steckt ein einfacher psychologischer Mechanismus: Der Verstand von uns Menschen strebt stets nach Kontrolle, damit Angst reduziert wird. In Krisenzeiten stellen sich viele Menschen reflexartig die Frage nach dem »Warum«. Als Antwort nehmen fachliche Laien oft nicht die realistischste Antwort, sondern die Antwort, die sich am wahrsten anfühlt, gewissermaßen eine »Spam-E-Mail«. Das damit verbundene Gefühl der Plausibilität erzeugt die Illusion von Kontrolle. Leider knüpfen sich daran aber auch weitere, meist sehr ungünstige Gedanken und Haltungen, die eine Lösungsfindung erschweren und den Stress erhöhen. Machen wir es anders! Denn kein Mensch käme auf die Idee, alle seine Spam-E-Mails zu lesen und uneingeschränkt ernst zu nehmen.

Seien Sie neugierig, unkonventionell und innovativ. Gedanken verändern Sie am besten durch Neugier. Neugier beruht auf genauer Beobachtung und dem Impuls, die eigenen eingefahrenen Gedankengänge zu verlassen. Neugier öffnet die Augen für jene Menschen, die etwas ganz anders machen, oder Systeme, die ganz anders funktionieren. Fremdartigkeit wird zur Quelle neuer Lösungsansätze.

Wechseln Sie die Perspektive. Betrachten Sie Ihre Situation aus der Sicht anderer Personen und Kulturen, lesen Sie Metaphern und kleine Lehrgeschichten. Andere Perspektiven können Gedanken, Gefühle und Verhalten in kürzester Zeit verändern.

Weitere Tipps und Kniffe für einen neuen Umgang mit Gedanken erfahren Sie in Kapitel 5.

Eine Lösung des Neun-Punkte-Rätsels von S. 157

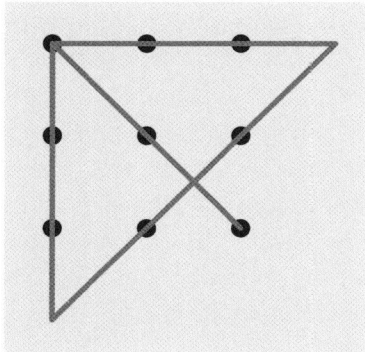

Dank

Ich möchte meiner wunderbaren Frau Nadja und meinen beiden tollen Kindern Lea und Mika für ihre unschätzbare Geduld und ihre immer gut gelaunte Unterstützung während des Schreibens danken. Diese Unterstützung hat dazu geführt, dass ich viel Freude beim Schreiben dieses Buches hatte.

Meinem Freund Frank Elstner möchte ich für sein Vertrauen bei diesem Projekt danken. Die für mich außergewöhnlichen Merkmale in dieser Zeit waren seine nicht versiegende Quelle an Interesse, seine tolle Gastfreundschaft und sein Wunsch, viele Menschen an den Geheimnissen der Psychologie teilhaben zu lassen. Auch wenn er hierzu die ein oder andere eigene Lebensgeschichte preisgeben musste.

Die Zusammenarbeit mit Klaus Krieg bei diesem Buch war entscheidend und gehörte zu den besten Kooperationen bei einer Publikation, die ich bisher hatte. Hierfür möchte ich ihm sehr danken. Er hat mit seinem feinsinnigen Federstrich immer schnell sehr gute Lösungen gefunden, und jeder Kontakt mit ihm war von Humor und Leichtigkeit geprägt.

Weiterhin danken wir Autoren unserem Lektor Martin Janik vom Piper Verlag für die Betreuung dieses Buchprojekts, außerdem Raphaela Vocke, ebenfalls vom Piper Verlag, sowie der Fotografin Sonja Bell. Ihnen ist es gelungen, die für solch ein Projekt notwendige Stringenz und Qualität in einer wunderbar ruhigen herzlichen Art an uns Autoren heranzutragen. Ohne sie wäre das Projekt nicht zustande gekommen.

Hamburg, im Juli 2020
Thorsten Kienast

Literatur

Bandura, Albert: Lernen am Modell: *Ansätze zur sozial-kognitiven Lerntheorie.* Klett 1994.

Bateman, Anthony; Fornagy, Peter: *Mentalization Based Treatment for Personality Disorders: A Practical Guide.* Oxford 2016.

Bohus, Martin; Wolf-Arehult, Martina: *Interaktives Skillstraining für Borderline-Patienten.* Schattauer 2018.

Brakemeier, Eva-Lotta; Normann, Claus: *Praxisbuch CBASP: Behandlung chronischer Depression.* Beltz 2012.

Eberwein, Werner; Thielen, Manfred: *Humanistische Psychotherapie: Theorien, Methoden, Wirksamkeit.* Psychosozial-Verlag 2014.

Eifert, Georg: *ACT bei Angststörungen: Ein praktisch bewährtes Therapiemanual.* Hogrefe 2016.

Euler, Sebastian; Walter, Marc; Freyberger, Harald: *Mentalisierungsbasierte Psychotherapie (MBT).* Kohlhammer 2020. 2. Auflage.

Fiedler, Peter: *Varianten psychotherapeutischer Beziehung.* Pabst 2018.

Förstl, Hans: *Theory of Mind: Neurobiologie und Psychologie sozialen Verhaltens.* Springer 2012. 2. Auflage.

Frey, Kurt; Gregg, Aiden: *Experiments with People. Revelations from Social Psychology.* Routledge 2018. 2nd Edition.

Gilbert, Paul: *Compassion Focused Therapy.* Junfermann 2013.

Greenberg, Leslie; Goldman, Rhonda: *Clinical Handbook of Emotion-Focused Therapy.* American Psychological Association 2019.

Hayes, Steven; Strohsal, Kirk; Wilson, Kelly: *Akzeptanz- und Commitment-Therapie. Achtsamkeitsbasierte Veränderungen in Theorie und Praxis.* Junfermann 2014.

Hayes, Steven: *Relational Frame Theory: A Post-Skinnerian Account of Human Language and Cognition.* Springer 2001.

Heinz, Andreas; Roth, Gerhard, Britten, Uwe: *Das Gehirn selbst nimmt sich nicht wahr: Hirnforschung und Psychotherapie: Andreas Heinz und Gerhard Roth im Gespräch mit Uwe Britten (Psychotherapeutische Dialoge).* Vandenhoeck & Ruprecht 2017.

https://www.bzga.de

https://www.dhs.de/start.html

Jacob, Gitta; Arntz, Arnoud: *Schematherapie in Therapie und Praxis.* Beltz 2015.

Kabat-Zinn, John: *Gesund durch Meditation. Das vollständige Grundlagenwerk zu MBSR.* Barth 2013.

Kienast, Thorsten; Lindenmeyer, Johannes; Löb, Martin; Löber, Sabine; Heinz, Andreas: *Alkoholabhängigkeit. Ein Leitfaden zur Gruppentherapie.* Kohlhammer 2007.

Kienast, Thorsten: *Bildgebende Untersuchungen des Belohnungs- und emotionalen Systems. Eine Basis für das Verständnis von Patienten mit Persönlichkeitsstörung und kombinierter*

Abhängigkeitserkrankung. https://docplayer.org/65081096-Habilitationsschrift-zur-erlangung-der-lehrbefaehigung-fuer-das-fach-psychiatrie-und-psychotherapie.html

Kindl-Beilfuß, Carmen: *Fragen können wie Küsse schmecken: Systemische Fragetechniken für Anfänger und Fortgeschrittene.* Carl-Auer 2015.

Kritz, Jürgen: *Grundkonzepte der Psychotherapie.* Beltz 2014. 7. Auflage.

Lammers, Claas-Hinrich: *Emotionsfokussierte Methoden: Techniken der Verhaltenstherapie.* Beltz 2015.

Linehan, Marsha: *DBT Skills Training Manual.* The Guilford Press 2015. 2nd Edition.

Mc Collough, James; Schramm, Elisabeth: *CBASP – Cognitive Behavioral Analysis System of Psychotherapy: Chronische Depressionen effektiv behandeln.* Junfermann 2015.

Mertens, Wolfgang: *Psychoanalytische Schulen im Gespräch.* Band 1–3. Hans Huber 2010.

Oldham, John; Morris, Louis: *Ihr Persönlichkeits-Portrait: Warum Sie genauso denken, lieben und sich verhalten, wie Sie es tun.* Klotz 2010.

Quitmann, Helmut: *Humanistische Psychologie.* Hogrefe 1996. 3. Auflage.

Rödiger, Eckhard: *Schematherapie: Grundlagen, Modell und Praxis.* Schattauer 2016.

Schmelzer, Dieter; Kanfer, Frederick; Reinecker, Hans: *Selbstmanagement-Therapie: Ein Lehrbuch für die klinische Praxis.* Springer 2011.

Schnell, Thomas; Meyer, Stephan. *Praxisbuch: Moderne Psychotherapie: Der Guide bei komplexen Störungsbildern.* Springer 2016.

Schwartz, Steven: *Wie Pawlow auf den Hund kam … Die 15 klassischen Experimente der Psychologie.* Beltz 1988.

Segal, Zindel; Williams, Marc; Teasdale, John: *Die Achtsamkeitsbasierte Kognitive Therapie der Depression: Ein neuer Ansatz zur Rückfallprävention.* dgvt 2015.

Sipos, Valerija; Schweiger, Ulrich: *Therapie der Essstörung durch Emotionsregulation.* Kohlhammer 2016.

Slater, Lauren: *Opening Skinner's Box.* W. W. Norton & Company 2004.

Strauß, Bernhard; Schauenburg, Henning: *Bindung in Psychologie und Medizin. Grundlagen, Klinik und Forschung. Ein Handbuch.* Kohlhammer 2017.

Villatte, Matthieu; Villatte, Jennifer; Hayes, Steven: *Sprache als psychotherapeutische Intervention.* Kohlhammer 2020.

Wells, Adrian: *Metakognitive Therapie bei Angststörungen und Depression.* Beltz 2011.

Wilson, David; Hayes, Steven: *Evolution and Contextual Behavioral Science: An Integrated Framework for Understanding, Predicting, and Influencing Human Behavior.* Context Press 2018.

Wittchen Hans-Ulrich; Hoyer, Jürgen: *Klinische Psychologie & Psychotherapie.* Springer 2011

Yalom, Irvin: *Existenzielle Psychotherapie.* EHP 2010. 5. Auflage.

Young, Jeffrey; Klosko, Janet; Weishaar, Marorie: *Schematherapie. Ein praxisorientiertes Handbuch.* Junfermann 2005

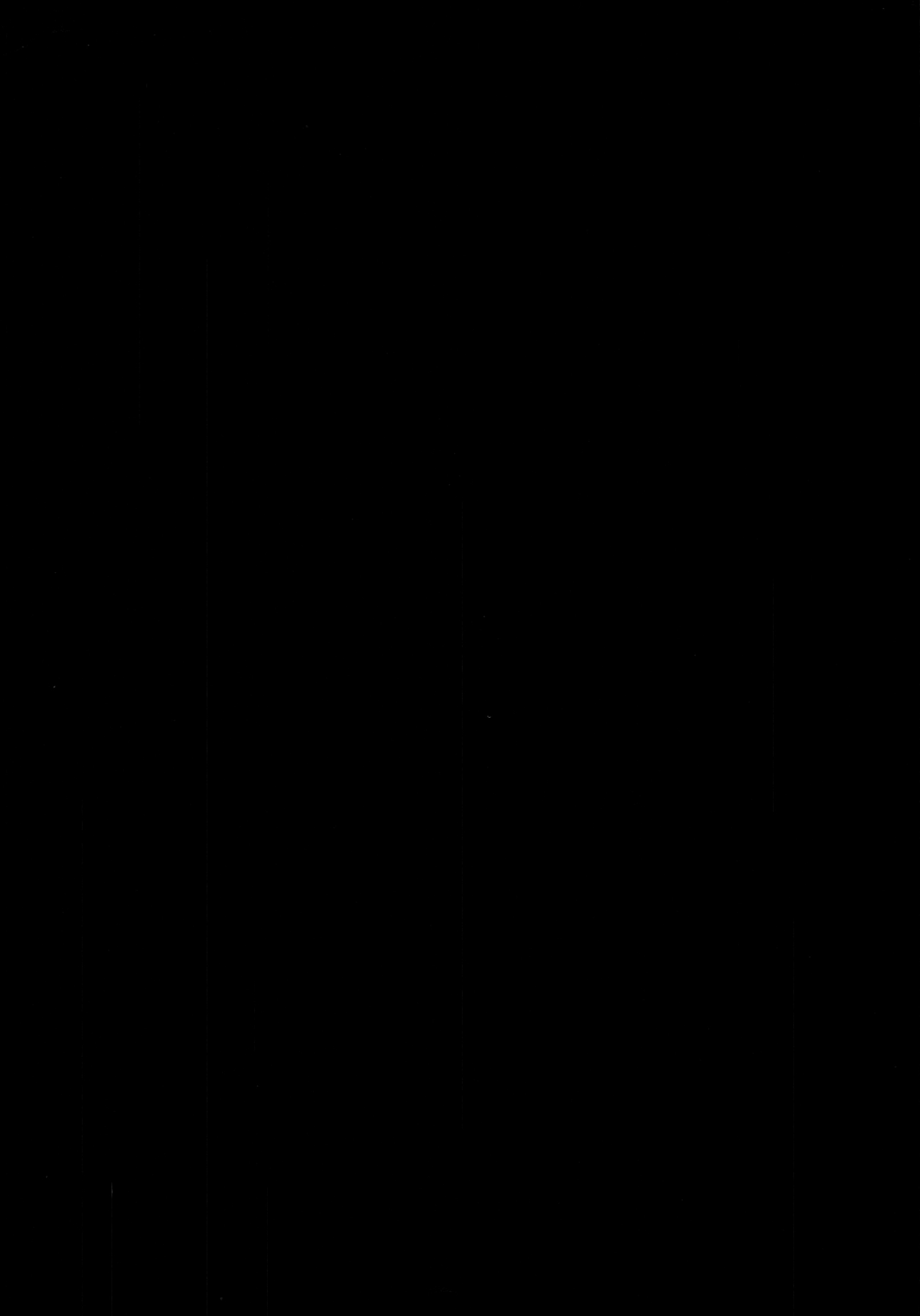